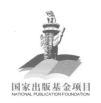

"十三五"国家重点出版物出版规划项目

# 泌尿外科微创技术创新与改良
## 北大泌尿所（IUPU）技术

主　　审　郭应禄　姜　辉

主　　编　周利群　何志嵩　张　凯　李学松

副 主 编　张　骞　王　刚　龚　侃　张志超

主编助理　谭晓辉　李志华　杨昆霖

北京大学医学出版社

**MINIAO WAIKE WEICHUANG JISHU CHUANGXIN YU GAILIANG**
**—— BEIDA MINIAOSUO (IUPU) JISHU**

图书在版编目（CIP）数据

泌尿外科微创技术创新与改良：北大泌尿所（IUPU）技术 / 周利群等主编. — 北京：北京大学医学出版社, 2023.6（2024.12重印）
ISBN 978-7-5659-2338-8

Ⅰ. ①泌…　Ⅱ. ①周…　Ⅲ. ①泌尿系统外科手术—显微外科学　Ⅳ. ①R699

中国版本图书馆CIP数据核字(2020)第247750号

**泌尿外科微创技术创新与改良——北大泌尿所（IUPU）技术**

主　　编：周利群　何志嵩　张　凯　李学松
出版发行：北京大学医学出版社
地　　址：（100191）北京市海淀区学院路38号　北京大学医学部院内
电　　话：发行部 010-82802230；图书邮购 010-82802495
网　　址：http://www.pumpress.com.cn
E-mail：booksale@bjmu.edu.cn
印　　刷：北京信彩瑞禾印刷厂
经　　销：新华书店
责任编辑：张凌凌　　责任校对：靳新强　　责任印制：李　啸
开　　本：889 mm×1194 mm　1/16　印张：15.25　字数：472千字
版　　次：2023年6月第1版　2024年12月第2次印刷
书　　号：ISBN 978-7-5659-2338-8
定　　价：160.00元

# 编 者 名 单

（按姓氏汉语拼音排序）

**北京大学第一医院**

陈思鹭　杜毅聪　樊书菠　龚　侃　郭璇骏　郝　瀚　何志嵩

李德润　李新飞　李学松　李振宇　李志华　林　健　孟一森

彭　靖　谌　诚　唐　琦　王　刚　王　祥　王　宇　吴士良

熊耕砚　徐纯如　杨昆霖　杨　洋　姚　林　袁亦铭　张崔建

张　凯　张　雷　张　骞　张志超　周利群

**北京市密云区医院**

刁英智　高文治　谷亚明　王　冰　左　超

**医学绘图**　马新颖

# 主 编 简 介

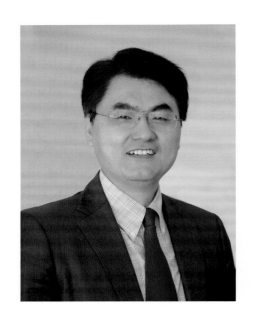

**周利群**，医学博士，二级教授，主任医师，博士生导师，博士后导师，北京大学泌尿外科研究所所长，北京大学医学部泌尿外科学系主任。长期从事泌尿外科临床及科研工作，擅长复杂性泌尿生殖系统肿瘤的治疗及腹腔镜技术在泌尿外科的应用，包括机器人辅助腹腔镜技术等，科研工作集中于泌尿生殖系统肿瘤流行病学、分子病因学基础研究等。中国医师协会泌尿外科医师分会（CUDA）名誉会长及前任会长，中华医学会泌尿外科学分会 (CUA) 常务委员，北京医学会泌尿外科学分会副主任委员，中国医师协会毕业后医学教育外科（泌尿外科方向）专业委员会常务副主任委员，中国研究型医院学会泌尿外科学专业委员会副主任委员，全国泌尿外科医师定期考核编委会主任委员，中国泌尿生殖产业技术创新战略联盟理事长，CUDA 微创及机器人学组组长，CUA 微创学组副组长，CUA 及 CUDA 上尿路尿路上皮癌（UTUC）协作组组长（联盟主席），CUA UTUC指南专家组组长，*Journal of Clinical Oncology* 中文版泌尿男生殖系统肿瘤专刊主编，《中华泌尿外科杂志》副主编，《中华腔镜泌尿外科杂志》电子版副主编，《现代泌尿外科杂志》副主编，*The Journal of Urology* 国际编委。曾荣获中国医师奖、吴阶平泌尿外科医学奖、世界华人泌尿外科学会杰出贡献奖、CUA 金膀胱镜奖、国之名医及金柳叶刀奖等。发表文章 530 余篇，其中英文文章 220 余篇，以第一作者及责任作者发表英文文章 140 余篇。主持多项国家及省部级基金项目，包括"863"计划重大课题项目、国家卫健委重大项目、国家自然科学基金项目、首发及首特重点项目等；以第一完成人荣获国家及省部级奖项 7 项，共获得国家及省部级奖项 10 项；主编专著 7 部，译著 2 部。

# 主 编 简 介

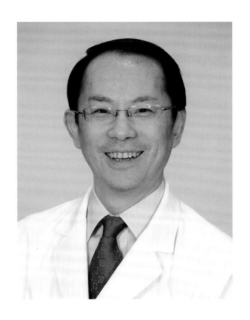

何志嵩，主任医师，北京大学第一医院泌尿外科主任，北京大学泌尿外科研究所副所长。1988年7月毕业于北京医科大学医学系，获学士学位。1988年9月至北京医科大学第一附医院泌尿外科工作。1991年9月考入北京医科大学研究生院，师从郭应禄教授，攻读外科学系泌尿外科专业研究生，1994年7月获临床医学博士学位。毕业后一直从事泌尿外科临床医疗、教学和科研工作。兼任中国医师协会泌尿外科医师分会第三届委员会副主任委员，中国抗癌协会男性生殖系统肿瘤专业委员会副主任委员，中国临床肿瘤学会（CSCO）理事会理事，中国临床肿瘤学会尿路上皮癌专家委员会主任委员，中国临床肿瘤学会前列腺癌专家委员会副主任委员，中国临床肿瘤学会肾癌专家委员会副主任委员，国家肿瘤质控中心肾癌质控专家委员会主任委员，中华医学会泌尿外科学分会肿瘤学组委员，中国初级卫生保健基金会泌尿外科专业委员会副主任委员，北京医学会泌尿外科学分会常务委员，北京医师协会泌尿外科专科医师分会常务理事。

# 主 编 简 介

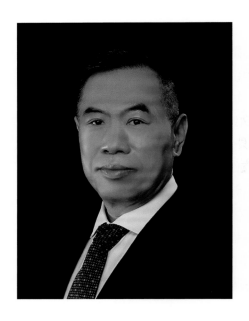

张凯，主任医师，北京大学第一医院副院长，泌尿外科副主任、党支部书记。在北京医科大学获医学学士学位、医学博士学位。曾参加美国南加州大学 Norris 肿瘤中心泌尿系肿瘤高级培训班，在日本冈山大学附属病院泌尿外科进修内镜技术，参加欧洲泌尿外科学会专科医师培训（EUREP）并获得证书。从事前列腺疾病诊疗工作二十余年，在各类前列腺疾病诊疗方面积累了丰富的临床经验。擅长经尿道前列腺激光剜除术、机器人辅助前列腺癌根治术、前列腺癌诊断和鉴别诊断、PSA 和前列腺磁共振成像判读、前列腺癌全程管理、前列腺炎规范化诊疗。近年来致力于改进、简化和推广经尿道铥光纤激光前列腺剜除术，提出"双沟双环法"手术步骤，使手术安全有效，简单易学。主持开展前列腺铥激光手术网络教学，系列课程观看人次达数十万人次。担任中华医学会泌尿外科学分会《前列腺炎诊断治疗指南》2007 版、2009 版、2011 版主编及 2014 版、2019 版、2022 版副主编，积极推动我国前列腺炎诊治的规范化并取得成效。承担多项前列腺增生、前列腺炎、泌尿系感染药物或设备的临床研究，在国内外泌尿专业权威杂志上发表论文 30 余篇，其中 SCI 论文 20 余篇。目前担任中国研究型医院学会后勤分会副会长、中华医学会泌尿外科学分会激光学组副组长、中国医师协会泌尿外科医师分会感染和炎症协作组副组长、中华医学会男科学分会前列腺疾病学组委员、北京医学会泌尿外科学分会感染与炎症学组副组长、亚洲泌尿感染学会（AAUS）执行委员《前列腺炎诊断治疗指南》副主编《前列腺癌诊治与健康管理指南》编委、亚洲泌尿外科学会《泌尿感染和性传播疾病指南》编委、《中华男科学杂志》编委、《现代泌尿外科杂志》编委。

# 主 编 简 介

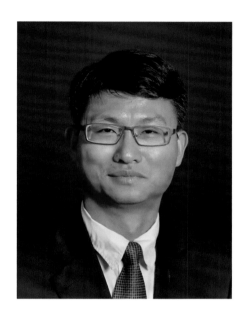

**李学松**，主任医师，教授，博士生导师，博士后导师，北京大学第一医院泌尿外科副主任，北京市密云区医院院长，北京大学泌尿外科医师培训学院副院长，北京大学第一医院泌尿外科上尿路修复专业组组长，北京泌尿内窥镜博物馆馆长，中国医师协会泌尿外科医师分会（CUDA）委员兼副总干事，中华医学会泌尿外科学分会（CUA）机器人学组委员兼副秘书长，CUDA 修复重建学组副组长，CUDA 上尿路修复协作组组长，CUDA 数字与人工智能学组副组长，中国医师协会毕业后医学教育外科（泌尿外科方向）专业委员会副主任委员，中国医师协会医学机器人医师分会委员，中国医师协会循证医学专业委员会第五届委员会外科学组委员，中国抗癌协会男性生殖系统肿瘤专业委员会微创学组委员，北京医学会泌尿外科学分会委员，北京医学会泌尿外科学分会青年委员会副主任委员，北京医学会泌尿外科学分会尿路修复与重建学组副组长，北京癌症防治学会泌尿肿瘤专业委员会主任委员，亚洲泌尿外科机器人学会（ARUS）委员。曾获 2015 年度第一届郭应禄泌尿外科青年医师奖、2019 年世界华人泌尿外科学会新星奖、2019 年第三届国之名医优秀风范奖、2022 年北京市科学技术奖自然科学奖二等奖。在中英文杂志发表论文 240 余篇，以第一作者或通讯作者发表 SCI 收录论文 120 余篇（包括 *EU*、*JU* 等专业杂志），获得国家实用新型专利 10 项，参编或编译泌尿外科专业书籍 21 部，主译 6 部，主编 5 部。专业方向为泌尿系肿瘤和输尿管疾病的外科手术、临床转化及基础研究，主持尿路上皮癌领域多项国家级及省部级课题项目，擅长复杂疑难的肾、输尿管及膀胱修复重建手术及泌尿系肿瘤的开放手术、腹腔镜手术和机器人手术，创新改良多项手术技术，是中国上尿路修复领域年青一代的开拓者和领军人物。

# 序

北京大学泌尿外科研究所自 1978 年成立以来，已走过 45 年。回忆新中国成立初期，虽然条件艰苦，但在国家的大力支持和吴阶平等老一辈科学家的共同努力下，我国的泌尿外科事业开始萌芽。在过去的 20 多年里，我国的泌尿外科事业也在全国同道的努力下取得辉煌的成绩。20 世纪我提出我国泌尿外科要在 2020 年达到国际水平，这一目标已在 2010 年提前实现。现在我们的新目标是 2035 年要实现"亚洲领先、国际一流"。

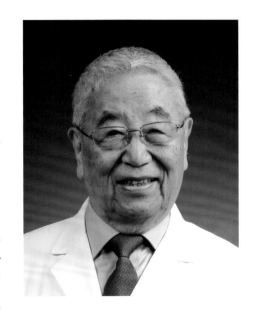

在我看来，北京大学泌尿外科研究所暨北京大学第一医院泌尿外科是新中国泌尿外科事业的发源地和领导者，这既是荣誉，也是责任。看到《泌尿外科微创技术创新与改良——北大泌尿所（IUPU）技术》一书即将出版，我心里感到很高兴。我注意到此书以北大泌尿所创新、改良甚至原创的手术技术为主。技术的进步离不开创新的驱动，任何学科的发展和壮大都需要一群具备创新精神的专业人才，我很高兴看到我的同事及我的学生们能秉持创新的精神为我国的泌尿外科发展贡献力量，另外，我也很欣慰，他们能把这些创新的技术编辑成书，无私地分享。一个国家要强，光一个人和几个人是不可能的，需要大家一起好，这样中国的百姓健康才有依靠，才能壮大中国的泌尿外科事业，这也是 20 世纪 90 年代我们要启动"将才工程"和北京大学泌尿外科医师培训学院的重要原因。

当然，现阶段我们也要清楚地认识到我们与西方强国的差距，我注意到本书中增加了关于机器人手术的内容，相信未来该书再版的时候会有更多关于 IUPU 机器人的创新技术增加进来。最后，我希望北大泌尿这个大集体继续团结奋进，秉持"爱病人、爱专业、爱集体、爱祖国"的精神，保持昂扬的斗志，为中国泌尿外科及国际泌尿外科事业做出更大的贡献。

中国工程院院士
郭应禄
2023 年 5 月

# 前　言

从 20 世纪 90 年代开始，北京大学泌尿外科研究所（以下简称"北大泌尿所"，英文缩写 IUPU）就面向全国的泌尿外科同道，开办各种形式的泌尿外科手术技术培训班，其中，影响尤其巨大的是腔镜泌尿外科新技术学习班。我们每年都会在培训班上进行学术讲座及现场手术演示。随着网络时代的发展，会议直播及手术转播将这种培训班的影响力进一步扩大。全国各地的很多同道，尤其是基层的医生，在观看手术演示或转播后学到了自己曾经希望学习的手术技术，并模仿、消化这些手术技术。久而久之，为了让这些手术方式更加易于学习和传播，我们也组织科室相关医师对手术技术进行规范化、标准化的总结和归纳，将其统称为 IUPU 手术技术。大部分 IUPU 手术技术都已经发表相关文章，部分技术还被邀请写入国内许多泌尿外科专著。现在，我们在北京大学医学出版社的鼓励和支持下，将这些带有 IUPU 特色的手术技术整理成书，以供全国的同道参考，也希望本书的出版对推动我国泌尿外科的继续发展有所贡献。

本书主要分为三大板块：腹腔镜及机器人腹腔镜手术篇、经尿道内镜手术篇及其他手术篇，包括总论在内共 36 章，其中，与腹腔镜手术相关的有 20 章，与机器人手术相关的有 9 章，另外还增加了经尿道铥激光前列腺剜除术、气膀胱镜辅助膀胱憩室切除术以及男科显微外科技术等章节。考虑到目前机器人手术在基层医院尚未普及，为了让本书对广大基层医师有所帮助，本书依旧在前半部分以介绍腹腔镜技术为主，但这些术式未来亦可应用于机器人手术。本书配套提供相关手术的手术录像及图片，我们希望最大化地提取手术的精髓，让读者直观地理解手术技术。

本书的编写得到了北京大学第一医院泌尿外科以及北京市密云区医院泌尿外科中青年医师、博士研究生等年轻技术骨干的大力支持，他们在完成大量临床工作及实验室研究的同时，利用休息时间查阅文献、整理书稿、采集图片并剪辑手术视频，付出了很多辛苦劳动。感谢他们的辛苦付出。郭应禄院士亦为此书作序鼓励，并提出许多期许及有价值的意见。北京大学医学出版社为此书的出版做了大量卓有成效的工作。由衷感谢为此书出版给予过帮助和支持的所有人！

由于医学发展之迅猛及笔者水平有限，本书存在许多不足之处，恳请读者批评指正，以利未来我们再版时改进。

北京大学泌尿外科研究所所长

周利群

2023 年 5 月

# 目　录

## 第二篇　经尿道内镜手术

## 第三篇　其他手术

# 第一章

# 总 论

微创泌尿外科学是泌尿外科专业一个迅速发展的领域，一些技术的出现甚至给泌尿外科带来了颠覆性的变革，譬如20世纪末出现的腹腔镜技术以及21世纪初出现的机器人手术，在泌尿外科发展史上都产生了深远的影响。放眼国内外，在许多著名的泌尿外科中心，正是一些敏锐的泌尿外科医师掌握了先进的微创泌尿外科技术，才引领了学科发展的潮流，最终获得令人赞许的成就。

什么样的技术算是微创泌尿外科技术呢？在传统概念里，我们认为切口越小或者采用自然腔道就是微创技术，实际上，微创的理念既融合了所采用的手术器械也包括所使用的方法。手术器械和设备是实施微创技术的基础，而相应的实施方法则是手术理念的一种体现。我们可以看到，不管是在国内还是国外，针对同一个病种，甚至同一种手术，均会因为手术入路不同而演变出不同术式，这些都是随着结合所使用的微创器械进行手术方法的不断改良应运而生的，也是泌尿外科医师微创理念的体现。

早在20世纪，北京大学第一医院泌尿外科、北京大学泌尿外科研究所就在吴阶平院士及郭应禄院士等前辈的引领下，积极学习国外先进微创泌尿外科技术，并将技术在国内推广应用，极大地促进了中国泌尿外科学的发展。郭应禄院士联合国外多家知名中心的学者，积极推动北京大学泌尿外科医师培训学院"将才工程"。从2002年开始，组织国内的泌尿外科中青年骨干赴美国、新加坡、法国、韩国、日本等国家学习交流，培训了千余名来自中国各地泌尿外科学界的顶尖学者和专业骨干。大批中国的泌尿外科医生得以在国外知名医学中心参观临床查房，参与病例讨论，进入手术室观摩手术，他们的刻苦精神也赢得了国外泌尿外科学界的认可和尊重。近年来，随着我国泌尿外科学的全面发展，我们在许多微创技术方面，已达到国际先进水平。

我们也意识到，技术的推广需要总结提炼，力求达到标准化、规范化，进而可以使技术最大化地让学习者学习掌握并在临床上很好地应用。北京大学第一医院泌尿外科、北京大学泌尿外科研究所一直致力于微创新技术的开发及推广。为了将这些已在我们临床成熟使用的技术应用于更多的患者，我们搜集整理了北京大学泌尿外科研究所近年来改良创新的微创技术。这些技术大多已在国内外期刊发表报道，现将其详细介绍并整理成册，以供读者参考。本书所介绍的内容涵盖腹腔镜技术、腔内技术及机器人技术，包括泌尿系肿瘤、良性前列腺增生、尿路修复等领域，也浓缩了北京大学第一医院泌尿外科团队的微创技术精华，期待这样的一种呈现形式能为每一位泌尿外科读者带来学习的乐趣，使其能够体验微创技术的魅力。

（李学松　张　凯　何志嵩　周利群）

1

# 腹腔镜及机器人腹腔镜手术

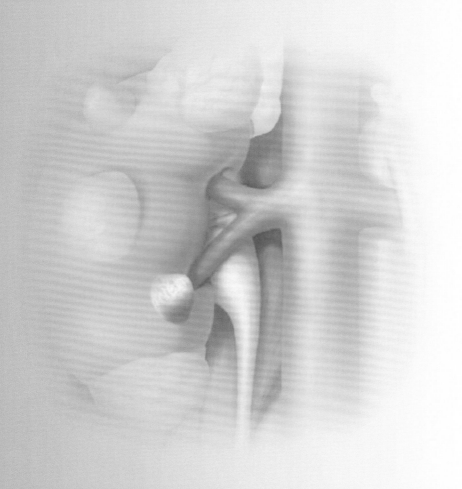

# 第二章

# 腹腔镜基本操作技能训练

一个有趣的现象是，腹腔镜的学习曲线并未因腹腔镜操作技术的复杂而延长，反而随着众多新设备、新技术的应用呈明显缩短态势。这和学习腹腔镜手术时术者可以反复观摩经典手术录像，记录回顾自己的手术录像，以及可以用模拟器反复训练手术基本操作有很大关系。笔者认为，腹腔镜技术的快速进步需要"苦练"，更需"巧练"。对于初学者而言，做好"看、学、练"非常重要，即反复观摩腹腔镜手术，认真学习腹腔镜解剖和刻苦练习腹腔镜操作基本功。

## 第一节　如何观摩手术录像

进入腹腔镜时代，医学影像工作站可以完整记录手术过程，便于回顾术中情况。在学习手术录像的同时，我们要思考以下几个问题：如何选择学习的手术录像？学习手术录像时需要注意哪些细节？如何提高观摩手术录像的效率？

关于如何选择手术录像，笔者建议从相似类型的手术录像开始，可以先选择一两个经典录像反复研习。我们要先琢磨透一位优秀术者的手术，之后再考虑博采众长，要防止"贪多嚼不烂"。比如腹腔镜肾部分切除术，可以挑选与手术患者肿瘤位置、大小相似的手术录像。尤其在处理中央型、内生型或肾门肿瘤时，在术前通过反复学习相似的手术录像，可以事先设计好肿瘤切除的范围及缝合进针的角度，这样可以极大提高手术效率和安全性。

把握细节对于提升腹腔镜技术至关重要。有这样一则故事：在某医学院的课堂上，一名教授正在讲授"糖尿病的诊断与治疗"。教授手中拿了一只盛着糖尿病患者尿液的玻璃杯，将示指插入玻璃杯，用中指放入口中说尿液是甜的。一名同学上去模仿，却真尝了杯子里的尿。通过这个例子可以看到，对于细节的观察与把握非常重要。即便是摆体位、建腔隙过程中的某个小环节出问题，都会影响整个手术进程或者增加手术难度。以腹腔镜根治性肾切除术为例，我们在观摩录像时要仔细体会术者的思路并关注其手法的细节：比如游离肾的步骤；超声刀在分离不同层面的不同技法；快速找寻并游离肾动脉；处理左、右侧肾蒂异同点等细节。初学者往往有这样的体会，看着优秀的术者操作举重若轻，而自己尝试时却笨拙缓慢。究其原因，除了熟练度不够，还有对细节的学习和把握不够。

除了关注细节，我们也要努力提高观摩学习手术录像的效率。笔者建议分三步走：第一步是了解术者的整体手术思路；第二步是体会手术过程的细节；第三步是研习关键步骤和难点的处理手法。第一步，在观摩手术录像时，我们要体会术者的手术思路、手术步骤及顺序，体会关键手术部位的解剖。比如观摩肾手术时，在游离肾动脉之前，我们不妨先猜测肾动脉的位置而后进行验证，这样有助于加强对手术解剖立体定位的学习。第二步，观摩手术录像时，要努力不漏掉任一细节，注意术者的手法并揣摩其作用。每一步操作之前，设想如果自己是术者，下一步会怎么做。完成以上两步后，最关键的是做好第三步，即对关键步骤和手术难点反复观摩研习。例如腹腔镜前列腺癌根治术膀胱颈尿道吻合，笔者反复观摩张旭教授"单针法"吻合的手术录像：了解针的型号及弧度；每次针持夹针的角度和位置；吻合时进针和出针的位置以及收线的方式。手术难点可以用慢速播放甚至逐帧放映的方式仔细观察，甚至画出进出针的简易模式图，便于加深印象，有助于达到在实际手术操作中不需要思考回忆就可熟练完成的目标。

由此可见，我们选择合适的手术录像，借助高科技的信息化手段，可以有效提升腹腔镜技术的学习效果。当然，只有将观摩手术录像学习与临床学习有机结合，才能更快地取得进步。

# 第二节　如何学习腹腔镜解剖

首先推荐两本对笔者非常有帮助的解剖学图书：钟世镇教授主编的《泌尿外科临床解剖学图谱》以及《奈特外科学彩色图谱——解剖与手术入路》。学习解剖不但要看解剖学图谱，平时观摩手术时也要注意强化记忆具体的结构位置、毗邻关系，图谱与实际对应起来才能把解剖学知识与实践融合，完成二维向三维的转变。例如腹腔镜根治性前列腺切除手术，在游离的过程中逐渐形成对前列腺形态的立体认知，打开盆底筋膜后判断出阴茎背深静脉复合体（dorsal vein complex，DVC）的位置及走行，分离膀胱颈时要想象前列腺底部的形状，提起精囊后想象出前列腺包膜的位置，这样做筋膜内、筋膜间、筋膜外入路就能游刃有余。

学习好手术解剖，是顺利完成一台手术的基础。不了解解剖就去做手术，就像到一个陌生的地方而没有导航。对于解剖的理解，笔者推崇中山大学邱建光教授的"层面外科"概念，即器官的发育就像组合集装箱一样，每个器官都有相应的层次。完成经腹腹腔镜肾切除术时，可以发现肾周筋膜表面的层次基本没有血管，快速钝性的游离就可以沿解剖层面分开；在迪氏筋膜（Denonvilliers' fascia）表面游离前列腺背侧则可减少损伤直肠的风险。由此可见，沿着外科层面游离可以提高手术效率，减少出血。

除了学习解剖学图谱，查阅文献以外，我们还要重视通过手术录像学习解剖，腹腔镜放大视野可以帮助我们形成更加清晰的认知。例如肾手术要多留意肾动脉的显露；前列腺癌根治术时，很多初学者在寻找精囊的时候缩手缩脚，多看录像就会发现，离断膀胱颈后会遇到一层纵行的平滑肌（膀胱前列腺肌，vesicoprostatic muscle），把这层肌肉打开，就可以看到输精管和精囊。

掌握好书本知识，了解层面外科的概念，同时在观看手术录像的过程中不断揣摩细节，将二维图像在脑海中融合为三维场景，通过这样的学习，我们的手术操作就能够在实践中逐步达到"庖丁解牛"的境界。

# 第三节　如何训练腹腔镜手术基本功

如果一名青年医生在手术学习的初始阶段就认识到基本功的重要性，并严格要求自己，打牢基本功，那么在学习过程中会少走弯路，为顺利手术奠定良好基础。一台腹腔镜手术，纵使难度大，操作步骤烦琐，也是由无数个基本的腹腔镜操作构成的。开放手术基本操作包括切开、缝合、结扎、止血、游离、显露六项内容，对于腹腔镜手术操作而言，笔者认为可大致简化为游离、缝合、止血三项基本功。

## 一、游离

游离是腹腔镜操作的一项重要基本功，在泌尿外科手术中占很大比重。腹腔镜手术操作基本都由主刀医生一人完成，因此术者的左右手配合非常重要，左手就是自己的"一助"。一台流畅的手术跟操作者左手的利用率密不可分：左手可以负责显露，协助右手操作定位，协助切开分离，甚至在右手操作器械角度不佳时负责主要操作。笔者的经验是随时提醒自己，保持左手与右手动作同步，每一个动作都要让左手作用最大化，使分离的部位保持一定张力，不要离右手太远，尽量避免左右手交叉，这样切开分离才会更有效率。

游离可分为锐性游离和钝性游离。泌尿外科手术无血管层面相对更为常见，如肾周间隙、耻骨后间隙、骶前间隙等外科层面，使用钝性分离为主、锐性分离为辅的分离方式能够兼顾速度和止血。对于解剖间隙不明显的位置使用锐性切开为主、钝性分离为辅的方式可更有效率。比如分离肾上腺及肾之间的脂肪组织时，使用超声刀锐性切开后钝性推开，使其成

组织条索，再使用超声刀切割，可快速高效地达到目的，减少出血。除了钳子和超声刀作为分离工具以外，吸引器也是很好的游离工具，其优势在于头端比较圆钝，同时能吸净术区渗出物，尤其适用于腹腔镜肾部分切除术切除肿瘤。左手用吸引器边吸边推肿瘤，既可以保证术野清晰，又可起到钝性分离和剥离的作用。

## 二、缝合

拾针、调针是缝合的基础。在腹腔镜实际手术中，看似简单的拾针与调针可能由于疏于练习而显得笨拙，因此笔者认为手术实战前尽量通过模拟器熟练掌握。"台上一分钟，台下十年功"，熟练的缝合是建立在大量的体外模拟训练基础上的。初学者往往不习惯单纯依靠腹腔镜器械进行调针，需要多练习左右手的配合，灵活掌握右手持针器的使用。尤其是膀胱尿道吻合时，需要通过持针器角度的变化对针尖方向进行调节，从而实现精准缝合。调针可分为"三步法""二步法""一步法"。"三步法"：①左手用分离钳拾针；②右手用针持抓线将针调成"笑脸"或"哭脸"状；③右手用针持再夹针。"二步法"：①右手直接拾针；②左手用分离钳协助调整角度后右手夹针。"一步法"即右手拾针时依靠周围不重要组织，直接调整针的角度。另外，左手持吸引器，通过吸引器而不是分离钳协助调针的练习也是有必要的，常用于肾部分切除术，创面有一定程度的渗血。术者可以左手持吸引器，调整好角度后，吸引器将创面渗血清除干净后直接缝合，缩短肾部分切除时的缺血时间，加快手术

速度。

缝合操作是手术过程中的重要技术，而熟练缝合与长期、反复、规范的训练密不可分。熟练掌握腹腔镜视野下的缝合技术，不但可以缩短手术时间、降低围术期并发症发生率，更能明显降低中转开放手术的比例，保证腹腔镜手术取得与开放手术同样的治疗效果。然而，做好镜下的缝合非常困难，因为腹腔镜手术时腹壁穿刺点固定，而且较长的手术器械明显限制了器械的有效移动，同时缝合时对手眼的协调度要求很高，进一步加大了缝合难度。在进行缝合时，一般将腹腔镜通道放在两手操作通道的中间更有利于操作；使用30°腹腔镜视野会比0°镜视野更好；建立左右手操作通道时应避免距离过近。

近年来，缝线工艺的发展给手术提供了更多选择：输尿管重建术，笔者推荐用4-0或5-0可吸收缝线，使用圆针容易突破输尿管壁，更易控制进针点；肾部分切除术，推荐使用2-0倒刺线，针的大小既可以保证缝合的组织够深，又不显笨重，线太粗则弹性过强、不容易掌握，太细又容易割裂组织；前列腺根治性切除术，推荐使用3-0倒刺线或者单乔线，针弧度包括5/8或1/2弧度，术者可凭个人经验与喜好使用。

## 三、止血

腹腔镜手术时的出血应以预防为主。具体的止血措施包括双极电凝止血、夹闭止血及缝合止血，可以结合术中的实际情况灵活使用。只有打牢止血的基本功，才能在术中遇到突发情况时临危不乱、从容应对。

在腹腔镜手术中，因为静脉壁较薄，大部分遇到的情况是静脉出血，比较常见的是下腔静脉出血和DVC出血。下腔静脉出血时，可以左手持无创钳，右手持吸引器，一边吸除血液一边寻找破口，也可以左手使用吸引器缓缓压住破口后，右手予以钳夹或缝合，必要时再置入一枚辅助Trocar帮助显露。DVC出血时如果破口较大，双极止血效果会较差，盲目缝合有时也会遇到困难。可使用纱布压住破口，进一步游离前列腺，离断前列腺血管蒂，游离到尖部拿开纱布后可以看到出血速度减慢甚至停止。腹膜外腹腔镜手术也可以通过适当增加气腹压来减慢出血速度，但应注意，气腹压不宜过高，时间不宜太长，以减少二氧化碳气栓出现的风险。

动脉出血较为少见，但是往往因为出血速度快、视野不清晰而比较危险。当破口较小时，可以使用吸引器一边清理积血，一边压住出血点，视具体情况钳夹止血或缝合止血。不能着急乱夹或力度过大，这样会把破口撕大或者引起副损伤。当破口较大、出血较严重时，可以压纱布填塞，开放静脉通路，取血，准备相应血管器械，处理好紧急情况后中转开放手术，慢慢撤纱布，缝合止血，或者使用阻断钳钳夹动脉近心端后缝合止血。

止血的关键在于良好的心态，显露清晰，准确定位出血点。每一位术者都会遇到出血的状况，技术熟练、沉着冷静、遇事不慌是成功止血的前提。

总而言之，我们在观摩手术录像的基础上，掌握好解剖及手术基本功，再培养起良好的手术思路，才可以胜任一名优秀的泌尿外科术者的职责。

（张　骞）

# 第三章

# 泌尿外科腹腔镜手术器械和设备的使用技巧

古语云：工欲善其事，必先利其器。对于腹腔镜手术初学者，有必要对腹腔镜手术器械和设备的用法、用途一一了解熟悉。本章将从常规操作器械、电外科器械和腹腔镜成像设备三方面介绍其使用技巧。

## 第一节　常规操作器械

常规操作器械重点介绍泌尿外科最常用的分离钳、无创抓钳、剪刀、持针器和吸引器，以上五种常用器械基本可以满足泌尿外科所有常规术式。常用操作器械笔者推荐德国 KARL STORZ 品牌。

### 一、分离钳

用好分离钳可以大大加快手术速度，由于分离钳是笔者最常用的器械，故将其放在第一位介绍（图 3-1）。分离钳一般长 25 ~ 31 cm，直径为 3 ~ 5 mm，工作端长 2 cm，可以旋转360°，手柄上方有电凝插头可与高频电流发生器相连，除头端外，整个分离钳是绝缘的。头端角度呈弧形或者直角，弧形分离钳多用于游离，由左手持钳推挡组织。弧形分离钳夹持组织的能力较弱，但是由于头端呈弧形，游离和撑开组织较为灵便。笔者进行上尿路手术的游离操作，以及下尿路手术缝合需要调针时，左手常用弧形分离钳。直角分离钳较为少用，有

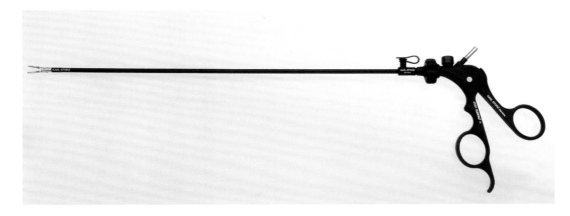

图 3-1　间断弧形分离钳

些术者会在游离肾动脉后，用直角分离钳从动静脉后方或者侧方横过后撑开，以完全游离肾静脉，确保血管后方没有其他组织。

## 二、无创抓钳

无创抓钳由手柄、可旋转的器械轴和各种工作头部组成，轴能顺其长轴旋转360°，这样才能使其头端自由转换方向，以方便腹腔内的操作（图3-2）。笔者常用的无创抓钳呈鸭舌状，中空，头端内侧呈浅锯齿状，因而对组织损伤很小，既可用于左手推挡组织，又可用于轻柔抓持组织和器官。笔者进行下尿路操作时更常用无创抓钳，可以更好地推挡夹持，与分离钳相比有更好的夹持力量。

## 三、剪刀

腹腔镜手术操作采用的剪刀包括弯剪、直剪、钩状剪。笔者最常用的是弯剪，可用于泌尿外科各主要手术。弯剪又称分离剪（图3-3），主要用于分离组织。由于其接触面是锐性的，顶端是钝性的，故既可用于锐性分离，又可用其顶端进行钝性分离，尤其是肾部分切除手术中，弯剪可以根据切除肿瘤的部位来调整角度，边钝性游离边锐性切割，有利于形成平滑的弧形"陨石坑"样创面。弯剪的规格和分离钳相同，直径为5 mm，头端剪切面长16 mm，最大张开范围为8 mm。用示指拨动手柄上的旋转盘，可以使器械杆沿其长轴自由旋

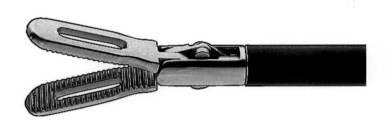

图 3-2　无创抓钳

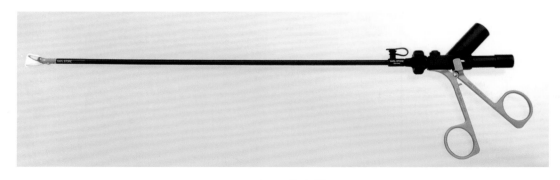

图 3-3　分离剪

转。手柄上方有电凝插头，可与高频电流发生器相连。剪身绝缘性良好，可以同时进行电凝操作，但由于剪刀最易淬火受损，电凝会使剪刀温度上升到非常高，结果使非常锋利的剪刀变钝，因此不建议将剪刀用于电凝止血。

## 四、持针器

持针器是重要的缝合器械，一把好用的持针器对于医生而言如虎添翼。笔者首推德国 KARL STORZ 和蛇牌的持针器。持针器根据手把的角度分为直把持针器和弯把持针器。前者适用于各类泌尿外科入路手术，包括腹膜外手术（肾部分切除术）和前腹膜腔手术（前列腺癌根治术）和经腹入路手术。笔者认为弯把持针器更适用于经腹入路的上尿路手术。

## 五、吸引器

吸引器在腹腔镜手术中既可以用于吸引，还可以作为钝性游离的利器。笔者推荐 KARL STORZ 和 OLYMPUS 的两款吸引器。吸引器通常是右手使用，但是笔者建议左手也要熟练操作，尤其行腹腔镜肾部分切除术时，笔者习惯左手持吸引器，右手持分离剪锐性切开，左手持吸引器清除创面渗出物的同时兼顾钝性游离，一举两得。

# 第二节　电外科器械

电外科器械在腹腔镜手术中主要起到切割和止血的作用。常用的包括单极电钩、双极电凝、超声刀、LigaSure 或 KLS 能量平台，这些电外科器械的发明使得腹腔镜手术的难度大大降低，手术时间显著缩短，安全性也明显提升。

## 一、单极电钩

单极电钩是早期腹腔镜手术最常用的电外科器械，使用时一般先用钩尖分离并挑起欲切断的组织，然后电凝切断。电钩具有分离层次较清楚、对深部组织损伤少的优点，适合精细操作，但要求每次挑起的组织要薄而少且不能带深部组织。在使用电钩的横部进行电凝分离时，要保持组织张力而不可用力下压，否则会导致电凝切开的组织过深，容易造成深部组织损伤。单极电钩的另一个作用是喷凝组织以止血，在肾部分切除时，对于疑似切缘阳性区域可以用单极电钩喷凝创面，以达到止血和高温消除肿瘤隐患的双重作用。

## 二、双极电凝

双极电凝主要用于止血，其电流回路是在两个钳叶之间，对邻近组织损伤小，作用局限、安全。使用双极电凝时，需多加注意以下几方面。

1. 双极电凝适用于创面的细小动静脉出血或渗血，对于粗大的静脉（如阴茎背深静脉复合体及前列腺侧蒂静脉）的止血，双极电凝的效果并不好。原因是双极电凝的能量输出恒定不变，不能根据靶组织的阻抗变化而自动调控，因此易造成接近电极的组织过度凝固，而远离电极的组织尚未凝固，从而出现不均匀组织凝固现象，如表面血液凝固，而下方组织仍在出血。

2.双极电凝时产生的热量很容易向周围组织扩散，可致周边重要脏器的损伤，应用双极电凝时应尽量远离重要脏器，比如前列腺癌根治术中，应尽量避免直肠表面的过度电凝。

3.夹持组织过紧时电流会在双极钳叶根部形成短路而失去止血作用，所以止血时不要完全闭合钳叶。

## 三、超声刀

超声刀的发明和应用给泌尿外科腹腔镜手术领域带来了技术革命，也使腹腔镜手术进入一个新纪元。如同乒乓球的基本动作包括推、挡、搓、抽和弧圈，拳击基本动作有直拳、勾拳、摆拳、刺拳等，笔者也总结了超声刀在泌尿外科手术中的六种常用技法，具体见下。

1.断：超声刀最基础的功能就是切断组织，一些较细的血管可以直接利用超声刀离断；相对较粗的血管使用慢凝功能，凝切两侧各几秒，再从中间切断。刀尖是能量最大的位置，打开盆筋膜及肾周筋膜等比较宽厚的组织且不方便夹闭切断时，可以打开刀头直接用阳极激发超声刀划开后再钳夹切断。

2.拧：对于无血管但坚韧的组织，可使用超声刀夹持组织，一边做功一边转动刀头，目的是增加张力以便加快切割速度。拧这一动作可以加快切割速度，但是对于内含血管的组织，则不建议用这种方法切割，因其可能因止血时间不足而导致出血。

3.撑：新一代超声刀的刀头设计较为精巧，可作为分离钳精细分离，在处理血管鞘时可以用撑开动作，作用与直角钳相似。

4.拨：在处理血管时，将刀头闭合，顺着血管的方向纵行操作，可有效地拨开血管周围组织，显露血管。"拨"的效果与"撑"相似，但是幅度要比"撑"更大一些。

5.划：筋膜层或者无血管区域可使用超声刀刀背（激发杆）划开，比如肾周筋膜和盆底筋膜，另外分离肾腹侧及背侧与肾周脂肪的层面时，除了用"断"的方法，也可以用超声刀的激发杆沿切开途径划开，其效果和电刀相似。

6.推：对于疏松的组织间隙（例如肾脂肪囊与肾周筋膜间隙）可用超声刀钝性推开。推时应注意寻找组织的触感及力反馈，想要推得更有效率，需要掌握推的方向、速度及力量，需要术者慢慢体会。

在使用超声刀时，需要注意以下一些问题。

（1）刀头工作时应避免钳口与金属器械接触，防止刀头的损坏。

（2）使用时最好把组织钳夹在刀头前2/3的部位。

（3）浸泡在尿液或血液中使用时，超声刀的切割效率会明显降低。

（4）刀头持续击发时间最好不要超过10秒，需要切割大块组织时可以间断进行击发。

## 四、能量平台（LigaSure和KLS）

能量平台是近几年研制出的一种使用电热能进行血管闭合的操作系统。目前认为，LigaSure和KLS能量平台系统可安全应用于闭合7 mm以内的血管、韧带和组织束，大大降低了以往腹腔镜下处理大血管时缝扎止血的复杂性。在泌尿外科领域，能量平台最常用于膀胱全切处理膀胱侧韧带和前列腺癌根治术不保留性神经时处理前列腺侧血管蒂。相比于双极电凝操作，能量平台具有不产生烟雾、对组织产生热灼伤小等优势；相比于超声刀的止血效果，LigaSure和KLS能量平台对于凝固、切断血管更可靠，但缺点是依然会对切割周围组织产生热损伤。

# 第三节　腹腔镜成像设备

成像设备对于腹腔镜手术相当于术者的眼睛。目前最常用的是 KARL STORZ 的光学高清、超高清和 3D 腹腔镜成像系统和 OLYMPUS 的电子一体腹腔镜以及 4K 超高清腹腔镜。KARL STORZ 偏重光学成像，优势是色彩逼真度高，画面细腻，层次感强；OLYMPUS 初期的电子镜成像系统存在色彩还原度欠佳、画面颗粒度较粗的缺陷，但是 4K 超高清腹腔镜的引入很好地弥补了这些缺陷。就目前两个品牌的产品而言，完全可以满足泌尿外科常规腹腔镜手术的需要。

另外，对于 3D 腹腔镜成像系统，笔者认为更适于下尿路手术操作。由于 3D 腹腔镜镜头不可旋转且景深很近，上尿路手术时距离术野太近，就像在影院最前排观影，会增加术者的不适感，下尿路手术术野距离镜头较远且操作相对复杂，3D 视野有助于术中准确定位，精准操作。

（张　骞）

# 第四章

# 腹腔镜气腹建立及常见Trocar布局

Trocar（穿刺套管）的布局和手术体位一样，是顺利完成腹腔镜手术的必要基础。Trocar布局合理可以有效地避免术者双手相互干扰，提高术者的舒适程度，有助于准确、快速完成手术。下面简要介绍一下泌尿外科手术腹膜后间隙的建立及经腹腔手术常见术式的Trocar布局。

## 第一节　腹膜后间隙的建立

建立腹膜后腔，通常分为镜身扩张法（IUPU法）和气囊扩张法。镜身扩张法使用镜体本身对腹膜后间隙进行扩张，建腔时为盲法操作，学习曲线较长，而且建腔空间有限。笔者较为推荐气囊扩张法，较镜身扩张法具有建腔快速、建立空间大等优势。气囊可选择医用成品或者自制，笔者习惯采用自制气囊建立腹膜后腔。气囊由20~24号T管与8号手套制作而成（图4-1~图4-4）。除了建腔之外，自制球囊还可以一物多用，作为简易的标本袋使用，以减少患者花费。

制作气囊时，按照上述步骤完成气囊后，应进一步进行体外充气，确保气囊的可充气性和可排气性。制作气囊时应该注意以下几点。

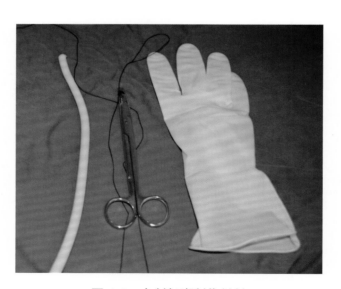

图 4-1　自制气囊制作材料

1. 以丝线固定五指端时（图 4-2），可调节丝线与气囊的相对位置。这是控制气囊大小的关键。

2. 将 T 管置入囊袋中时（图 4-3），需要注意两点。一是 T 管不宜置入气囊过长，否则在进入体内的过程中，T 管容易打折，造成充气困难，无法有效建立腔隙。二是丝线不宜把 T 管固定过紧，否则容易夹闭 T 管管腔，造成充气或排气障碍。在体外完成气囊制作后，可进行充气和排气的检测，确保气囊的可用性。

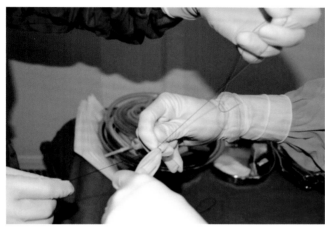
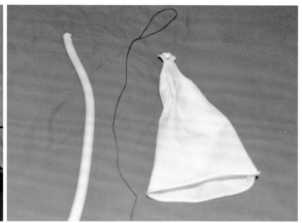

图 4-2 丝线封闭五指端，打结固定

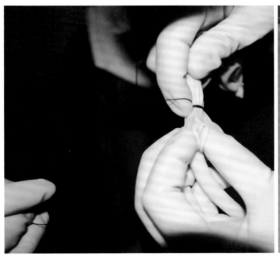
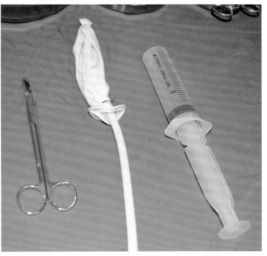

图 4-3 将剪裁后的 T 管置入囊袋并以丝线固定

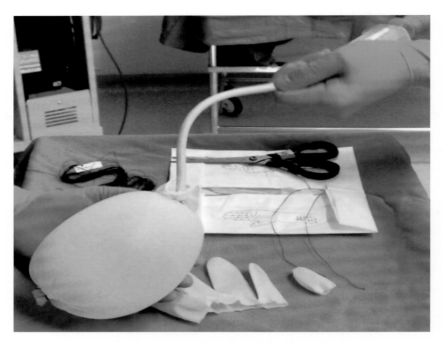

图 4-4　气囊效果图

# 第二节　后腹腔手术 Trocar 布局

选取第 12 肋尖下方 1～2 cm 处的压迹作为建腔点及第一个操作 Trocar 的放置点（背侧穿刺点）（图 4-5）。切开表面皮肤 3～5 cm，以弯钳突破深层的腹外斜肌腱膜，并在深方进行轻度扩张。随后取出大弯钳，以手指于腹横筋膜及腹膜外脂肪之间进行钝性推挤分离，初步建立放置气囊的间隙。随后置入自制气囊，并用 50 ml 空针对气囊进行充气（图 4-6）。充气量不宜过大，以免气囊在体内爆裂。一般髂嵴凹陷处变饱满即可停止。之后，可将气囊减压，取出体外。

背侧 Trocar（肋脊角，A 点）的位置在整个 Trocar 的布局中尤为重要。准确触摸、选择腰大肌与第 12 肋的凹陷是正确定位 Trocar 的关键。定位时不要过于贴近腰大肌，否则穿刺

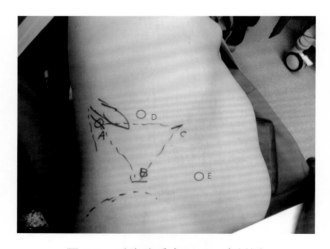

图 4-5　后腹腔手术 Trocar 布局图

时容易误伤腰大肌，并且术中器械受腰大肌的阻挡，操作范围也会受到限制。穿刺点应距离第 12 肋 1 cm 左右，以免造成肋间血管的损伤。

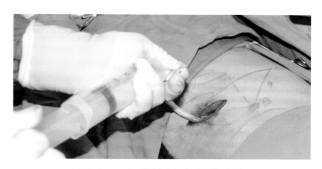

图4-6　气囊注气建腹膜后腔

正确的第一穿刺点应位于第12肋与腰大肌前缘之间（图4-7）。

　　A点选择好后，扩开腹膜后腔，以手指在腹膜后腔内定位，完成另外两枚Trocar的放置。腋中线的穿刺点通常选择腋中线与髂嵴上缘1.5 cm处，置入10 mm Trocar。而腹侧的Trocar位置依据"等腰三角形原则"来确定，

如图4-7所示。在主要操作手（右利手为右手侧）放置12 mm Trocar，以方便大孔径操作器械（如Hem-o-lok夹，血管阻断钳等）的进出，次要操作手放置5 mm Trocar即可。

　　在临床实践中，如果机械地按照解剖标志而不考虑三个Trocar之间的相对距离，则很容易导致Trocar位置不当，进而导致术者操作受限。根据笔者经验，推荐在进行孔道位置设计时，可遵循"9-9-12"定律（图4-7右），即两个操作手Trocar与观察孔Trocar的距离相等，均为9 cm，两个操作手之间的距离为11～12 cm，整体构成一个等腰三角形的形状。在腹腔镜手术操作中，如果两个操作套管的位置太近，器械之间便会互相干扰；若距离过远，则术者会因上肢外展幅度过大而感到肩部、上臂及肘部的不适，同样影响操作。根据文献报

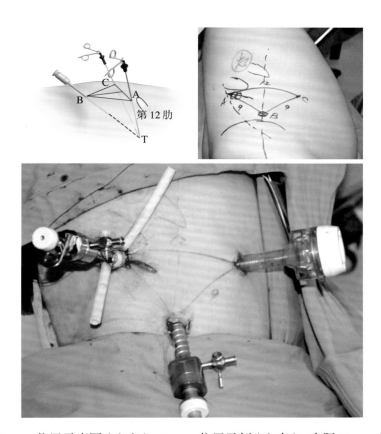

图4-7　Trocar位置示意图（上左），Trocar位置示例（上右），实际Trocar位置（下）

道，腹腔镜手术器械体内与体外长度之比应该在 1：1 左右，最理想的操作角度（两个操作器械之间的夹角）应该保持在 45°～60°。因此，结合操作的三角形关系以及手术器械在体内的长度，笔者认为 Trocar 之间的距离符合"9-9-12"定律时，最适于手术操作。当然，所谓的"9-9-12"定律也需要根据患者体型变化进行相应的调整，但是总体仍应维持等腰三角形的构架。

如遇到腹膜破损或牵引器官等情况需要置入辅助 Trocar，可选用图 4-8 所示的位置建立操作通道。当牵引方向主要为足侧时可选用 D 位置，牵引方向主要为头侧时可选用 E 位置，从而避免与其他操作通道互相干扰的情况。

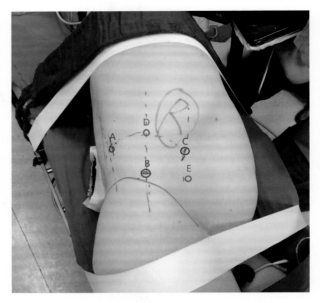

图 4-8　经腹膜后入路建立辅助操作通道的位置

# 第三节　腹膜外间隙的建立（腹膜外前列腺癌根治术）

实施下尿路手术如前列腺癌根治术时可选用前腹腔入路及经腹入路手术。前腹腔入路的优势在于腹膜外的气体可以向头侧牵引膀胱，比器械牵引效果更好，尤其对于肥胖的患者更有优势。但是建立腹膜外腔对技术要求较高，如果操作不当损伤腹膜反而会导致操作空间更小。

前腹腔入路建腔方式如下（图 4-9）：脐下正中切开 4～5 cm，分离至腹直肌前鞘，约在脐下三横指处横向切开中线两侧腹直肌前鞘（注意不要切开中线，防止划破中线下方的腹膜），手指钝性从中线两侧推开腹直肌，于腹直肌后方，腹直肌后鞘前方间隙分离白线两侧前腹膜间隙，最后手指钝性将中线推开，使得半环线下方两侧腹膜外间隙可相通。置入气囊，充入 600～1000 ml 气体。于脐下三横指处两侧腹直肌外缘 B 和 C 分别置入 12 mm 及 5 mm Trocar。

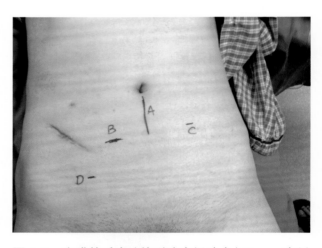

图 4-9　腹膜外手术（前列腺癌根治术）Trocar 布局

因为有气腹牵引作用，熟练操作后使用 3 个操作通道即可完成手术。如果有需要，可于髂前上棘内侧 3～4 cm 处置入辅助 Trocar，建议直视下先钝性将目标区域的腹膜钝性推开，明确腹壁下动脉的位置，从而避免损伤腹壁下动脉及腹膜。有一些患者曾有腹部手术史，如阑尾切除或者肠道切除，建议建腔时用手指钝性游离腹膜，一般情况下，可以有效防止腹膜破裂。

综上所述，为了保证最佳操作体验，术者应当高度重视腹腔镜手术体位及 Trocar 位置选择，不拘泥于教材和书本，能够针对不同的病变、不同的患者体型灵活设计，使之更适于术者的操作。

# 第四节　经腹入路的气腹建立及 Trocar 布局

气腹的建立是腹腔镜手术的基础，但在建立气腹的过程中具有潜在风险，包括腹壁结构损伤和腹腔内脏器损伤等。约 50% 的腹腔镜并发症与气腹的建立有关。在存在腹部手术史或腹腔内粘连的患者中相关并发症发生率更高。

管损伤的风险为 0.5% ~ 6.4%。第三，患者的体重对脐周腹壁厚度影响较大。第四，对于存在腹部手术史的患者，脐周部位穿刺的并发症风险增加了 2 倍。因此，这种技术的使用在一定程度上受到限制，特别是对于有腹腔手术史的患者。

## 一、脐周建立气腹的不足

脐周区域是腹腔镜手术建立气腹的常用部位，但存在一些不足。第一，脐部不易清洁，脐周区域穿刺更容易受到污染。第二，脐下正对大血管，在脐周区域穿刺进入腹腔时，大血

## 二、Palmer点与IUPU点建立气腹

Palmer点（左侧锁骨中线肋缘下方3 cm处，图4-10）首先被报道用于妇产科腹腔镜手术。该部位被用于建立气腹多年，主要见于妇科手

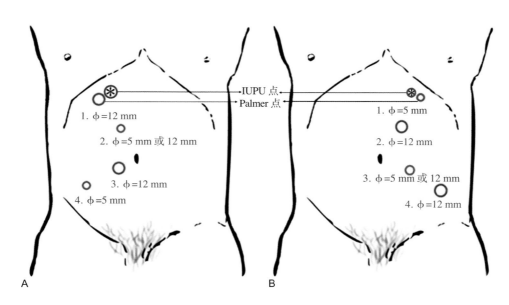

**图 4-10** Palmer 点及 IUPU 点示意图，φ 代表直径

术和泌尿外科手术。Palmer 点以往被认为是建立气腹的次选点，但越来越多的研究认为，该点的价值被低估。Palmer 点处的腹壁结构包含皮肤、皮下脂肪、腹直肌前鞘、腹直肌、腹直肌后鞘、腹膜外脂肪和腹膜。因为该点与肋弓相邻，所以 Veress 针穿刺时无须上提腹壁。即使是对于 BMI 超过 24 kg/m$^2$ 的患者，该部位皮下脂肪也较少。因此，该部位穿刺受患者体型的影响较小。随着腹腔内气体的进入，内脏下降并远离穿刺点，减少了内脏损伤的风险。此外，从 Palmer 点到主动脉的平均距离为 11.3 ± 0.2 cm。将 Veress 针头以 45° 尾部插入时，距离延长至 16.6 ± 0.2 cm。考虑到 Veress 针的长度通常为 12 cm，主动脉损伤的风险几乎不存在。我们在 302 例泌尿外科手术中使用了 Palmer 点（对于右侧操作，穿刺点在 Palmer 点关于身体中轴线对称的位置），结果显示穿刺成功率为 99.4%，穿刺并发症发生率仅为 3.4%，包括镰状韧带损伤 2 例，大网膜损伤 3 例，肝被膜损伤 5 例，其中肝被膜损伤通常无须处理，或者可以简单地采用双极电凝止血处理，效果良好。

然而随着气腹的建立，Palmer 点向外和向下移动。这对妇科和产科的腹腔镜手术影响较小，因为穿刺点距离手术部位足够远，偏移可以忽略不计。然而，在泌尿外科腹腔镜手术中，因为从穿刺点到手术部位的距离较短，移位具有较大的影响。为了更好地将这种技术应用于泌尿外科腹腔镜手术，我们改进了 Palmer 点，并命名为 IUPU 点。IUPU 点位于胸骨旁线的左肋缘下方 1 ~ 2 cm，相对于 Palmer 点偏内、偏上，以抵消气腹建立后穿刺点的偏移（图 4-10）。Palmer 点与 IUPU 点相邻，故应用 IUPU 点穿刺同样安全。

## 三、腹腔镜手术人体工程学与合理的 Trocar 布局

合理的 Trocar 布局不仅能提高手术效率，并且可以减少外科医生的职业损伤。相较于开放手术，腹腔镜手术有创伤小、痛苦小、术后恢复快、切口并发症少等诸多优势，然而一项来自 241 名泌尿外科医生的调查结果显示，中国大多数腹腔镜泌尿外科医生都因腹腔镜手术的人体工程学问题而存在身体不适。另一项研究表明，相关的躯体不适可达 88%，这种普遍的慢性损伤随着微创手术需求不断增加而愈加严重。腹腔镜手术中的人体工程学应从设备和技术两方面推进，以保护医生免受腹腔镜手术相关的运动系统慢性损伤的影响。

## 四、经腹腹腔镜手术 Trocar 布局的基本原则

泌尿外科腹腔镜手术常见的手术入路包括经腹腔入路和经腹膜后入路，相比于经腹膜后途径，经腹腔入路有空间大的优势，因此 Trocar 布局更加灵活，可选择的方案多种多样，但要遵循两点基本原则：① Trocar 布局要围绕术区；② Trocar 之间的距离要充足，以保证足够的工作空间以及器械之间的良好配合。通常，Trocar 孔应在钻石形的四个端点处（图 4-11），以包围手术部位，也就是钻石尖端所在处。我们同时考虑到手术和术者的需求，结合我们自己的经验提出了 IUPU 布局（图 4-12、图 4-13）。

### IUPU 布局的建立方法

在全身麻醉下，将患者置于侧卧位，患侧朝上。对于左侧手术，于 IUPU 点位置切开 0.5 ~ 1 cm。将 Veress 针垂直缓慢穿透皮肤

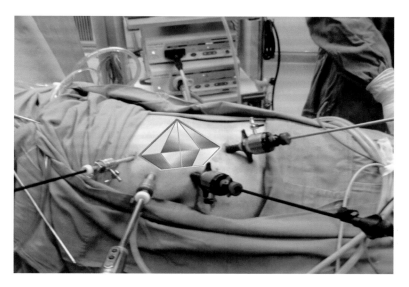

**图 4-11　IUPU 钻石形布局**

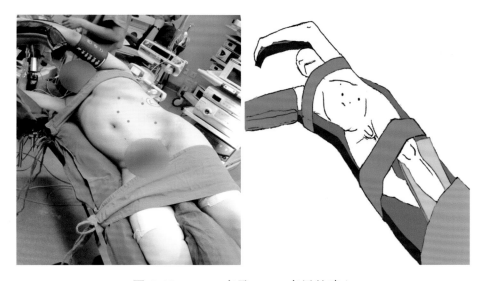

**图 4-12　IUPU 点及 IUPU 布局的建立**

下组织，在进入腹腔之前可有 2~3 次突破感。水滴试验可用于确认是否进入腹膜腔。将二氧化碳以低流速吹入腹腔，并在监视器上观察腹内压力。如果压力由 0 mmHg 缓慢增加到 14 mmHg，则成功建立了气腹。一旦气腹建立，穿过初始穿刺部位插入套管针，或者在 b 点（腹直肌腱脐水平上方约 3 cm 处）插入

10 mm 套管。通过套管插入 30° 腹腔镜以观察内脏或血管是否受伤。之后，借助腹腔镜完成余下的 Trocar 置入。b 点位于沿腹直肌腱脐水平上方约 3 cm 处（图 4-13A）。c 点是腹直肌外缘与连接脐部和髂前上棘的线的交叉点。b 点与 c 点位于腹直肌旁，出血风险较小。d 点位于髂前上棘内上方 3 cm 处，该点在右侧的术中可于

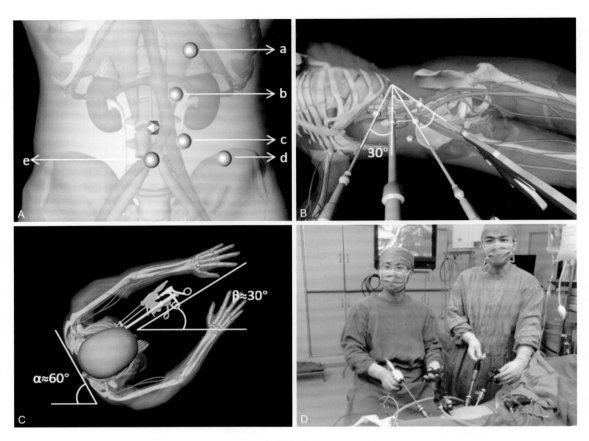

**图 4-13　临床实践中 IUPU 布局**

下极抬起肾，辅助处理肾蒂。根据患者体型，可以适当调整穿刺点。此时相邻器械间角度约为 30°（图 4-13B）。对于同侧盆腔手术，可增加第五个点 e，此点位于腹正中线脐下 5 cm。放置 Trocar 后，外科医生和助手之间的位置关系如图 4-13D 所示。术者可调整屏幕和手术台的高度以确保舒适。

## 五、IUPU布局与Frede原则

Frede 等提出器械（Trocar 孔与手术操作位点）之间呈等腰三角形，角度为 25°～45°，器械和水平面之间的角度 <55°，是体内操作尤其是缝合的最佳几何形状。这种方法可以使手术时间缩短 50%，缝合单结所需的时间可缩短 75%。IUPU 布局中，患者躯体与水平方向呈 60°，器械几乎垂直于腹壁，因此水平面与操作器械之间的角度约为 30°，小于 55°。相邻 Trocar 孔之间的距离为 4～8 cm，体内设备距离约为 13 cm。结合等腰三角形的特点，相邻设备之间的角度约为 30°。所以 IUPU 布局满足了 Frede 提出的原则。根据我们的经验，以 IUPU 布局进行的手术，缝合时间和手术时间较非 IUPU 布局的手术缩短，提高了手术效率。而经脐周区域穿刺置入 Trocar，对于上尿路手术而言不符合 Frede 原则，因为在 60° 斜仰卧位的情况下，脐和肾蒂基本在同一水平面，在手术操作上不符合人体工程学要求，因此笔者更为推荐 IUPU Trocar 布局。

## 六、IUPU布局的人体工程学分析

IUPU 布局符合人体工程学，因为它允许术者在相对自然的姿势下完成手术操作。首先，通过调整手术台的高度可以使器械与水平面之间的角度接近30°，IUPU 布局使得相邻器械之间的角度约为30°，这使得在肩部自然下垂，肘部自然弯曲和前臂内旋的情况下，器械手柄可自然握在手中。Rosenblatt 等建议调整桌子高度以允许 90°~120° 的肘关节角度。在 IUPU 布局中，肘关节角度为 100°~120°，与上述建议相一致。其次，各种器械的高度基本一致，器械与水平线角度基本一致。因此，操作者的姿势是左右对称的，减少了左右不平衡带来的运动系统相关并发症的风险。调整屏幕使其位于外科医生正前方，眼睛水平面以下 15°~40°，这与自然的视线方向一致。这种空间关系使外科医生术中不需要额外屈伸旋转颈椎，允许外科医生舒适协调地完成手术操作。当然，外科医生应该在此姿势的基础上小范围地调整，以使不同的肌肉群轮流工作及休息。

此外，IUPU 布局允许 1~3 名助手协助手术操作（图 4-14），有利于降低手术难度。而助手在协助手术操作的同时可以得到很好的培训，有助于积累经验，促进手术教学。

综上所述，IUPU 点用于气腹建立穿刺点安全可行；IUPU 布局用于泌尿外科腹腔镜手术可行而且高效，符合人体工程学。

## 问与答

1. IUPU 点在临床应用中有哪些注意事项？

患者术前腹腔存在严重粘连的情况相对较少，但并非不存在。粘连以右侧多见，常见原因如胆囊炎，手术（如胆囊切除术）后改变等。术前应充分评估病史，进行体格检查及影像学检查，以减少不必要的风险。

2. IUPU 布局在临床应用中的适用范围有

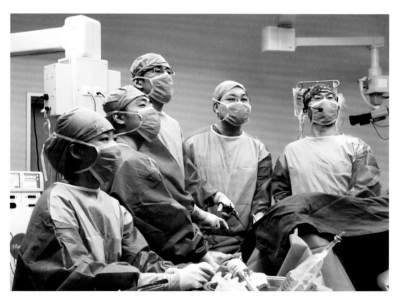

**图 4-14** IUPU 布局符合人体工程学，有利于降低手术难度，同时利于培训助手。从左到右依次为：器械护士、第一助手、术者、第二助手、台上指导兼学术会议现场主持

哪些?

IUPU 布局几乎适用于所有上尿路手术,但术中需要根据手术主要操作区域进行调整。可应用 IUPU 布局的上尿路手术包括腹膜后淋巴结清扫术、肾癌根治术 + 瘤栓取出术、各种复杂的肾盂成形术、巨大腹膜后肿瘤切除术等,结合增加的 e 点(图 4-13A)可适用于肾输尿管全长切除术等需要同时进行盆腔操作的手术,只需要对手术台进行调整,不必改变患者体位,无须重新消毒,这也是经腹腔入路操作的优势之一。

(王　冰　张　骞　李学松)

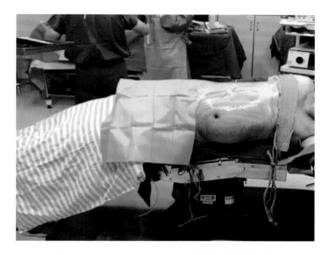

# 第五章

# 经腹腹腔镜肾癌根治术

自 Clayman 等开展第一例经腹腹腔镜肾癌根治术以来，腹腔镜肾切除手术在泌尿外科领域被逐步推广，目前已经成为肾癌根治术的标准方法。腹腔镜肾癌根治术可以采用经腹腔入路（简称经腹）和经腹膜后入路两种手术入路，这两种手术入路各有优缺点。欧美国家大多采用经腹腔入路，而我国医师多习惯于经腹膜后入路。多数研究认为两种手术方式在肿瘤的治疗效果方面不存在明显差异。以下结合国内外经验，介绍经腹腹腔镜肾癌根治术。

## 一、手术准备

### （一）体位及 Trocar 位置

术前无须常规留置胃肠减压管，如因腹胀影响气腹针穿刺建立气腹，可术中临时放置胃管。患者取全身麻醉，留置导尿管。体位采用 IUPU 经腹腔入路腹腔镜体位（IUPU 体位）（图 5-1），具体要点为患者呈 70° 斜卧位，弯折手术床形成腰桥以抬升肾，患者头部和下肢略背屈，呈腹部前凸的弓形体位。套管布局为钻石型布局，4 个套管围绕术区呈钻石形分布，具体标记见图 5-2。借助弓形体位和钻石形套管布局，可充分扩大套管之间的距离。另外，该钻石形套管布局（IUPU 布局）配合 IUPU 体位，能够符合 Frede 原则：①相邻两套管呈等腰三角形；②相邻器械夹角呈 25°～45°；③器械与水平面夹角 <55°。既往文献表明，符合 Frede

**图 5-1　IUPU 经腹腔入路腹腔镜体位**

原则的套管布局能够使缝合时间缩短 75%。

### （二）建立气腹

关于气腹穿刺点，我们选取改良自 Pamler 点的 IUPU 点建立气腹，穿刺点在腹部左侧或右侧旁正中线上，且位于肋缘下方 1 cm。IUPU 点具有类似 Palmer 点穿刺建立气腹的优势，距离腹部大血管较远，安全有效，同时更适合上尿路手术。建立气腹具体过程以左侧为例（图 5-2）。左侧 IUPU 点做 0.5 cm 小切口，切开腹壁各层，置入气腹针，注气压力至 14 mmHg。脐上 3 cm 右侧腹直肌旁做 1 cm 小切口，穿刺 12 mm 套管（套管 2），引入腹腔镜。监视下分别于脐下 3 cm 右侧腹直肌旁（套管 3）和反麦氏点（套管 4）各做 1.0 cm 小切口，置

25

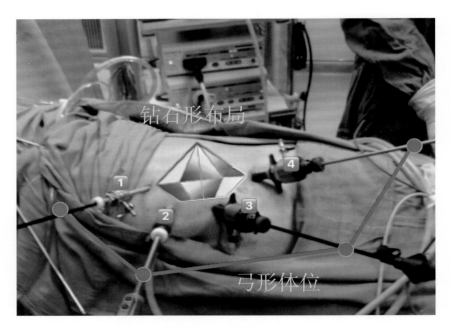

**图 5-2　钻石形套管布局**

入 2 个套管。左侧 IUPU 点置入 1 个 5 mm 套管（套管 1）。由助手持镜，套管 1 引入辅助器械，由助手操作。套管 4 处可置入超声刀，由术者右手操作。套管 3 处置入辅助器械，由术者左手操作。

## 二、手术步骤

经腹腹腔镜肾癌根治术可通过"六步法"完成。

### 第一步：翻转结肠，显露肾周筋膜

以右侧为例，建议结肠外侧大约 1.5 cm 处（此处可见到结肠系膜脂肪的外缘）纵行打开后腹膜（图 5-3）。然后将结肠及结肠系膜脂肪翻转至内侧，在此过程中，需要区分结肠系膜脂肪和肾周脂肪，结肠系膜脂肪颜色为金黄，而肾周脂肪颜色为浅黄（图 5-4），在两种脂肪之间仔细游离。结肠游离要充分，要求在无助手协助显露的情况下，仅依靠重力即可显露肾下极、性腺血管、下腔静脉及肾静脉。翻转结肠过程中注意避免损伤十二指肠。如肝下缘遮挡肾静脉及肾上极的显露，可在剑突下方再置入一个 5 mm 套管，并引入持针器经肝的脏面以尖端钳夹侧腹壁腹膜，起到抬高肝进而显露肾上极的作用。

### 第二步：借助性腺静脉显露肾蒂

定位性腺静脉对于判断下腔静脉、肾蒂血管的位置至关重要，因此对于初学者，建议先显露性腺静脉。一般来说，当结肠游离充分时，可在肾中下部的肾周筋膜内辨识性腺静脉，但对于一些肥胖患者，性腺静脉可被肾周脂肪覆盖，此时可在肾下极的下方游离显露性腺静脉。当找到性腺静脉后，建议在肾，并向深方游离此间隙至可见腰大肌，然后由助手持器械经此间隙协助抬起肾下极下极水平、紧贴性腺静脉的上缘打开肾周筋膜（图 5-5）。此时输尿管被抬起，可于肾下极下方显露输尿管。

当助手协助抬起肾下极后，术者继续沿性

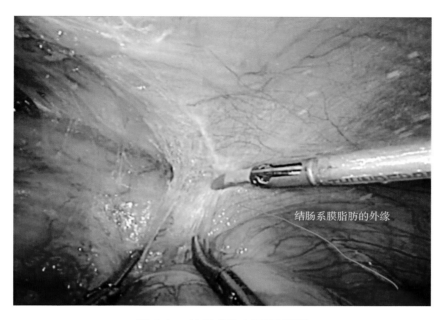

结肠系膜脂肪的外缘

图 5-3　结肠旁沟打开后腹膜

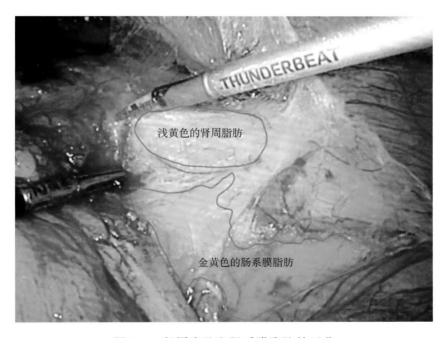

THUNDERBEAT

浅黄色的肾周脂肪

金黄色的肠系膜脂肪

图 5-4　肾周脂肪和肠系膜脂肪的区分

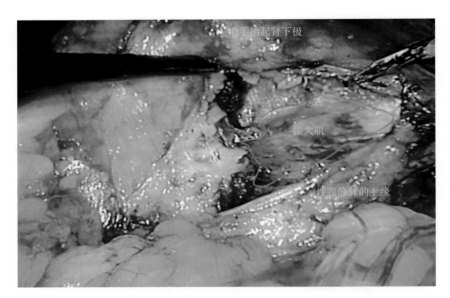

图 5-5　抬起肾下极

腺静脉向头侧游离进而显露肾蒂。对于左肾手术，可一直向上游离直至见到肾静脉，右肾手术可见性腺静脉汇入下腔静脉。在游离性腺静脉时注意动作要轻柔，避免静脉出血，必要时可于出血处远近端留置 Hem-o-lok 夹以阻断性腺静脉。随着向头侧游离性腺静脉，术者应逐渐将肾与肾床分离，助手上抬肾的位置也应逐渐向头侧移动，直至肾蒂血管竖立（图 5-6）。此时可借鉴腹膜后入路的观察角度从肾下方观察肾蒂，并旋转镜头光纤，尽量观察到肾蒂外侧组织。

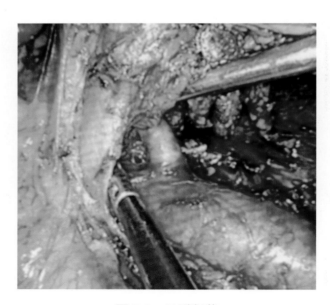

图 5-6　显露肾蒂

第三步：肾蒂血管处理

对于肾动脉位置较低的病例，动脉处理较简单，在游离动脉后可予 Hem-o-lok 夹处理，近心端保留 2 枚，远端保留 1 枚。对于肾动脉位置较高的病例，可从肾静脉上方分离显露肾动脉，或者借助血管吊带牵拉肾静脉协助显露肾动脉。肾静脉可予 Hem-o-lok 夹离断处理，近端保留 2 枚，远端留置 1 枚。对于宽大的肾静脉推荐使用 Endo-GIA 处理（图 5-7）。

第四步：游离肾上极

在处理过肾蒂之后，可在助手的协助下，将肾向下牵拉，术者用超声刀在肾上极与肾上腺之间向外侧游离。尽量一次性游离充分，直至见到肾外侧的肌肉组织，这样可减少之后返工的概率。肾上极与肾上腺之间偶有静脉交通，必要时可用 Hem-o-lok 夹夹闭后再进行离断。术中如判断肾上腺受侵，需将肾上腺一并切除。

第五步：离断输尿管，肾游离

挑起肾下极，并向头侧牵引，以便显露输尿管，Hem-o-lok 夹夹闭后离断。之后离断肾下极的脂肪组织。在助手的协助下将肾向中线牵拉，术者从下向上游离肾的外侧，直至肾完整游离。

第六步：取出标本

检查术区无明显出血后，将肾装入标本袋，术区留置引流管。建议采用下腹斜切口取出标本，该切口顺应肌肉纤维走行，开口较小即可取出标本。

## 三、并发症

### （一）建立气腹的并发症

IUPU 早期 302 例经验显示，上述方法建立气腹的成功率为 99.4%，并发症发生率为 3.4%，主要为肝被膜、镰状韧带穿刺损伤等轻

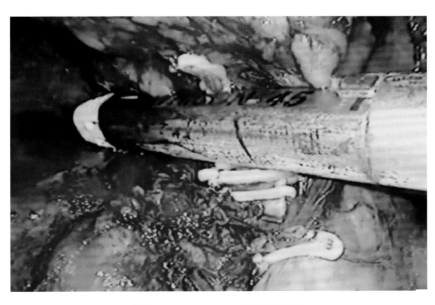

图 5-7　Endo-GIA 处理肾静脉

微并发症，术中可采用双极电凝止血处理，无中转开放手术发生。

## （二）处理血管的并发症

IUPU 早期 192 例经验显示，肾蒂处理采用 Hem-o-lok 夹和直线切割缝合器，无肾蒂处理失败发生，仅 1 例出现残端出血，经过简单止血处理后出血得到控制。

# 问与答

1. 与经腹膜后入路相比，经腹腔入路肾癌根治术有哪些优势？

（1）操作空间大，较少发生器械的相互干扰。

（2）术者的手、眼与监视器可达到共轴，符合人体工程学，不易产生术中疲劳。

（3）适合较大肿瘤及高难度手术，北京大学第一医院行经腹腹腔镜肾癌根治术治疗的最大一例肾肿瘤直径长达 19 cm，上尿路尿路上皮癌可开展完全腹腔镜肾输尿管全长切除术（不必改变体位另行下腹部切口以完成输尿管末段切除及膀胱袖状切除）。

（4）由于操作空间大，可以开展机器人辅助的腹腔镜手术，为机器人手术提供技术储备。

（5）由于操作空间大，进行裁剪、缝合等操作较为容易，在尿路重建手术中存在明显优势。

（6）有利于腹腔镜手术教学。术者可以通过持镜对手术进行控制并指导教学，助手通过与术者进行腹腔镜操作配合，有更多机会学习腹腔镜操作。

（7）容易掌握，适合初学者学习。目前普遍认为经腹腹腔镜手术相比于经腹膜后入路腹腔镜手术学习时间更短，国内外报道指出经腹入路在腹腔镜输尿管取石术、肾盂成形术等手术中存在学习曲线上的优势。

2. 如何改善肾蒂显露？

建议增大患者体位的倾斜角度，笔者的经验是 70°，这样可以利用重力减少肠管对手术区域的干扰，改善显露；另外，建议先游离肾下极，在助手帮助下抬起肾下极，观察镜从肾下方观察肾蒂，借鉴腹膜后入路的观察角度从肾下方及背侧方向观察肾蒂，这样有助于显露并处理肾动脉。

（张　雷　龚　侃　李学松）

# 第六章

# 腹腔镜内部悬吊法肾部分切除术

## 一、概述

随着腹腔镜手术技术的发展，腹腔镜肾部分切除术（laparoscopic partial nephrectomy，LPN）在小体积肾癌的手术治疗中应用日益普遍。因 LPN 与腹腔镜肾癌根治术（laparoscopic radical nephrectomy，LRN）在治疗肾癌的预后方面具有等效性，且最大限度保留了患者的肾功能，LPN 逐渐成为 T1 期肾癌的主要治疗手段。LPN 可经腹腔入路或经腹膜后腔入路，手术入路的选择主要基于肿瘤的位置和术者的经验。大多数西方术者习惯于经腹腔入路行 LPN，以得到宽阔的操作空间和清晰的解剖标志。因亚洲患者腹膜后脂肪较少，并且术者对腹膜后解剖层次较熟悉，国内术者更习惯于经腹膜后入路行 LPN，该入路可减少腹部干扰，并可直达肾门层次。有荟萃分析发现，经腹膜后入路比经腹腔入路手术时间更短，住院时间更短，因此现今经腹膜后入路 LPN 已经成为首选方式。

有研究表明每延长 1 分钟肾热缺血时间（warm ischemia time，WIT）都会对肾功能造成损伤，因此无论是经腹膜入路还是经腹膜后入路，LPN 手术的关键都是以最短的时间切除瘤体以缩短 WIT。当经腹膜后入路处理腹侧肿瘤时，如果将肿瘤表面肾周脂肪完全分离，则在切除过程中因手术空间和套管布局因素难以固定瘤体并保持牵引力，以致手术难度增大，

WIT 延长。本章将介绍一种新的手术技术，即"自然悬吊法"，通过保留腹侧外生瘤体周的肾周脂肪来形成自然牵引，以达到简化手术步骤、缩短 WIT 的目的，从而更好地保留肾功能。

## 二、手术适应证及禁忌证

### （一）手术适应证

1. 单发肾肿瘤。
2. 瘤体 ≤ 7 cm。
3. 瘤体位于肾腹侧（图 6-1）。
4. 瘤体为外生性。

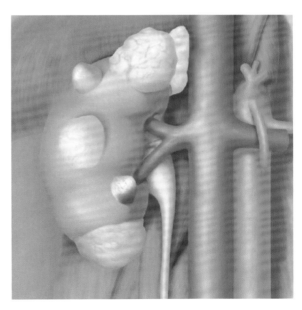

**图 6-1** 自然悬吊技术应用范围：位于肾腹侧的单个外生性肿瘤，大小不等（小于 7 cm）

### （二）手术禁忌证

1. 发生远处转移。

2. 凝血功能障碍或无法耐受麻醉及手术者为绝对禁忌证。

3. 肾多发肿瘤或有术区手术史的患者。

4. 内生性肾肿瘤。

5. 肾门区域（图 6-2）、肾前外侧区域的肿瘤（图 6-3）。

6. 合并影响手术的内科疾病者需内科及麻醉科进行术前评估。

### 三、术前检查及评估

1. 常规项目：完善血常规、尿常规、血生化、凝血功能检查及传染病筛查，术前拍胸部 X 线片及进行心电图检查。

2. 合并泌尿感染者，术前可留尿培养及做药敏试验，可根据培养结果有针对性地应用抗生素。

3. 影像学检查：常规泌尿系 B 超、CTU 或 MRU，必要时可完善三维重建，明确肾血管情况及肿瘤数量、大小、位置。

4. 术前 1 天进流食，口服缓泻剂清洁肠道，术前 6～8 小时禁食、禁水，术前麻醉诱导后留置导尿管。常规预防性应用抗生素。

5. 做好患者的心理护理及术前沟通，讲解麻醉、手术相关知识及术后康复过程。

### 四、手术准备及操作要点

1. 患者体位：IUPU 改良侧卧位。

2. 套管位置：于第 12 肋骨尖端下方 2 cm 做 2 cm 横向切口，放置第一个套管，腹膜后空间以自制气囊法扩张。于髂嵴上方 2 cm 腋中线处放置 10 mm 镜头套管，于肋弓下方 2 cm 处腋前线位置留置 5 mm 套管。此外，当需要辅助孔时，可于镜头套管旁 6～8 cm 腋前

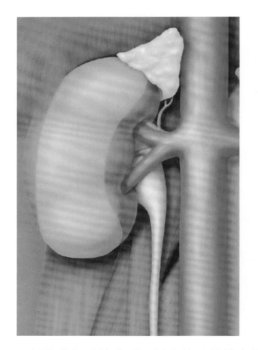

**图 6-2** 肾的黄色区域为可运用自然悬吊技术的肿瘤位置分布，肾门区域除外

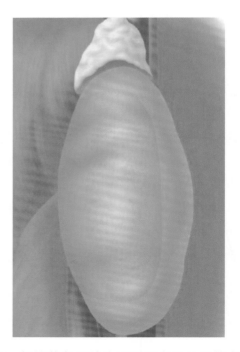

**图 6-3** 肾的黄色区域为可运用自然悬吊技术的肿瘤位置分布，肾前外侧区域除外

线处留置 12 mm 套管。

3. 去除腹膜后脂肪，切开 Gerota 筋膜，在不切除肿瘤顶部的肾周脂肪的情况下，沿着肾表面仔细分离肾周脂肪（图 6-4）。

4. 阻断肾动脉后，使用腹腔镜剪刀沿距肿瘤边缘 5 mm 处行肿瘤切除。在切除过程中，肿瘤表面保留的肾周脂肪可对肿瘤施加牵引力（图 6-5）。

5. 完成瘤体切除后，使用预先末尾夹 Hem-o-lok 夹的倒刺线行第一层缝合，闭合血管和集合系统，最后一针完成后，在缝线近针端夹 Hem-o-lok 夹，拉紧缝线（图 6-6）。

6. 完成第一层缝合后，同法缝合第二层，关闭创面（图 6-7）。松阻断钳，检查肿瘤床有无出血。最后分离肿瘤与表面肾周脂肪，使用标本袋取出。

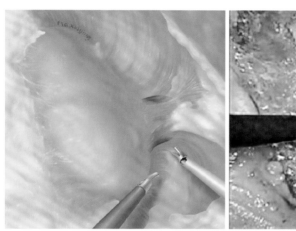
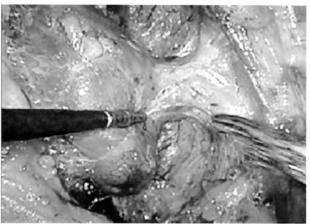

图 6-4　沿肾表面仔细游离，保留肿瘤表面脂肪

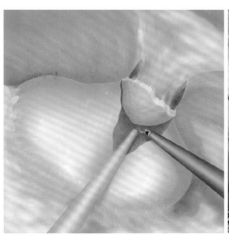
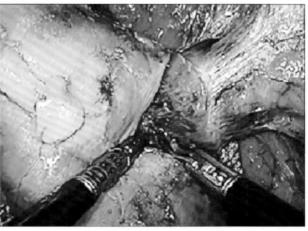

图 6-5　切除过程中，肾周脂肪可牵引肿瘤

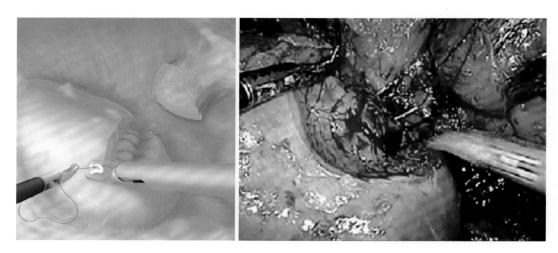

**图 6-6** 第一层缝合，采用倒刺线关闭血管及集合系统

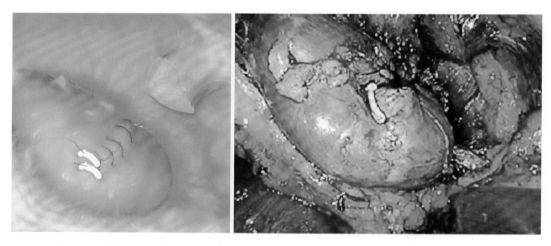

**图 6-7** 第二层缝合，采用倒刺线闭合创面，松阻断钳，检查创面是否出血

## 五、术后处理及注意事项

1. 术后 6 小时可饮水，术后第 1 天即可进流食。

2. 术后第 1 天嘱患者床上制动，如引流管无特殊，术后第 2 天可下地活动。

3. 患者下地后可拔除导尿管。

4. 引流液持续稳定减少时拔除引流管，一般术后 2 ~ 3 天可拔除。

## 六、术后并发症及处理策略

1. 术后出血

术后出血常发生于术后早期，主要与创面缝合止血效果不佳或套管孔道出血有关，所以术中尽量保证缝合牢靠，仔细缝合创面动静脉断端，并于松肾动脉阻断后仔细、充分观察止血情况。一旦患者引流液提示术后出血或出现大量血尿，需积极监测患者生命体征，及时复查血红蛋白，预约红细胞以应对贫血。对于出血情况较轻的患者可给予保守对症治疗，而对出血较重的患者可选择肾动脉造影寻找出血分支进行栓塞，必要时行二次手术止血。

2. 术后漏尿

术后漏尿可见于体积较大、位置较深的肾肿瘤切除术后，与术中集合系统缝合效果不佳相关，可表现为引流管流出的非血性液体增加，可通过化验引流液肌酐来鉴别。术后漏尿一般可行保守治疗，需延长带引流管时间，必要时可放置 D-J 管进行引流，同时警惕感染的发生。

## 七、技术特色及评价

腹侧肾肿瘤是经腹膜后入路 LPN 的难点，当肾周脂肪完全游离时，在切除过程中很难固定肿瘤并保持牵引力。IUPU 采用"自然悬吊"的方式来简化腹侧肾肿瘤的切除操作，以缩短 WIT，保护肾功能。Chien 等在 2005 年描述了在 LPN 中使用悬吊牵引的概念，以使肿瘤处于稳定的最佳视野。但其描述的悬吊牵引线系统较复杂，需要额外的操作来完成。我们的"自然悬吊"技术简单直接，既不需要辅助设备也不需要极高的手术技巧，更加简便易行。通过"自然悬吊"，术者可以在不增加第四个套管的情况下将肿瘤稳定在适当位置并在肿瘤切除过程中保持牵引力，提高了肿瘤切除的效率。在提升手术速度的同时，"自然悬吊"也提升了肿瘤切除的准确性和稳定性，进一步降低切入肿瘤包膜的风险，以达到更好的肿瘤控制效果。

本技术适用于大部分单发、瘤体<7 cm 的外生性腹侧肾肿瘤，但不推荐应用于位于肾门及肾前外侧的肿瘤，因保留其表面的肾周脂肪会导致操作空间暴露不良及肾无法充分旋转。

（杜毅聪　李学松）

## 扩展阅读

[1] LJUNGBERG B, BENSALAH K, CANFIELD S, et al. EAU guidelines on renal cell carcinoma: 2014 update[J]. European Urology, 2015, 67( 5): 913-924.

[2] GILL I S, DELWORTH M G, MUNCH L C. Laparoscopic retroperitoneal partial nephrectomy[J]. Journal of Urology, 1994, 152(5): 1539-1542.

[3] XU B, ZHANG Q, JIN J, et al. Retroperitoneal laparoscopic partial nephrectomy for moderately complex renal hilar tumors[J]. Urologia Internationalis, 2014, 92(4): 400-406.

[4] SONG S, ZHANG H, MA L, et al. The application of "renal pedicle rotation" method in retroperitoneal laparoscopic partial nephrectomy for renal ventral tumors[J]. Journal of Endourology, 2015, 29(9): 1038-1043.

[5] FAN X, XU K, LIN T, et al. Comparison of transperitoneal and retroperitoneal laparoscopic nephrectomy for renal cell carcinoma: a systematic review and meta-analysis[J]. British Journal of Urology International, 2013, 111(4): 611-621.

[6] ALENEZI A, NOVARA G, MOTTRIE A, et al. Zero ischaemia partial nephrectomy: a call for standardized nomenclature and functional outcomes[J]. Nature Reviews Urology, 2016, 13(11): 674-683.

[7] LANE B R, BABINEAU D C, POGGIO E D, et al. Factors predicting renal functional outcome after partial nephrectomy[J]. Journal of Urology, 2008, 180(6): 2363-2369.

[8] ZHONG W, DU Y, ZHANG L, et al. The application of internal suspension technique in retroperitoneal laparoscopic partial nephrectomy for renal ventral tumors[J]. Biomed Res Int, 2017, 2017: 1849649.

[9] ZHANG C, LI X, YU W, et al. Ring suture technique in retroperitoneal laparoscopic partial nephrectomy for hilar cancer: a new renorrhaphy technique[J]. Journal of Endourology, 2016, 30(4): 390-394.

[10] CHIEN G W, ORVIETO M A, CHUANG M S, et al. Use of suspension traction system for renal positioning during laparoscopic partial nephrectomy[J]. Journal of Endourology, 2005, 19(3): 406-409.

# 第七章

# 腹腔镜环形缝合法肾部分切除术

## 一、概述

外科手术是临床局限性肾癌最有效的治疗手段，手术方式包括根治性肾切除术（radical nephrectomy，RN）和肾部分切除术（partial nephrectomy，PN）。PN 具有与 RN 相当的肿瘤学预后，但可以显著降低术后慢性肾疾病的发病风险。腹腔镜肾部分切除术（laparoscopic partial nephrectomy，LPN）作为微创手术已得到普及。随访研究表明，与开腹肾部分切除术相比，LPN 有相似的肿瘤学疗效，而且具有手术创伤小、术中失血量少、术后恢复快、住院时间短等优势，现已成为 PN 的主要术式。

对于肾门部肿瘤，特别是位于后方的肿瘤，LPN 的难度较大。术者不仅要做到精准切除，更要保证确切重建。当肿瘤切除后，肾门缺损范围较大，留给重建的组织有限，而且靠近肾血管的主要分支。此时，如果采用传统的缝合方法，可能会因为张力过大而对肾门部实质造成切割伤，或造成动静脉瘘或血液进入集合系统，导致术中、术后的出血、血尿、尿瘘等。

腹腔镜环形缝合法肾部分切除术作为一种新的肾实质重建技术，具有实现创缘的无张力缝合、降低功能性肾单位丢失的风险、减少术后并发症等优点，主要应用于肾门部肿瘤的处理，尤其是中高度复杂的肿瘤，可以在降低手术难度的同时，降低并发症风险。

## 二、手术适应证及禁忌证

### （一）手术适应证

1. 术前泌尿系增强 CT 或 MRI 检查确诊为肾肿瘤（T1 期及部分 T2、T3 期）。

2. 位于肾门且 RENAL 评分高于 7 分的复杂性肾肿瘤。

#### PN 绝对适应证

发生于解剖性或功能性孤立肾的肾肿瘤，对侧肾功能不全或无功能者，家族性肾肿瘤，双肾肿瘤等。

#### PN 相对适应证

肾肿瘤对侧肾存在某些良性疾病，如肾结石、慢性肾盂肾炎或其他可能导致肾功能恶化的疾病（如高血压、糖尿病、肾动脉狭窄等）患者。

### （二）手术禁忌证

1. 凝血功能障碍或无法耐受麻醉及手术者为绝对禁忌证。

2. 术前泌尿系增强 CT 或 MRI 提示肾肿瘤伴肾静脉血栓。

3. 术前胸部 X 线片、骨扫描、头部 MRI 提示肾肿瘤的局部或远处转移。

4. 合并影响手术的内科疾病者，如严重的心脑血管疾病、肺部疾病和出血性、凝血性疾病患者等，需内科及麻醉科进行术前评估。

## 三、术前检查及评估

1. 常规项目：完善血常规、尿常规、血生化、凝血功能检查及传染病筛查，术前拍胸部X线片及进行心电图检查。

2. 影像学检查：常规泌尿系B超、泌尿系增强CT或MRI，明确肿瘤部位、大小及重要解剖关系，对于肾门部肾肿瘤，可完善术前三维重建。

3. 细胞学检查：对于邻近或侵犯集合系统的中央型肾肿瘤，行尿脱落细胞学检查。

4. 术前1天10点后禁食、禁水，术前麻醉诱导后留置导尿管。

5. 做好患者的心理护理及术前沟通，讲解麻醉、手术相关知识及术后康复过程。

## 四、手术准备及操作要点

经腹膜后腹腔镜方式和经腹腔腹腔镜方式均可采用本法进行缝合。

1. 术前准备：术前留置患侧肾的输尿管导管。

2. 患者体位与套管位置同前（图7-1）。

3. 手术步骤：清除腹膜外脂肪后，切开Gerota筋膜。然后，在脂肪囊内充分游离肾，显露肿瘤轮廓，必要时清除部分肾窦脂肪；分离显露肾动静脉，动脉阻断前给予20%甘露醇120 ml快速静脉滴注。然后沿肿瘤边缘切开肾实质，锐性分离肿瘤，分离至入肾窦后，沿肿瘤包膜以钝性分离为主，结扎进入肿瘤的血管，完整切除肿瘤。使用可吸收缝线紧贴肿瘤切除后的瘤床连续缝合肾实质切缘，此层不缝合瘤床而使其敞开，缝合完毕后使缝合切缘呈环形（图7-2）。经输尿管导管逆行注射亚甲蓝溶液，修补破损的集合系统。解除肾动脉阻断，如果需要则对破损动脉进行修补。对于部分肾门部肿瘤，由于肿瘤切除后肾蒂一侧无残留实质，故采用与此技术相类似的"U形"缝合，即只缝合有肾实质边缘的部分。

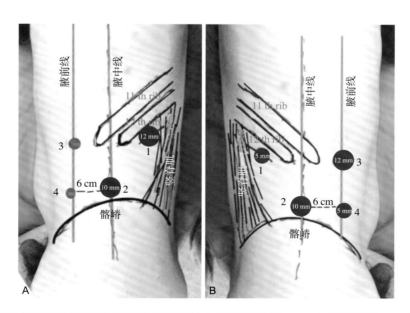

图 7-1　经腹膜后腹腔镜肾部分切除术患者体位及套管位置。A.左侧肾肿瘤；B.右侧肾肿瘤

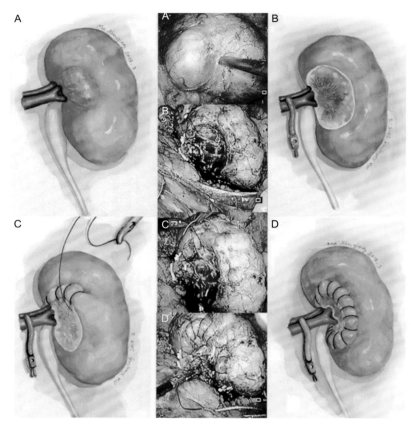

**图 7-2　环形缝合法**

## 五、术后处理及注意事项

1. 术后 48～72 小时内预防性应用抗生素。

2. 术后 6 小时可饮水，术后第 1 天即可进流食。

3. 术后第 1 天可下地轻微活动，肾门部肿瘤术后建议卧床休息 3 天，以减少出血风险。

4. 一般术后第 1 天可拔除导尿管（少数术后血尿的患者除外）。

5. 引流液持续稳定减少时拔除腹腔引流管，一般术后 2～3 天可拔除。

6. 术后伤口一般 7～10 天可拆线，具体视伤口愈合情况而定。

7. 术后首次复查一般为术后 3 个月，项目包括胸腹部 CT、血常规、肾功能等，此后依据肿瘤病理定期复查。

## 六、术后并发症及处理策略

1. 术后出血

术后出血常发生于术后早期，主要表现是血尿，通常与术中集合系统和开放的肾段动脉未完全关闭有关。因此，LPN，尤其是肾门部肿瘤部分切除术，强调完全阻断肾动脉，或同时阻断肾动脉和肾静脉，必要时改为开放手术或者行根治性肾切除。术后出血早期可以采取严密监测措施，对症处理。必要时行肾血管造影确定活动性出血点，行肾段动脉血管栓塞止血。严重的顽固性出血需要二次手术探查止血。

## 2.术后漏尿

LPN 后出现持续引流出尿液，引流液肌酐水平与尿肌酐水平一致，提示漏尿，主要与术中集合系统缝合不完全，或者尿路梗阻导致尿液引流不畅有关。大多数漏尿可通过保守治疗自愈。当存在明显的肾积水或持续性漏尿时，需放置输尿管 D-J 管。少数需二次手术处理。

## 3.肾功能不全

功能性或解剖性孤立肾患者 LPN 后容易出现不同程度的肾功能不全，多比较轻微，可自愈。严重的肾功能不全需行临时或长期血液透析。

## 七、技术特色及评价

IUPU 采用的腹腔镜环形缝合法肾部分切除术在不增加肾实质缝合宽度的同时，只缝扎瘤床上的出血点，降低了功能性肾单位丢失的风险。该技术不追求将创面完全对合，从而实现了创缘的无张力缝合，降低了缝合难度。而且在肾实质切缘缝合完毕后，瘤床仍能充分显露，通过逆行向肾盂注射亚甲蓝溶液以及分步解除动静脉阻断，可以发现集合系统和血管的破损，从而可以从容修补，增加了术中情况的可控性，降低了术后并发症发生率。此外，无张力的缝合可以减轻组织对肾门部动静脉的压迫，可能会降低术后肾源性高血压及术后患侧肾功能损伤的发生率。但对于较小和较浅的肾门部肿瘤，传统缝合技术由于难度低，仍然是理想的缝合方式。

（郭璇骏　张崔建　何志嵩）

## 扩展阅读

[1] 张崔建,曹剑哲,李学松,等.切缘环形缝合技术在肾部分切除术中的应用效果[J].中华外科杂志,2015,53(11): 852-855.

[2] 程姜链,李耀辉,刘立,等.环形缝合重建在肾门肿瘤保留肾单位手术的应用(附43例报告)[J].临床泌尿外科杂志,2022,37(9): 685-687.

[3] 葛京平,孙颖浩,高建平,等.肾癌后腹腔镜下肾部分切除术与开放性肾部分切除术的比较研究[J].临床肿瘤学杂志,2011,16(7): 593-596.

[4] ZHANG C, LI X, YU W, et al. Ring suture technique in retroperitoneal laparoscopic partial nephrectomy for hilar cancer: a new renorrhaphy technique[J]. J Endourol, 2016, 30(4): 390-394.

# 联合经后腹腔及经腹入路肾癌根治联合下腔静脉瘤栓切除术

4%～10%的肾癌患者可能伴有静脉系统侵犯，其中近一半患者瘤栓突入下腔静脉，形成下腔静脉瘤栓。此类患者接受根治性肾切除术及下腔静脉瘤栓取出术后可获得较好的远期预后。对此类患者既往多采用开放手术。随着手术技术和手术器械的进步，近年来腹腔镜被逐步应用于肾癌伴下腔静脉瘤栓患者的治疗，并在缩短手术时间、减少术中出血等方面展现出一定优势。2002年，Sundaram等报道了首例腹腔镜技术在下腔静脉瘤栓取出中的应用，成功完成1例手辅助经腹腹腔镜下腔静脉瘤栓取出术。随后，国内外学者相继报道了多例腹腔镜根治性肾切除联合开放下腔静脉瘤栓取出的杂交手术病例。国外学者较多采用经腹腹腔镜手术，而国内学者则在经后腹腔腹腔镜手术操作上经验更为丰富。IUPU总结了12例经后腹腔腹腔镜根治性肾切除联合开放下腔静脉瘤栓取出术的病例资料。通过统计分析发现，与传统开放手术相比，联合手术组在手术时间、术中出血量及术后住院天数等方面均具有显著优势，并且术后并发症发生率无显著差异。然而，上述手术方式严格意义上仍属于开放术式。2006年，Romero等报道了首例完全腹腔镜下肾肿瘤根治性切除联合下腔静脉瘤栓取出术。在此基础上，IUPU创新性地将经后腹腔及经腹入路联合起来，成功开展联合经后腹腔及经腹入路完全腹腔镜下肾癌根治联合下腔静脉瘤栓切除术，这一新术式

有效结合了两种不同入路的优势，已成功完成多例完全腹腔镜下根治性肾切除及下腔静脉瘤栓取出术。在此，我们将对此新术式进行介绍。

## 一、手术步骤

### （一）体位摆放

全麻后将患者置于健侧卧位，与传统经后腹腔入路腹腔镜手术相同。

### （二）建立 Trocar

采用 IUPU 法建立腹膜后腔。参照后腹腔入路腹腔镜建立 Trocar 通道，分别放置于腋后线12肋缘下、腋中线髂嵴上及腋前线肋缘下。当完成经后腹腔操作后转为经腹手术，重新放置经腹腔 Trocar 通道[脐上3 cm右侧腹直肌旁、脐水平右侧腹直肌旁及麦氏点（以右侧为例）]，上述腋中线及腋前线 Trocar 通道仍可继续使用（图8-1）。

### （三）联合经后腹腔及经腹入路肾癌根治联合下腔静脉瘤栓切除术"四步法"

为了便于读者们记忆、学习这项手术技术，笔者将联合经后腹腔及经腹入路肾癌根治联合下腔静脉瘤栓切除术总结归纳为四个关键步骤。具体的"四步法"详见表8-1。

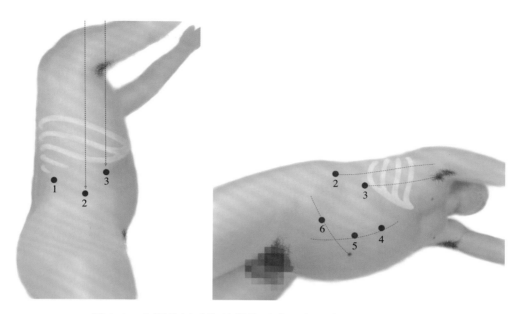

图 8-1　左图为经后腹腔操作通道，右图为经腹操作通道

表 8-1　联合经后腹腔及经腹入路肾癌根治联合下腔静脉瘤栓切除术"四步法"

|  | 步骤 | 器械 |
| --- | --- | --- |
| 1 | 断动脉，分侧支 | 分离钳、超声刀、吸引器、Hem-o-lok 夹 |
| 2 | 游离肾，开腹膜 | 分离钳、超声刀、吸引器 |
| 3 | 分下腔，阻静脉 | 分离钳、超声刀、吸引器、哈巴狗钳、血管阻断带 |
| 4 | 取瘤栓，缝血管 | 分离钳、超声刀、吸引器，持针器、血管缝合线、一次性取物器 |

**第一步：断动脉，分侧支**

按照后腹腔镜下解剖性肾切除术方法，沿肾周筋膜与侧椎筋膜及肾前融合筋膜间的无血管潜在间隙游离肾周间隙。沿肾后方无血管间隙游离显露肾动脉，以 Hem-o-lok 夹钳夹后切断肾动脉。游离下腔静脉后方，充分游离并结扎腰静脉及侧支循环血管。腰静脉的充分处理对于减少后续瘤栓取出过程中的出血量至关重要（图 8-2）。

**第二步：游离肾，开腹膜**

依次游离肾背侧、上极、腹侧及下极，游离过程中尽量减少对肾及静脉的触碰，避免

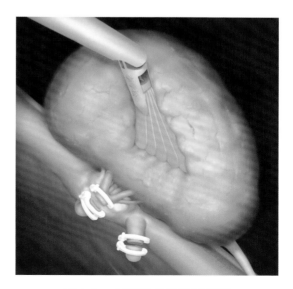

图 8-2　离断肾动脉及腰静脉

造成静脉瘤栓脱落。于肾下极处游离输尿管上段，钳夹后切断。进一步游离肾，将肾充分游离后仅保留肾静脉与下腔静脉相连。随后切开后腹膜，进入腹腔（图 8-3）。

第三步：分下腔，阻静脉

继而转为经腹腔操作，将十二指肠及结肠向内侧牵拉，显露下腔静脉前方。根据术前影像学资料，术中以腹腔镜夹钳轻触下腔静脉，协助判定瘤栓上极水平。推荐有条件的单位常规应用术中超声协助判断。充分环周游离瘤栓上下极之间的下腔静脉，游离对侧肾静脉近端。以三个哈巴狗钳依次阻断瘤栓下极下腔静脉、对侧肾静脉以及瘤栓上极下腔静脉，充分确保上述血管阻断完全（图 8-4）。

第四步：取瘤栓，缝血管

于下腔静脉前方，自肾静脉入口水平起纵向剪开下腔静脉，将瘤栓完整取出，切开下腔静脉时尽量紧贴瘤栓边缘，避免静脉壁切除范围过大，导致缝合后静脉管腔狭窄。若瘤栓与下腔静脉壁形成粘连，可切除部分下腔静脉壁以保证瘤栓完整取出。立即将肾连同肿瘤及瘤栓放入预先准备好的标本袋中。以 4-0 血管缝合线双层连续缝合下腔静脉，在彻底关闭下腔静脉切口前，向封闭的静脉管腔内注射稀释的肝素生理盐水，充分排出管腔内气体，避免造成开放静脉后气体栓塞。确保缝合严密后松开血管阻断带，并再次确认有无渗血。于下腹部做小切口，完整取出标本。留置引流管并关闭各切口（图 8-5）。

## 二、术后处理

1. 患者返回病房后，常规心电监护 24 h。

2. 观察患者的引流液颜色及引流量，以了解是否有术后出血。

3. 如果术后无特殊情况，可于术后第 1 天下地活动，恢复饮食。不需要长期进行卧床制动。由于术中涉及静脉操作，为避免术后静脉血栓形成，在确保无活动性出血的前提下，可酌情尽早给予抗凝治疗。如果引流量少于每天 100 ml，则可拔除引流管。

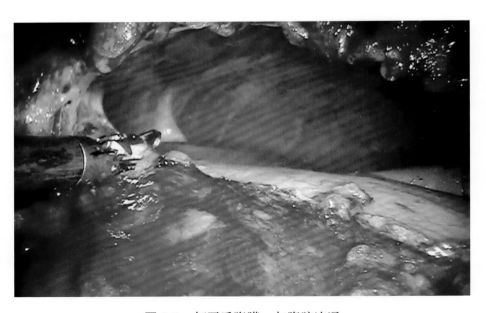

图 8-3　打开后腹膜，与腹腔连通

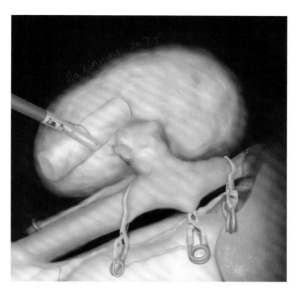

**图 8-4** 阻断瘤栓上、下极下腔静脉及对侧肾静脉

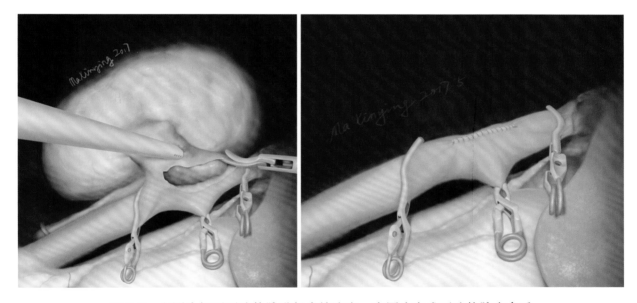

**图 8-5** 左图为切开下腔静脉进行瘤栓取出，右图为完成下腔静脉吻合后

## 三、术后并发症及处理策略

1. 术后出血

术后出血一般发生在术后早期，如手术当日或术后 1~2 天。发生出血的患者，可以出现心率增快、血压下降等生命体征改变，术后血红蛋白呈进行性下降。引流管可以引流出大量血性渗液。需要注意的是，判断是否合并术后出血，不可完全依赖引流量，因为引流管可能会被血块堵塞。应结合患者的各方面情况综合判断。

对于出血不严重者，可以通过保守措施进行治疗。对于出血严重者，如已经出现生命体征不稳，或经保守治疗无效者，需行手术止血。

2. 术后血栓形成

由于术中涉及静脉操作，对于部分瘤栓与静脉壁粘连的患者，在切除瘤栓过程中还可能导致静脉内膜损伤。为避免术后静脉血栓形成，在确保无活动性出血的前提下，可酌情尽早给予抗凝治疗。IUPU 常选择低分子量肝素皮下注射预防血栓，必要时可过渡为口服抗凝药物。

# 问与答

1. 联合后腹腔及经腹入路肾癌根治联合下腔静脉瘤栓切除术的优势是什么？

本术式首先采取经后腹腔入路处理肾。国内学者对于后腹腔镜下肾癌根治性切除的解剖结构更为熟悉，并且这种方式可避免对于腹腔脏器的干扰。经后腹腔入路更加容易显露肾动脉，早期进行结扎和离断。根据既往手术经验，早期结扎肾动脉可达到与术前肾动脉栓塞类似的效果，瘤栓可在一定程度上缩小，便于后续瘤栓的取出。而经腹入路由于增粗的肾静脉干扰，通常较难显露肾动脉，并且在游离过程中会不可避免地触碰肾静脉，增大瘤栓脱落的风险。与此同时，经后腹腔入路可以更加充分地显露下腔静脉后方，方便腰静脉及侧支血管的处理，有效减少术中出血。随后转换为经腹腔途径操作，进一步充分游离下腔静脉前方及对侧肾静脉近端。经腹入路可以非常便捷地完成下腔静脉阻断、切开取栓及下腔静脉修补等后续步骤。此联合术式有效地融合了经后腹腔及经腹入路腹腔镜手术的诸多优点，降低了完全腹腔镜下手术的操作难度，提高了安全性。

2. 如何保障肾癌瘤栓切除术的安全性？

完全腹腔镜下肾癌根治性切除及下腔静脉瘤栓取出术操作难度仍较大，仅推荐拥有掌握娴熟腹腔镜操作技术的成熟手术团队的医院试行开展。强调术前多学科协作评估的重要性，充分参考泌尿外科、普通外科、心血管外科、麻醉科、影像科、介入血管外科等相关科室意见，制订全面的围术期诊疗策略。同时需对患者进行仔细筛选，早期推荐选择右肾肿瘤及下腔静脉瘤栓水平较低的患者进行手术，可有效降低操作难度。手术过程中，应尽量减少对于瘤栓的触碰，并确保下腔静脉阻断完全，避免瘤栓脱落导致肺栓塞等致命性并发症。术中需严密监测患者血氧情况，若发生瘤栓脱落导致的肺栓塞情况，需及时进行抢救处理，必要时需要考虑肺动脉取栓可能。与此同时，应随时做好中转开腹准备，以应对术中大出血等紧急情况。

（唐琦　周利群）

## 扩展阅读

[1] ROMERO F R, MUNTENER M, BAGGA H S, et al. Pure laparoscopic radical nephrectomy with level Ⅱ vena caval thrombectomy[J]. Urology, 2006, 68(5): 1112-1114.

[2] 邢念增, 王明帅, 牛亦农, 等. 腹腔镜巨大肾癌根治性切除加下腔静脉Ⅱ级瘤栓取出术一例[J]. 中华医学杂志, 2012, 92(36): 2591-2592.

[3] 周利群, 张凯, 何志嵩, 等. 后腹腔镜下IUPU法建立腹膜后腔的简单性、安全性及实用性——1114例应用经验[J]. 中华泌尿外科杂志, 2010, 31(5): 311-314.

[4] 周利群, 宋刚, 姚鲲, 等. 后腹腔镜下解剖性肾切除术405例经验总结[J]. 中华泌尿外科杂志, 2010, 31(5): 296-299.

[5] MARTINEZ-SALAMANCA J I, HUANG W C, MILLAN I, et al. Prognostic impact of the 2009 UICC/AJCC TNM staging system for renal cell carcinoma with venous extension[J]. Eur Urol, 2011, 59(1): 120-127.

[6] 唐琦, 宋毅, 李学松, 等. 肾癌伴静脉瘤栓患者的外科治疗策略及长期疗效观察[J]. 北京大学学报(医学版),

2013, 45(4): 549-553.

[7] WAGNER B, PATARD J J, MEJEAN A, et al. Prognostic value of renal vein and inferior vena cava involvement in renal cell carcinoma[J]. Eur Urol, 2009, 55(2): 452-459.

[8] HAFERKAMP A, BASTIAN P J, JAKOBI H, et al. Renal cell carcinoma with tumor thrombus extension into the vena cava: prospective long-term followup[J]. J Urol, 2007, 177(5):1703-1708.

[9] 宋毅, 何志嵩, 李宁忱, 等. 肾癌伴静脉癌栓外科治疗的疗效观察[J]. 中华外科杂志, 2006, 44(10): 678-680.

[10] 王文营, 吕文成, 张道新, 等. 后腹腔镜下根治性肾切除及静脉取栓术的效果分析[J]. 中华泌尿外科杂志, 2013, 34(9): 653-656.

[11] HOANG A N, VAPORCYIAN A A, MATIN S F. Laparoscopy-assisted radical nephrectomy with inferior vena caval thrombectomy for level II to III tumor thrombus: a single-institution experience and review of the literature[J]. J Endourol, 2010, 24(6): 1005-1012.

[12] MCDOUGALL E, CLAYMAN R V, ELASHRY O M. Laparoscopic radical nephrectomy for renal tumor: the Washington University experience[J]. J Urol, 1996, 155(4): 1180-1185.

[13] SAVAGE S J, GILL I S. Laparoscopic radical nephrectomy for renal cell carcinoma in a patient with level I renal vein tumor thrombus[J]. J Urol, 2000, 163(4): 1243-1244.

[14] SUNDARAM C P, REHMAN J, LANDMAN J, et al. Hand assisted laparoscopic radical nephrectomy for renal cell carcinoma with inferior vena caval thrombus[J]. J Urol, 2002, 168(1): 176-179.

[15] DISANTO V, PANSADORO V, PORTOGHESE F, et al. Retroperitoneal laparoscopic radical nephrectomy for renal cell carcinoma with infrahepatic vena caval thrombus[J]. Eur Urol, 2005, 47(3): 352-356.

[16] VARKARAKIS I M, BHAYANI S B, ALLAF M E, et al. Laparoscopic-assisted nephrectomy with inferior vena cava tumor thrombectomy: preliminary results[J]. Urology, 2004, 64(5): 925-929.

[17] XU B, ZHAO Q, JIN J, et al. Laparoscopic versus open surgery for renal masses with infrahepatic tumor thrombus: the largest series of retroperitoneal experience from China[J]. J Endourol, 2014, 28(2):201-207.

[18] 肖飞, 张骞, 金杰. 后腹腔镜肾根治性切除、开放腔静脉取栓术治疗巨大肾错构瘤合并下腔静脉瘤栓(附1例报告并文献复习)[J]. 临床泌尿外科杂志, 2011, 26(7): 496-498.

[19] MARTIN G L, CASTLE E P, MARTIN A D, et al. Outcomes of laparoscopic radical nephrectomy in the setting of vena caval and renal vein thrombus: seven-year experience[J]. J Endourol, 2008, 22(8): 1681-1685.

# 第九章

# 完全经腹膜外腹腔镜下肾输尿管全长切除术

## 一、概述

腹腔镜肾输尿管全长切除术是治疗上尿路尿路上皮癌的标准术式，是需要在腹腔镜肾癌根治术基础上完成的手术。传统做法是侧卧位腹膜后腹腔镜切肾，更换平卧位后开腹切除输尿管全长，这种方式在翻身及消毒上会花费较多时间。笔者经过思考，结合各位师长的经验，改良了腹膜后肾输尿管全长切除术的手术方法，经过百余例的手术实践，总结了一些经验。

## 二、手术准备

### （一）患者体位

此种术式需 30° 镜，刚开始不熟练时对扶镜者要求稍高。患者体位与常规上尿路手术相同。

### （二）套管位置

穿刺建腔同前文所述，只是腋中线髂嵴穿刺点要向腹侧移动 2 cm（图 9-1）。在操作中尝试发现切肾时并未有器械互相干扰的情况出现。

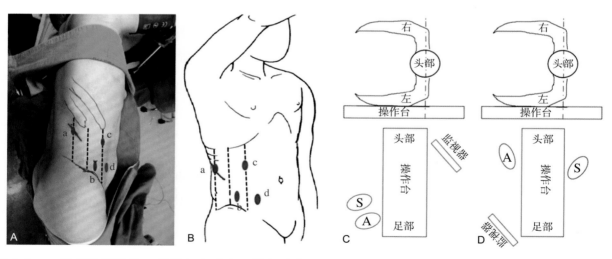

图 9-1　A.患者取侧卧位，背部与床垂直，臀部贴床后沿，头部贴床前沿，使身体与床呈一定角度以便于术者操作，手臂前伸予以固定。B.于第 12 肋缘下腋后线做 2 cm 切口（a 点），气囊扩张法建立腹膜后间隙，腋中线髂嵴上方 2 cm 水平向腹侧移动 2 cm（b 点）置入 10 mm Trocar，切肾时作为观察镜通道，切下段输尿管时作为操作通道。取 a 点与腋中线的对称点（c 点）置入 10 mm Trocar，切肾时作为操作通道，切下段输尿管时作为观察镜通道。C.以右侧病变为例，术者（S）及扶镜助手（A）站在患者背侧操作，使用 a、b、c 三个操作通道，监视器放在术者对侧，切除肾。D.游离输尿管时，取（反）麦氏点附近 b 点关于 c 点的轴对称点（d 点）为操作通道，术者（S）站在患者手臂下方，向下操作。监视器换位于患者臀部下方，位于患者对侧。此时使用 b、c、d 三个操作通道

## 三、手术步骤及操作要点

1.建立腹膜外腔，清理腹膜外脂肪，打开肾周筋膜后首先要做的第一步是游离肾脂肪囊，并于腰背侧寻找输尿管予以夹闭，避免尿液将肿瘤细胞冲入膀胱造成种植。

2.游离肾腹侧后游离肾背侧，切断肾动脉。

3.游离肾下极，尽量将输尿管向下游离后抬起肾下极并切断肾静脉。

4.游离肾上极，保留肾上腺。

5.通过背侧操作通道器械向腹侧推开腹膜，在麦氏点或反麦氏点附近置入第四枚 Trocar。此 Trocar 与腋中线髂嵴、腋前线第 12 肋缘下两点呈等腰三角形（图 9-2）。

6.术者位于患者腹侧，首先向下、向腹侧扩大腹膜后间隙，尽量向腹侧推开腹膜。之后向下游离输尿管，保留输尿管表面脂肪，女性需注意子宫动脉。游离至膀胱附近时使用超声刀慢档切开膀胱壁，尤其在靠近膀胱侧韧带位置时，注意避免出血。尽量向远端游离输尿管，充分显露输尿管膨大处，暴露相关解剖

结构（图 9-3）。袖状切除可有三种方式：第一种使用可吸收生物夹连续夹闭膀胱壁，近端使用 Hem-o-lok 夹钳夹；第二种使用腔内胃肠直线切割吻合器直接行袖状切除（图 9-4）；第三种使用哈巴狗钳夹输尿管膨大处，切断后使用自固定缝线缝合膀胱。笔者常采用第二种方式，因为腹腔镜用胃肠直线切割吻合器头端可弯，方便快捷，并且第 3 版《辛曼泌尿外科手术图解》中经腹肾输尿管全长切除术也推荐这种袖状切除方式，在随访中未发现膀胱内结石形成，国外文献报道也是如此。肿瘤控制亦能达到同样的效果。

术者常放置一根髂窝引流管，引流量小于每天 50 ml 时可拔除引流管。术后留置 7 天导尿管。

## 问与答

1.手术过程中误伤腹膜后腹腔内空间进气，操作空间不好，应该如何处理？

腹膜破损对腹膜后手术影响较大，尤其是处理中下段输尿管时。尽量在破口处吸气封闭

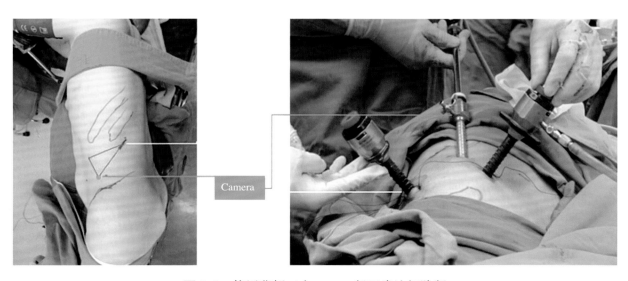

**图 9-2**　使用背侧三个 Trocar 行四步法切除肾

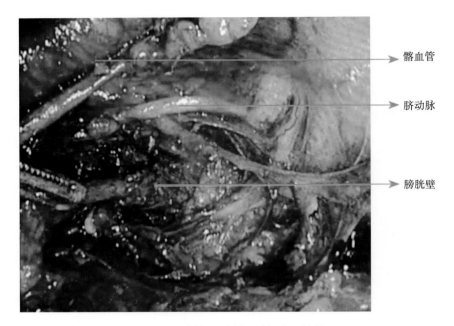

髂血管

脐动脉

膀胱壁

**图 9-3　袖状切除输尿管周围结构**

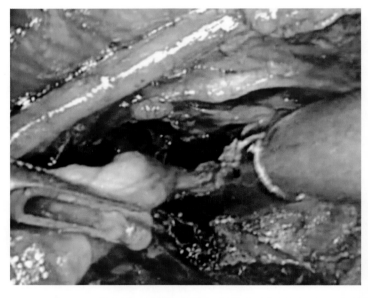

**图 9-4　使用腔内胃肠直线切割吻合器袖状切除下段输尿管**

腹膜，如封闭效果不好，建议通过背侧操作通道置入大拉钩将腹膜挡开，或直接切开腹膜经腹手术，不换体位。

2. 这种术式能否做下段输尿管肿瘤切除？

笔者观察发现只要肿瘤不进入膀胱壁段都可用此种术式完成手术。避免钳夹肿瘤，防止夹破肿瘤或挤入膀胱。操作要轻柔，肾盂或输尿管破损引起的后果往往是灾难性的。在腹腔镜技术不成熟时或上尿路积水较重、张力很高时可能会出现此种情况。如果不幸出现这种情况，术中可使用蒸馏水反复冲洗创面，术后建议辅助化疗及局部区域放疗。

3. 这种手术方法如何避免播散种植或复发?

（1）避免进入尿路系统。

（2）避免器械直接钳夹肿瘤。

（3）肾、输尿管全长需要整块切除，保持尿路封闭。

（4）进展的上尿路肿瘤（T3/4；N+/M+）不建议行腹腔镜切除。

（5）术后可给予即刻膀胱内灌注化疗药一次。

## 手术经验

1. 刚开始熟悉此种术式时需要了解腹膜后的解剖标志，比如髂外血管、膀胱上动脉、子宫动脉、输精管等在侧卧位时的位置。

2. 尽量使用无创输尿管抓钳钳夹输尿管，可避免损伤输尿管，手术过程中避免钳夹肿瘤。可在游离肾前使用 Hem-o-lok 夹夹闭输尿管，避免尿液冲洗肿瘤细胞入膀胱。做输尿管肿瘤手术时建议术中肿瘤两侧输尿管使用 Hem-o-lok 夹夹闭。

3. 保证尿路完整性，操作轻柔，避免破损尿路使尿液溢出。

4. 患者腿侧可不放置托盘，移动监视器时较为方便。

5. 向下操作时可先钝性游离扩张髂窝空间，切除输尿管时方便显露和操作。

6. 靠近膀胱时肌肉组织血管丰富，尤其是女性，尽量使用超声刀慢档切割。

7. 如用腔内胃肠直线切割吻合器，第四个操作通道使用 12 mm 以上 Trocar。

8. 熟练应用 30° 镜，调整角度显露视野，同时避免和器械互相干扰。

9. 避免损伤腹膜，如腹腔进气，尽量找到腹膜破口，暂时关闭气腹并吸尽腹腔气体后夹闭。如无法找到腹膜破口，于同侧第 12 肋缘下腋中线置入 5 mm Trocar 放气或背侧操作通道置入拉钩挡开腹膜。

（王　冰　姚　林　张　骞）

# 第十章

# 完全经腹腹腔镜肾输尿管全长切除术

上尿路尿路上皮癌是一种发病率相对较低的泌尿系肿瘤，占尿路上皮癌的 5%~10%。其常见的发病危险因素包括吸烟、使用镇痛药物、服用马兜铃酸相关中草药等。其发病率在中西方存在一定差异，目前中国人群中女性发病率相对较高，但是男性预后相对较差。上尿路尿路上皮癌可发生在肾盂和输尿管，容易发生局部复发和膀胱复发。肾输尿管全长联合膀胱袖状切除术被认为是上尿路尿路上皮癌手术治疗的金标准。传统的肾输尿管全长联合膀胱袖状切除术以开放手术为主。Clayman 等于1991 年首次报道腹腔镜肾输尿管全长切除术，此后腹腔镜肾输尿管全长切除术越来越多地被应用于上尿路尿路上皮癌的治疗。与传统开放手术相比，腹腔镜肾输尿管全长切除术对于肿瘤控制的疗效相似，但具有创伤小、恢复快、伤口美观的优势。

传统的腹腔镜肾输尿管全长切除术多分两步进行，先经腹膜后切除肾，再翻转患者体位，并经下腹部切口行输尿管末端袖状切除。近年来，IUPU 在国内率先提出完全经腹腹腔镜肾输尿管全长切除术，可以避免术中体位翻转、重复消毒，保证手术的微创性，同时缩短了手术时间。在完全经腹腹腔镜肾输尿管全长切除术中，我们通过增加 Trocar 及改变 Trocar 位置，实现无须体位转变的完全腹腔镜下的肾输尿管全长切除，使用腹腔镜用切割缝合器对肾蒂及输尿管末端进行处理可以进一步提高手术安全

性，缩短手术时间。此外，IUPU 近年来还创新性地应用一种定制的大夹力哈巴狗钳对输尿管末端进行处理。本章将介绍 IUPU 常规的完全经腹腹腔镜肾输尿管全长切除术，并对关键技术进行总结。

## 一、手术步骤

### （一）体位摆放

常规采用健侧半斜卧位（45°~60°）。通过重力作用，使肠管自然下垂，便于手术操作。

### （二）放置 Trocar

若病变在左侧，则于左侧肋缘下 0.5 cm 锁骨中线上做小切口，Veress 法置入气腹针，建立气腹，气腹压维持在 14 mmHg。于脐上 3 cm 左侧腹直肌外缘置入 12 mm Trocar，引入腹腔镜。将 2 个 12 mm 的术者操作 Trocar 于监视下分别放置在脐下 3 cm 左侧腹直肌外缘及脐和左侧髂前上棘连线中外 1/3 点处。将 1 个 5 mm 的助手操作 Trocar 放置于气腹针处。若病变在右侧，则 Trocar 位置对称放置。

### （三）完全经腹腹腔镜肾输尿管全长切除术"四步法"

为了便于读者们记忆、学习这项手术技术，笔者将完全经腹腹腔镜肾输尿管全长切除术总结归纳为四个关键步骤，即"四步法"，详

见表 10-1。

**第一步：游结肠，显静脉**

该手术首先需要处理肾。对于左侧病变，首先需要游离左半结肠，上达结肠脾曲（右侧则充分游离右半结肠，上达结肠肝曲），充分游离，尽量使结肠可以自然下垂。

游离结肠时，先从结肠外侧缘 2 cm 处切开侧腹膜，可见一层薄薄的腹膜外脂肪，将其切开，显露结肠融合筋膜，该层筋膜的特点是可以看到一条条较为纤细的梳齿样直血管，如果把该层筋膜保留在肾一侧，则可以更好地实现肾根治性切除（图 10-1 ）。

然后将患者手术床进行调整，使患者呈 60°~70° 半斜卧位，从而利用重力作用减少肠管对手术区域的干扰。以性腺血管为解剖标志，向上游离显露下腔静脉（右侧）和肾静脉（左侧）。其中，右侧性腺血管可以保留，而左侧性腺血管需要切断。使用 Hem-o-lok 夹处理性腺血管时，应在距离左肾静脉至少 1 cm 处夹闭，避免 Hem-o-lok 夹干扰后续肾静脉的处理。

**第二步：抬下极，见动脉**

找到肾静脉后，继续游离肾下极，从性腺血管后方直接向腰大肌和腰方肌分离，直达肌

**表 10-1　完全经腹腹腔镜肾输尿管全长切除术"四步法"**

| | 步骤 | 器械 |
| --- | --- | --- |
| 1 | 游结肠，显静脉 | 分离钳、超声刀、吸引器、自制或者商品化纱布卷 |
| 2 | 抬下极，见动脉 | 分离钳、超声刀、吸引器、自制或者商品化纱布卷 |
| 3 | 断血管，保上腺 | 分离钳、超声刀、腹腔镜用切割缝合器、吸引器、Hem-o-lok 夹 |
| 4 | 游尿管，袖状切 | 分离钳、超声刀、腹腔镜用切割缝合器、吸引器、Hem-o-lok 夹、定制的大夹力哈巴狗钳、倒刺线或可吸收线、一次性取物器 |

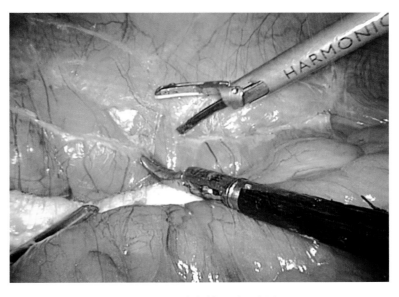

**图 10-1　游离结肠（左侧）**

肉表面。助手使用无创腔镜钳夹住纱布卷将肾下极及输尿管向上方挑起，此时可以清晰见到帐篷样结构，帐篷的顶点即为肾下极和输尿管，然后沿着性腺血管水平继续向上、向下扩大帐篷的结构。正常情况下，肾动脉位于肾静脉后方，肾下极充分游离后可在该区域找到肾动脉（图 10-2）。

第三步：断血管，保上腺

之后对肾动脉和肾静脉进行处理。我们先处理肾动脉，可以使用 Hem-o-lok 夹或腹腔镜用切割缝合器处理肾动脉。之后再处理肾静脉，先游离肾静脉上缘，以免插入切割缝合器时产生撕裂。腹腔镜用切割缝合器处理肾蒂时不需将血管充分游离，血管的夹闭和切断可分两步进行，术中可多次进行调整，对于粗大的血管安全性更好（图 10-3）。

在处理肾上腺时，我们一般沿着肾上腺的边缘进行游离，这样可以达到切肾不见肾的效果，并保留肾上腺。

在处理肾蒂的过程中，我们一般使用 30° 腹腔镜，以从下方向上方的视角进行观察，这

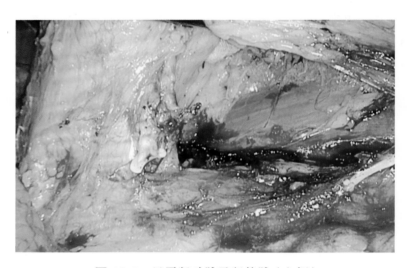

图 10-2    显露肾动脉及肾静脉（左侧）

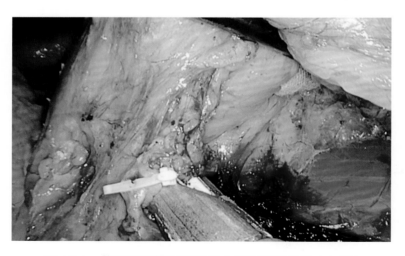

图 10-3    使用腹腔镜用切割缝合器切断肾动脉（左侧）

样可以很好地显露动脉。除了腹腔镜用切割缝合器外，我们也可以使用 Hem-o-lok 夹对肾动脉和静脉进行处理。在肾动静脉上缘常会有小血管，建议使用 Hem-o-lok 夹将小血管夹闭，避免术中出血。

### 第四步：游尿管，袖状切

在处理输尿管前，需于下腹正中置入 1 个 12 mm Trocar，调整 Trocar 布局。同时，调整手术床倾斜角度使患者体位由 60° 变为 45°。性腺血管应该在接近髂血管或者更低的位置切断，以免干扰输尿管向下游离。

向下游离输尿管至输尿管膀胱开口，游离过程中避免暴力撕扯，否则容易损伤输尿管。对于肿瘤所在的输尿管节段，为避免上端含肿瘤的尿液外溢，常使用 Hem-o-lok 夹于肿瘤远端夹闭输尿管。继续游离输尿管至膀胱壁肌层，通过钝性及锐性分离相结合的方式将输尿管与膀胱壁结构分离。在输尿管膀胱连接部，输尿管周围血供相对增多，使用双极电凝或者超声刀慢档切断，避免出血影响视野。再向近端牵拉输尿管，将输尿管开口及部分膀胱壁拉出膀胱轮廓外，从而用腹腔镜用切割缝合器行输尿管袖状切除，或者使用 IUPU 定制的大夹力哈巴狗钳钳夹膨大膀胱壁，用 Hem-o-lok 夹夹闭近端输尿管，之后于哈巴狗钳靠 Hem-o-lok 夹侧上缘剪断膀胱壁，行袖状切除，用倒刺线或可吸收线行缝合，收线时同步撤出哈巴狗钳，在关闭膀胱裂口的同时保证尿液不外漏，减少肿瘤种植。若使用腹腔镜用切割缝合器行输尿管袖状切除，建议离断输尿管后使用倒刺线对膀胱切缘进行包埋缝合，避免缝合钉暴露于膀胱内继发结石形成。

确认无出血后，将标本放入标本袋中，扩大皮肤切口后取出。常规留置伤口引流管（图 10-4、图 10-5）。

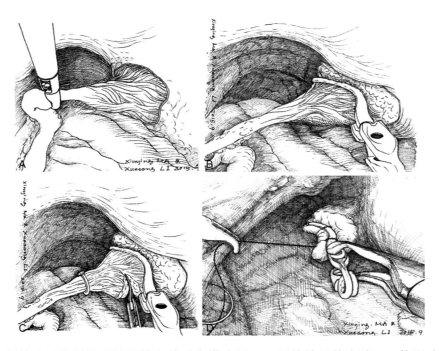

**图 10-4**　使用定制的哈巴狗钳处理输尿管末端手术模式图。A. 寻找输尿管末端；B. 使用哈巴狗钳钳夹输尿管末端；C. 夹闭近端输尿管后剪开；D. 连续缝合后拉紧缝线，松开哈巴狗钳

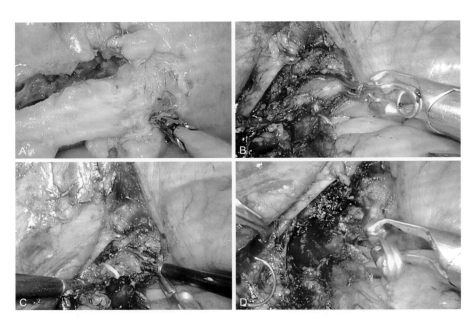

**图 10-5**　使用定制的哈巴狗钳处理输尿管末端术中图。A. 寻找输尿管末端；B. 使用哈巴狗钳钳夹输尿管末端；C. 夹闭近端输尿管后剪开；D. 连续缝合后拉紧缝线，松开哈巴狗钳

## 二、术后处理

1. 患者返回病房后，常规心电监护 24 小时。

2. 观察患者引流液、尿液颜色，以了解是否有术后出血。

3. 如果术后无特殊情况，可于术后第 1 天下地活动，恢复饮食。不需要长期进行卧床制动。如果引流量少于每天 100 ml，则可拔除引流管。

## 三、术后并发症及处理策略

1. 术后出血

术后出血相对少见。术后出血一般发生在术后早期，如手术当日或术后 1～2 天。

发生出血的患者，可以出现心率增快、血压下降等生命体征改变，术后血红蛋白呈进行性下降。引流管可以引流出大量血性渗液，也可以表现为术后血尿。需要注意的是，判断是否合并术后出血，不可完全依赖于引流量，因为引流管可能会被血块堵塞。应结合患者的各方面情况综合判断。

对于出血不严重者，可以通过保守措施进行治疗。对于出血严重者，如已经出现生命体征不稳，或经保守治疗无效者，需行手术止血。

2. 术后漏尿

术后漏尿比出血更常见。一般由于膀胱袖状切口未完全愈合或裂开所致。

首先采用保守治疗，留置腹腔引流管并保持尿管引流通畅，保证膀胱内低压状态，待伤口愈合。如果保守治疗无效，再行手术治疗。

## 问与答

1. 输尿管末端处理及袖状切除有什么技巧？

处理输尿管末端及袖状切除时，需遵循

"完整切除，无瘤原则"。为达到完整切除，笔者认为，膀胱壁切除范围应该至少包括输尿管口周围 1 cm 左右的黏膜。无瘤原则指术中膀胱及输尿管内的尿液不漏至伤口区域。此外，用标本袋套取标本也是无瘤原则的体现。目前，输尿管末端的处理方式很多，包括经膀胱内处理、经膀胱外处理、内镜处理等。这些术式难易程度不同，各有优势。IUPU 采用经膀胱外途径，利用腹腔镜用切割缝合器或定制的哈巴狗钳对输尿管末端进行处理。Yoshino 等曾于 2003 年报道了腹腔镜用切割缝合器于完全腹膜后镜下处理输尿管末端的术式及相关经验。IUPU 2016 年首次报道了用定制的哈巴狗钳处理输尿管末端技术的早期经验。

输尿管末端处理及袖状切除过程中应注意以下技术要点。

（1）腹腔镜下充分游离输尿管末端，显露输尿管膀胱连接部及部分膀胱壁，当输尿管由细变粗后，进一步向膀胱远端游离至少 2 cm，从而保证完整的袖状切除。

（2）使用腹腔镜用切割缝合器完成膀胱袖状切除，完整切除输尿管周围 1 cm 的膀胱壁，且切除的标本需在术中行台下剖开，检查袖状切口是否达到要求。

（3）若在切口一端存在不完全切断的情况，则用 Hem-o-lok 夹钳夹或进行缝合处理。

（4）用定制的大夹力哈巴狗钳处理输尿管末端时，需结合 Hem-o-lok 夹进行膀胱袖状切除，防止尿液渗漏。当用倒刺线或可吸收线进行膀胱切口缝合时，需保持哈巴狗钳不动，而收线时需同时撤出哈巴狗钳。

2. 本项技术中提到了自制纱布卷与定制的哈巴狗钳，能否具体介绍一下两种器械？

自制纱布卷是一种 IUPU 广泛应用于腹腔镜上尿路手术的简易器械。自制纱布卷可吸收术区少量渗液，维持术野清晰。同时，可用于术中的钝性分离。如在游离肾时，使用自制纱布卷可将结肠、胰腺、脾推开，提升肾周围显露效果。在显露肾蒂时，可用其挑起游离的输尿管和肾下极，方便肾蒂显露。目前 IUPU 已完成自制纱布卷专利的申请与转化，并且自制纱布卷已经可在市场上购买（图 10-6）。

定制的大夹力哈巴狗钳是由李学松教授设计的一种手术器械。其闭合力比普通的动脉钳更大，可提供 7～9 牛顿的力，保证断端的完整闭合。其钳夹面具有较大的弧度，可完全贴合输尿管末端锥形结构的基底线，保证膀胱袖状部分完整切除。末端使用定制的哈巴狗钳进行处理，可减少 GIA 钉或 Hem-o-lok 夹的残留，从而减少术后膀胱内结石形成的风险。

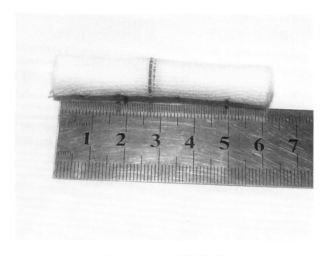

图 10-6　自制纱布卷

（唐　琦　李学松）

## 扩展阅读

[1] HALL MC, WOMACK S, SAGALOWSKY A I, et al. Prognostic factors, recurrence, and survival in transitional cell carcinoma of the upper urinary tract: a 30-year experience in 252 patients[J]. Urology, 1998, 52: 594-601.

[2] KIRKALI Z, TUZEL E. Transitional cell carcinoma of the ureter and renal pelvis[J]. Crit Rev Oncol Hematol, 2003, 47: 155-169.

[3] ROUPRÊT M, BABJUK M, COMPÉRAT E, et al. European guidelines on upper tract urothelial carcinomas: 2013 update[J]. Eur Urol, 2013, 63: 1059-1071.

[4] CLAYMAN R V, KAVOUSSI L R, FIGENSHAU RS, et al. Laparoscopic nephroureterectomy: initial clinical case report[J]. J Laparoendosc Surg, 1991, 1: 343-349.

[5] KAWAUCHI A, FUJITO A, UKIMURA O, et al. Hand assisted retroperitoneoscopic nephroureterectomy: comparison with the open procedure[J]. J Urol, 2003, 169: 890-894.

[6] KLINGLER H C, LODDE M, PYCHA A, et al. Modified laparoscopic nephroureterectomy for treatment of upper urinary tract transitional cell cancer is not associated with an increased risk of tumour recurrence[J]. Eur Urol, 2003, 44: 442-447.

[7] WALDERT M, REMZI M, KLINGLER H C, et al. The oncological results of laparoscopic nephroureterectomy for upper urinary tract transitional cell cancer are equal to those of open nephroureterectomy[J]. BJU Int, 2010, 103: 66-70.

[8] 刘荣耀, 赵鹏举, 李学松, 等. 经腹腔完全腹腔镜肾输尿管全长切除术治疗上尿路尿路上皮癌[J]. 北京大学学报(医学版), 2011, 43: 531-534.

[9] LIU P, FANG D, XIONG G, et al. A novel and simple modification for management of distal ureter during laparoscopic nephroureterectomy without patient repositioning: a bulldog clamp technique and description of modified port placement[J]. J Endourol, 2016, 30: 195-200.

[10] HSI R S, SAINTELIE D T, ZIMMERMAN G J, et al. Mechanisms of hemostatic failure during laparoscopic nephrectomy: review of Food and Drug Administration database[J]. Urology, 2007, 70: 888-892.

[11] SHALHAV A L, DUNN M D, PORTIS A J, et al. Laparoscopic nephroureterectomy for upper tract transitional cell cancer: the Washington University experience[J]. J Urol, 2000, 163: 1100-1104.

[12] XYLINAS E, RINK M, CHA E K, et al. Impact of distal ureter management on oncologic outcomes following radical nephroureterectomy for upper tract urothelial carcinoma[J]. Eur Urol, 2014, 65: 210-217.

[13] NUNEZ B L, MACHUCA V, SAENZ E, et al. Transvesical laparoendoscopic single-site management of distal ureter during laparoscopic radical nephroureterectomy[J]. J Endourol, 2014, 34: 355-360.

[14] YOSHINO Y, ONO Y, HATTORI R, et al. Retroperitoneoscopic nephroureterectomy for transitional cell carcinoma of the renal pelvis and ureter: Nagoya experience[J]. Urology, 2003, 61: 533-540.

# 第十一章

# 腹腔镜前列腺癌根治术

## 一、概述

前列腺癌是男性泌尿生殖系统最常见的恶性肿瘤之一，全世界范围内发病率仅次于肺癌，位列男性恶性肿瘤的第二位。近年来，我国的前列腺癌发病率逐渐升高。前列腺癌发病率随年龄增长而升高。小于50岁的前列腺癌极少见，仅占前列腺癌患者的2%。前列腺癌的中位确诊年龄为68岁，63%的患者确诊时超过65岁。前列腺癌病因目前尚不明确，可能遗传和环境因素共同导致了前列腺癌的发生和发展。前列腺癌既有家族倾向又有遗传倾向，此外，前列腺癌的发病与种族、地区、宗教信仰可能有关。

前列腺癌早期常无症状，随着肿瘤的进展，可引起排尿困难、血尿、双下肢水肿、贫血和病理性骨折等。临床上诊断前列腺癌主要依靠直肠指诊、血清PSA、经直肠前列腺超声和盆腔MRI检查。确诊前列腺癌需要通过前列腺穿刺活检获取病理结果。

前列腺癌根治术是局限性前列腺癌的标准治疗方案。腹腔镜尤其适用于这种需要在盆腔狭小空间进行的手术，但由于前列腺血供丰富、解剖关系复杂、需要精确的缝合技术以重建尿道等原因，腹腔镜前列腺根治性术仍是泌尿科难度较高的手术。如何能够将该术式简单

化和标准化是我们近年来力克的难关之一。经过大量手术实践，结合师长前辈们的手术经验并根据自身情况进行改良，我们总结出一套相对流畅的手术过程。通过抓住手术操作的关键点，将腹腔镜前列腺癌根治术化繁为简，分解成不同的手术步骤，逐一克服手术中的难点，有助于迅速提高对本手术的认识和操作技艺水平。

## 二、手术适应证和禁忌证

前列腺癌治疗方法多种多样。对于局限性前列腺癌，可选择的治疗方案包括：等待观察、主动监测、根治性手术、外放疗和内放疗等。患者的预期寿命和基础疾病是决定治疗方案的关键因素之一。患者预期寿命小于10年时，患者因基础疾病离世的风险要高于因前列腺癌进展的风险，肿瘤的侵袭性对患者的生存影响较小，在治疗方案的选择上应该更为谨慎。因此，在确定治疗方案之前，要对患者身体状况进行详细的评估，同时要跟患者进行仔细的沟通。

腹腔镜前列腺癌根治术的适应证首先应该是预期寿命大于10年的局限性前列腺癌患者。对于低、中危的前列腺癌患者，前列腺癌根治术可能会达到肿瘤根治的效果；而对于高危和

局部进展期的前列腺癌患者，前列腺癌根治术应该作为包括放疗和内分泌治疗的肿瘤综合治疗的一部分。

腹腔镜前列腺癌根治术的禁忌证包括：预期寿命小于 10 年的患者；存在远处转移的患者；有严重出血性或凝血性疾病的患者；严重心肺功能障碍的患者等。

## 三、手术步骤

腹腔镜前列腺癌根治术的手术入路可以选择经腹腔入路和经腹膜外入路。经腹腹腔镜前列腺癌根治性术视野开阔，空间较大，并且适合扩大淋巴结清扫。而经腹膜外途径不需要打开腹膜，对腹腔脏器干扰小，术后恢复快，手术时间短。选取哪一种手术入路，主要取决于手术医师的习惯和患者的病情。如果患者需术中行扩大淋巴结清扫，则经腹腔入路更为合适。如果患者之前曾经做过腹腔手术，那么经腹膜外途径可能更为合适。

患者取平卧略折刀位、头低脚高位倾斜15°，双腿略分开，双膝下垫起。笔者独创的"三孔法前列腺癌根治术"选择脐下、脐下 3～4 cm 两侧腹直肌外侧缘分别置入套管。如需辅助套管，可在右侧髂前上棘内侧置入第 4 个套管（图 11-1）。

建立腹膜外间隙：脐下 1 cm 做下腹部正中切口，长约 3 cm，纵行切开皮肤、皮下脂肪至腹直肌前鞘。于腹白线两侧分别横行切开腹直肌前鞘，长约 1 cm，不切开白线以免切开腹膜。Allis 钳钳夹两侧切开的腹直肌前鞘，示指于白线外侧紧贴腹直肌深方扩张，左右侧分别扩张后，将自制气囊置入腹膜外间隙，充气300～500 ml，保留数十秒钟建立腹膜外操作空间。在手指指引下，直视下于两侧腹直肌外侧缘略偏下方放置第 2 及第 3 枚套管（右侧为 12 mm 套管，左侧为 5 mm 套管）。经脐下切口置入 10 mm 套管，丝线缝合前鞘切口以防止漏气，缝合腹壁切口。经此套管置入腹腔镜头，充气维持气腹压力 14 mmHg，必要时在右侧髂前上棘内侧 3～4 cm 放置第 4 个套管（5 mm 套管）。

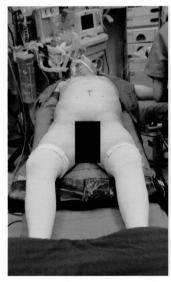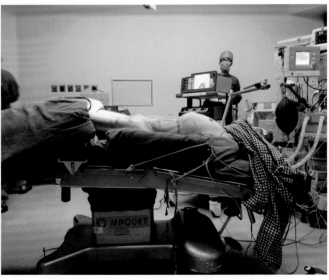

**图 11-1　腹腔镜前列腺癌根治术的体位**

## 腹腔镜前列腺癌根治术"六步法"

为了便于读者们记忆、学习腹腔镜前列腺癌根治术，我们把腹腔镜前列腺癌根治术总结为六个关键步骤：①切开盆底筋膜，缝扎背深静脉；②保留膀胱颈；③游离精囊；④处理前列腺侧韧带；⑤保留远端尿道；⑥吻合膀胱颈和尿道（表 11-1）。

### 第一步：切开盆底筋膜，缝扎背深静脉

清除前列腺前表面、膀胱颈前、盆内筋膜表面的脂肪组织。将前列腺压向右侧，使左侧盆内筋膜保持一定张力，辨认盆内筋膜，靠近骨盆侧壁切开盆筋膜。同法打开右侧盆筋膜。打开盆筋膜的过程中应远离前列腺，避免出血。同时注意勿损伤肛提肌及前列腺后外侧的神经血管束。切开盆筋膜至耻骨后方，从凹陷处缝扎背深静脉复合体（DVC）。切断耻骨前列腺韧带，缝扎 DVC（图 11-2）。笔者使用 V-lok®、Quill® 或 Stratafix® 倒刺缝线进行免打结的缝扎方法：选取长约 10 cm 的 0 号自固定缝线，末端提前打 3～4 个线结，缝扎背深静脉复合体 3 次后剪断。此处也可采用 1-0 可吸收缝线"8 字"缝合后打结。

**表 11-1　腹腔镜前列腺癌根治术"六步法"**

| | 步骤 | 器械 |
|---|---|---|
| 1 | 切盆底，缝静脉 | 无创钳、分离钳、持针器、超声刀、双极电凝、0 号自固定缝线或 2-0 可吸收缝线 |
| 2 | 留膀胱 | 无创钳、吸引器、超声刀、双极电凝 |
| 3 | 找精囊 | 无创钳、吸引器、超声刀 |
| 4 | 断韧带 | 无创钳、吸引器 |
| 5 | 留尿道 | 无创钳、吸引器、超声刀、双极电凝 |
| 6 | 做吻合 | 分离钳、持针器、3-0 可吸收自固定缝线 |

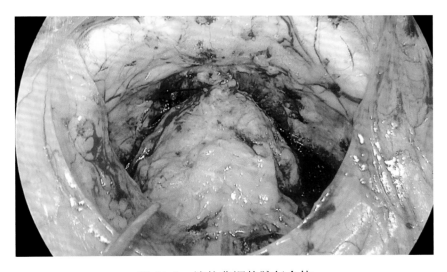

**图 11-2　缝扎背深静脉复合体**

### 第二步：保留膀胱颈

离断膀胱颈和前列腺之间的间隙，完整保留膀胱颈。膀胱颈保留的关键在于膀胱颈前列腺连接部的确定。关于连接部的判断方法：膀胱前表面脂肪终止的地方大致代表了前列腺膀胱连接部，此外可以反复前后移动尿管，通过尿管水囊的位置也可以大致判断膀胱前列腺连接部。抓钳触碰质感的改变也有助于辨认膀胱前列腺连接部。

在 12 点处仔细观察，可见横行的膀胱脂肪终止的间隙和纵行的前列腺两侧叶交汇成"十字"，于"十字"交叉点横行切开前列腺周围筋膜，沿前列腺与膀胱颈之间无血管平面进行锐性钝性相结合的分离，向两侧延伸。将膀胱颈两侧组织完全分离之后可观察到膀胱颈处尿道。切开尿道前壁，将尿管退出膀胱后贴紧前列腺切断膀胱颈后唇至完全离断膀胱颈处尿道。此步骤应尽量完整地保留膀胱颈，以备进行尿道吻合（图 11-3）。若前列腺突入膀胱较多，可紧贴突入膀胱颈的前列腺中叶分离膀胱颈部黏膜，避免膀胱颈开口过大。如果膀胱颈

切口较大，可与 5、7 点分别缝合缩窄膀胱颈口，以利于之后的尿道吻合。

### 第三步：游离精囊

在膀胱颈后方寻找并游离精囊。从膀胱颈 5～7 点间位置切开膀胱前列腺肌进入精囊后方的层面。沿精囊后方向两侧钝性分离，找到输精管，钳夹并提起输精管，尽量紧贴远端使用超声刀离断输精管，沿输精管走行方向钝性游离出精囊（图 11-4）。游离精囊时应注意精囊外下方的精囊动脉，在精囊外下方使用超声刀或者 Hem-o-lok 夹钳夹并切断精囊动脉，避免出血。双侧精囊均游离后，将输精管和精囊向对侧上方牵拉，即可观察到迪氏筋膜。

### 第四步：处理前列腺侧韧带

将输精管和精囊向上方牵拉，显露迪氏筋膜向上提起，锐性水平切开迪氏筋膜后显露前列腺直肠前间隙（图 11-5），钝性向前游离至前列腺尖部。将精囊及前列腺向前方牵拉，暴露前列腺侧韧带。如不保留血管神经束，可采用 LigaSure® 或 KLS® 处理两侧前列腺韧带，

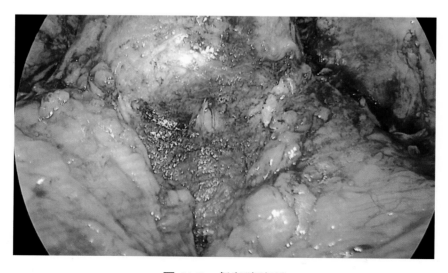

图 11-3　保留膀胱颈

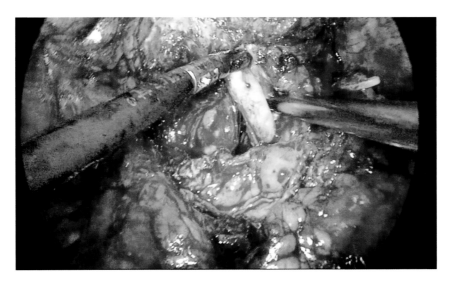

图 11-4　游离精囊

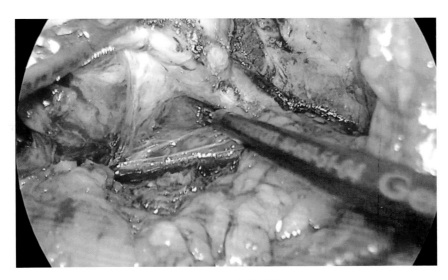

图 11-5　显露迪氏筋膜

可达到良好的止血效果。完全切断前列腺两侧韧带，直至前列腺尖部（图 11-6）。游离精囊后可在精囊外上方前列腺侧方观察到类似脂肪样结构，若保留神经血管束，则应从此处分离进入前列腺包膜，紧贴前列腺包膜从筋膜内进行游离，可使用可吸收生物夹或钛夹配合剪刀的方法，避免使用超声刀及双极钳，减少血管神经束的电损伤和热损伤。

**第五步：保留远端尿道**

超声刀切断背深静脉丛，注意不要切断之前的缝线（缝扎 DVC 的缝线在拉紧前尽量推向耻骨侧）。切断背深静脉复合体后，逐步向下钝性游离，此前应将尿管置入前列腺尿道，起到支撑尿道的作用。当快游离至尿道时，将尿管从尿道内撤出，可观察到撤出尿管后的尿

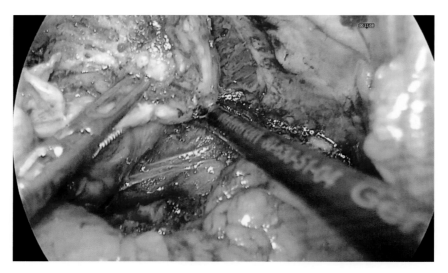

图 11-6　离断前列腺侧韧带

道变得空虚，有助于进一步确认尿道位置。若前列腺两侧分离足够充分，仅剩尿道处相连时，可将前列腺翻转 180°，以便更完整地切除前列腺尖部。贴近前列腺用剪刀锐性切开尿道前壁，以显露尿道侧壁和后壁，并予以切断。将前列腺尖部钳夹后向头端和上方牵拉，显露腺体后方的尿道直肠肌，从侧面剪断，此处尿道距直肠较近，应观察清楚，避免损伤后方直肠（图 11-7）。前列腺远端尿道应尽量保留，

以便重建尿道，有助于术后控尿功能的恢复。

### 第六步：吻合膀胱颈和尿道

若膀胱颈开口较大时，可用可吸收线与 5、7 点分别缩窄重建膀胱颈后再行膀胱尿道吻合。膀胱颈保留完整时可直接与尿道进行吻合。笔者在张旭教授首创的单线连续吻合法的基础上进行改进，总结为"单线 8 针吻合法"。使用 3-0 自固定可吸收线，长 20 ~ 25 cm，末端打 3 ~ 4

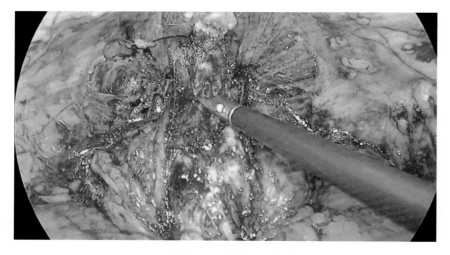

图 11-7　离断尿道

个线结。首先在膀胱颈后壁 5 点、6 点、7 点、9 点处由外向内进行缝合，然后由内向外吻合尿道对应点位（图 11-8）。膀胱颈后壁与尿道吻合 4 针后，将后壁吻合线收紧。此时将导尿管置入膀胱，气囊暂时不注水。继续缝合膀胱颈 11 点、1 点、3 点、5 点，与尿道对应点位进行吻合，收紧缝线，尿管气囊内注水。共缝合 8 针。之后，笔者常规进行膀胱前壁悬吊，

具体方法为：尿道吻合完毕后，继续使用吻合尿道的针线靠近膀胱颈方向缝合 1 针，然后反针缝合原背深静脉复合体处，再次缝合膀胱颈前壁，线尾处使用生物夹固定，结束吻合（图 11-9）。这种方法恢复了前列腺切除前膀胱颈的解剖尾椎，减轻吻合口张力，减少术后吻合口漏尿的发生概率；同时还免于打结，简化手术操作。

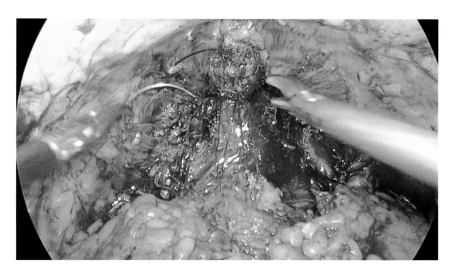

图 11-8　吻合膀胱颈和尿道后壁

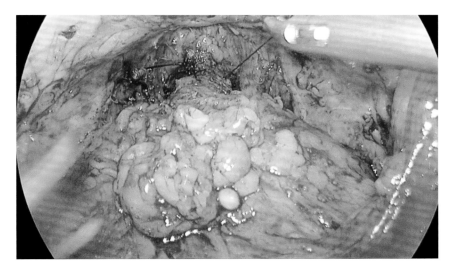

图 11-9　吻合膀胱颈和尿道前壁

## 四、术后处理

1. 术后常规心电监护。
2. 对症补液，给予静脉营养支持。
3. 一般无须留置胃管。
4. 尿管留置1~2周。

## 五、并发症

1. 直肠损伤

在分离前列腺后壁时，注意前列腺尖部与直肠紧贴的"危险三角"，该处为直肠损伤的好发区域［以尿道断端为顶点，距离尿道约2 cm，三角的两侧边分别为双侧神经血管束（neurovascular bundle，NVB）］，应紧贴前列腺分离以防损伤直肠。如直肠纵肌损伤或直肠黏膜有小的破口，可使用3-0可吸收缝线进行修补，并在术后留置肛管经肛引流管，吻合时注意要做到直肠创面无张力（保证创面局部血运良好，促进良好愈合，防止瘘的形成），建议创面缝合完毕后再次缝合包埋创面，并反复冲洗。若破口较大则应行乙状结肠造瘘。

2. 出血

前列腺癌根治性切除术的出血发生在几个步骤。缝合背深静脉复合体（DVC）时，缝针穿过DVC会导致一定的出血，建议寻找尿道与DVC的交界层面进针，以避免出血；膀胱颈3点和9点处走行的膀胱下动脉前列腺支，可以提前用Hem-o-lok夹闭合，或者能量平台闭合并切断，可以预防出血；精囊动脉的处理也是需要用超声刀慢档止血或者Hem-o-lok夹闭合后切断；紧贴前列腺游离前列腺侧韧带，尽量保留NVB，可以有效减少NVB的出血，保留性神经时若NVB出血，建议用3-0倒刺线缝合止血。

3. 切缘阳性

主要出现在前列腺尖部，与术者的手术经验有一定关系。精细准确的前列腺尖部的处理有助于降低切缘阳性率。阴茎背深静脉复合体确切缝扎有利于显露前列腺尖部。处理尿道后方的前列腺尖部组织时，可将前列腺两侧尽量游离后将前列腺翻转180°，暴露尿道后方的前列腺尖部组织，以便切除。

4. 尿失禁

术中膜部尿道外括约肌损伤、膀胱颈处尿道内括约肌损伤和盆底肌肉损伤是导致根治术后尿失禁的主要原因。术中注意上述结构及确切的膀胱尿道吻合是减少术后尿失禁的重要手段。对于轻度尿失禁的患者，盆底肌训练是一种简单易行且有效的方法。生物电反馈治疗对于尿失禁也有一定帮助。对于真性尿失禁的患者，可选择男性会阴吊带术和人工尿道括约肌植入术。

5. 勃起功能障碍

前列腺癌根治术后勃起功能障碍是最常见的并发症，前列腺包膜两侧的神经血管束损伤是导致术后勃起功能障碍的主要原因。在分离前列腺侧后方时紧贴前列腺包膜，同时减少电凝及超声刀的热损伤，可减少对神经血管束的损伤。

## 问与答

1. 建立腔隙时如何避免腹膜破损？选择腹膜外途径腹腔镜前列腺癌根治术时出现腹膜破损应如何应对？

建腔时先推开两侧，再置入气囊，因气囊往往无法推开两侧，仅能撑开下腹部前方的空间，两侧撑开的程度不够，因此需要用手推开。

穿刺时一定要在手指的引导下穿刺。对于看得见的腹膜破损，建议使用 Hem-o-lok 夹或者钛夹进行钳夹，避免腹腔内过度进气，压迫腹膜，影响手术视野。若腹膜破损不可见，则可增加辅助套管，使用扇形拉钩挡开腹膜，确保手术空间不被挤压。更重要的是建腔时应贴近腹直肌进行分离，开阔的手术空间是保证手术高效完成的基础。

2. 缝合阴茎背深静脉丛时如何掌握深度才能切开时不出血，又没有缝到尿管？

缝合 DVC 时应贴近尿道上缘缝合，避免缝合不全，切断时出血。但缝合过深又容易缝到尿道。在缝合打结之后应该活动一下导尿管，以免缝到尿管却没有察觉。

3. 前列腺筋膜内和筋膜间切除有什么区别？各有什么优缺点？

前列腺癌根治术筋膜内切除和筋膜间切除的实施离不开对前列腺及其周围筋膜、神经、血管、肌肉组织的深入研究。前列腺两侧筋膜由内向外依次为前列腺被膜、前列腺筋膜和盆筋膜脏层。筋膜内切除即在前列腺被膜外侧、前列腺筋膜内切除整个前列腺；筋膜间切除即在前列腺筋膜外、盆筋膜内切除整个前列腺。筋膜内技术不需要切开盆筋膜、切断耻骨前列腺韧带和切开迪氏筋膜。筋膜间技术则需要切开这些组织。筋膜内技术能够更好地保留性功能和控尿功能，但若肿瘤侵犯包膜时肿瘤控制效果较差，易导致切缘阳性；而筋膜间技术能够更好地切除肿瘤，保证切缘阴性，但对性功能的保护不如筋膜内技术。

4. 如何才能更好地保留血管神经束？

若患者年轻、肿瘤分期较早时可采用筋膜内切除的技术，能够更好地保留神经血管束；同时，在处理前列腺后侧方时应避免使用超声刀和电钩，以减少对神经的热损伤。可配合使用 Hem-o-lok 夹及剪刀离断前列腺侧方血管。

5. 腹腔镜下腹膜外前列腺癌根治术与经腹途径相比有什么优缺点？

经腹腹腔镜前列腺根治性切除术视野开阔，空间较大，适合扩大淋巴结清扫；而经腹膜外途径不需要打开腹腔，对腹腔脏器干扰小，术后恢复快，手术时间短。IUPU 研究数据表明：经腹膜外途径的手术时间更短，术后患者康复更快；两者术中、术后早期并发症和切缘阳性率均无统计学差异。

6. 前列腺中叶较大、向膀胱内突出时如何才能更完整地保留膀胱颈？

首先，应综合应用各种手段明确膀胱颈和前列腺的间隙；剪开膀胱颈前壁后应紧贴前列腺中叶进行分离，尽量多地保留膀胱颈后壁。若切除后膀胱颈开口较大，可使用 3-0 可吸收线进行膀胱颈缩窄，之后再与尿道断端吻合。

7. 尿道重建时，微乔、单乔、自固定缝线各有什么优缺点？

目前，吻合尿道所采用的线中，微乔线最早被采用，需要线尾与膀胱缝合打结固定，在吻合过程中需要注意收线，使吻合口黏膜对合良好；单乔线的针弧度较大，便于尿道内吻合操作。另外，单乔线由于非常光滑，收线比微乔线方便；而自固定线，温和收线后，线收紧较好，不用担心吻合口分离，而且可以不用打结固定线尾。

8. 前列腺癌根治术中哪些步骤与术后控尿功能最相关？

前列腺癌根治术中与控尿功能最为相关的步骤应该是前列腺尖部的处理和尿道膀胱吻合。处理前列腺尖部时，应在完整切除前列腺尖部的同时尽量长地保留尿道；吻合时应确保全层缝合无渗漏，同时应将尿道和膀胱颈黏膜对拢。此外，保留性神经、保护盆底肌群能提升控尿功能。术后早期长时间牵拉尿管也会影响患者术后控尿功能的恢复。

9. 如何确定不同前列腺癌患者手术中淋巴结清扫的范围？如何在标准盆腔淋巴结清扫和扩大淋巴结清扫中选择？

扩大盆腔淋巴结清扫（extended pelvic lymph node dissection，eLND）的范围包括：双侧髂内外动静脉和闭孔淋巴结，部分研究认为应该清扫至输尿管跨越髂总动脉处。中华医学会泌尿学外科分会指南认为：对于低危的前列腺癌患者，不应行盆腔淋巴结清扫。对于中高危的前列腺癌患者，可选择标准乃至扩大淋巴结清扫。欧洲泌尿外科学会指南认为：对于低危的前列腺癌患者（cT1～T2a、GS≤6且PSA＜10 ng/ml），淋巴结转移率小于5%，不应行淋巴结清扫。对于中危的前列腺癌患者（cT2b～T2c、GS=7或者PSA 10～20 ng/ml），

没有淋巴结转移证据的患者可不行淋巴结清扫。对于高危的患者（cT3a、GS8～10或PSA＞20 ng/ml），建议行扩大淋巴结清扫术。

10. 腹腔镜前列腺癌根治术中有哪些重建技术？有什么意义？

腹腔镜前列腺癌根治术中盆底重建技术包括：后重建技术（Rocco缝合）、前重建技术、尿道周围悬吊（Patel缝合）、全盆底筋膜重建技术、膀胱颈折叠技术等。

腹腔镜前列腺癌根治术中所有重建技术都旨在恢复正常盆底解剖结构和功能关系，减少术后压力性尿失禁和缩短控尿时间。这些重建技术对于早期控尿功能有帮助，但是长时间随访发现对于长期控尿功能的帮助并不明确。

（王　冰　王　宇　张　骞）

# 第十二章

# 机器人前列腺癌根治术——改良VIP法

## 一、概述

前列腺癌是当前世界范围内男性发病率最高的泌尿系恶性肿瘤。针对早期局限性前列腺癌患者，前列腺癌根治性切除术（radical prostatectomy，RP）已成为首选治疗方法，而分期较晚的前列腺癌患者，亦可在联合适当的系统性治疗下接受RP以获得更好的生存预后。机器人手术具有操作精细、视野清晰及活动角度及范围更广等优势，机器人辅助前列腺癌根治术（robot-assisted radical prostatectomy，RARP）已继开放前列腺癌根治术和腹腔镜前列腺癌根治术后成为当前西方国家推荐的金标准手术方式。近年来，国内外围绕RARP的应用和报道越来越广泛，各种新的理论及重建技术被相继提出。早在2002年，Vattikuti Institute的Menon M曾提出一种能有效改善术后控尿功能及性功能保留的前列腺根治术式，即VIP法（Vattikuti Institute prostatectomy，VIP）。IUPU的术者结合既往开展腹腔镜及机器人前列腺癌根治术的经验和心得，对该方法进行了适当的改良，即IUPU改良VIP法，以达到简化手步骤的同时兼具保证肿瘤疗效和神经保护的效果。

## 二、手术适应证及禁忌证

### （一）手术适应证

手术应综合考虑肿瘤的风险分级、患者的预期寿命及总体健康状况，术前应充分告知患者手术可能存在的并发症，特别是手术对控尿及勃起功能造成的潜在影响。

1. 中低危组患者

穿刺病理Gleason评分4级小于10%（ISUP≤2级，PSA＜20，临床分期≤cT2b）；对于影像学考虑肿瘤未累计包膜的患者可考虑在术中保留NVB。

2. 部分局限性高危前列腺癌患者

如穿刺病理及影像学提示病变集中在一侧且对侧前列腺包膜受累概率较低，或已接受新辅助内分泌等系统性治疗后考虑达到肿瘤降期，患者对性功能保留意愿较为强烈者，可考虑行一侧筋膜外或筋膜间切除。

### （二）手术禁忌证

1. 患者有显著的增加手术或麻醉缝线的内科并发症，如严重的心脑血管疾病、呼吸道疾病、伴有明显的凝血功能异常或活动性感染、重度营养不良等，需积极纠正后择期手术或禁止手术。

2. 患者术前评估提示有广泛的远处脏器转移或骨转移。

3. 部分高危型前列腺癌，临床分期考虑包膜广泛受累，预期寿命小于 10 年者，不建议行保留神经的前列腺癌根治术。

4. 伴有长期慢性疾病如糖尿病、周围神经性病变、神经源性膀胱等的患者需在术前充分评估保留神经的价值和必要性。

## 三、术前检查及评估

1. 体格检查：直肠指诊，初步评价前列腺大小、质地、与直肠及盆底脏器间界限及是否粘连紧密。

2. 常规项目：完善血常规、尿常规、血生化、凝血功能检查，男性前列腺癌肿瘤标志物（tPSA、fPSA、f/t）及传染病筛查，术前拍胸部 X 线片及做心电图。

3. 影像学检查：泌尿系彩超（含膀胱残余尿）、前列腺多参数增强 MRI、胸部 X 线片。

4. 核医学：至少完善骨扫描除外骨转移，如怀疑合并转移可完成 $^{16}$FDG-PETCT 或 PSMA-PETCT 检查。

5. 病理诊断：术前穿刺病理需明确穿刺位置、针数及阳性针数、阳性组织占比、组织病理分级、Gleason 评分等。

6. 功能性检查：尿流率、排尿及生活治疗评分量表（IPSS、QoL）等，长期带尿管的患者可术前完善尿动力学检查以评价膀胱功能。

7. 术前做好患者的心理护理及术前沟通，讲解麻醉、手术相关知识及术后康复过程。术前 24 h 开始禁食，积极完善肠道准备。如果存在感染在手术日预防性应用抗生素。

## 四、手术准备及操作要点

### （一）患者体位

平卧，头低脚高位，双腿屈曲外展与躯干呈过伸状。

### （二）套管位置

正中线脐上 2 cm 处切开，置入气腹针，待气腹压力达 14 mmHg 后置入 10 mm Trocar，并引入机器人腹腔镜镜头；直视下于肚脐水平两侧距正中线每 8 cm 间隔于左侧做 1 个、右侧做 2 个 8 mm 切口，置入机器人机械臂，并于左上腹机械臂与镜头中间做 1 个 12 mm 切口，置入 12 mm Trocar 供助手使用。

### （三）手术步骤

改良 VIP 法的特点主要体现在以下几个方面。

1. 先离断膀胱颈，显露膀胱颈 - 前列腺交接部后精准离断。

2. 可保留神经血管束，术中采用阿芙罗狄蒂面纱技术沿前列腺包膜推开两侧筋膜，保留神经及血管组织。

3. 处理 DVC 时先对其集中缝扎后直接离断，而不做游离缝扎。

4. 对中叶较大者，可于膀胱颈 6 点处行重建，缩小膀胱颈口并延长后壁，减少吻合张力。

改良 VIP 法主要步骤如下。

**第一步：显露前列腺周围间隙**

切开膀胱前腹膜，采用锐性 - 钝性分离相结合的方法显露膀胱耻骨后间隙（Retzius 间隙）（图 12-1），游离显露双侧膀胱侧间隙（图 12-2）。

**第二步：离断膀胱颈，显露精囊及输精管**

游离前列腺表面脂肪以显露前列腺 - 膀胱颈连接部，提拉尿管，根据气囊位置移动及阻力感受前列腺 - 膀胱颈连接部所在的位置（图 12-3）。于膀胱颈部与前列腺交接处切开膀胱颈部，注意保护双侧输尿管口，完全切断膀胱

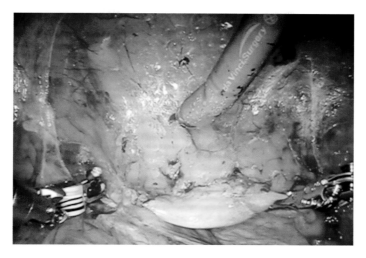

图 12-1　切开膀胱前腹膜，显露膀胱耻骨后间隙

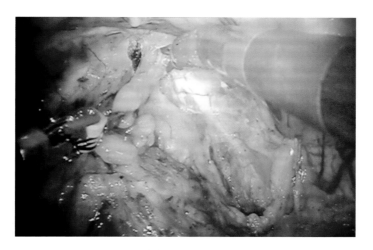

图 12-2　游离显露双侧膀胱侧间隙

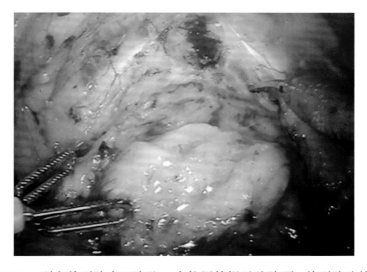

图 12-3　剥离前列腺表面脂肪，牵拉尿管提示膀胱颈 - 前列腺连接部

颈（图 12-4），游离提起双侧精囊及输精管（图 12-5），切断输精管，游离推开前列腺右侧筋膜，沿前列腺被膜显露前列腺右侧（图 12-6），紧贴精囊，沿迪氏筋膜顺行游离前列腺背侧至前列腺尖部，注意避免损伤直肠（图 12-7）。进一步显露左侧前列腺筋膜。

### 第三步：处理 DVC，"面纱"技术剥离前列腺外筋膜

采用 1-0 倒刺线连续缝扎背深静脉丛（图 12-8），逐步向前、向内推进，将前列腺两侧韧带以 Hem-o-lok 夹钳夹后以剪刀切断，保留

双侧血管神经束（图 12-9）。

### 第四步：显露尖部，离断尿道

显露前列腺尖部尿道，切开尿道前壁，显露尿管（图 12-10），切断尿道，完整切除前列腺（图 12-11）。

### 第五步：重建尿道与膀胱

以 1 根 30 cm 3-0 倒刺线将尿道残端与膀胱颈部连续缝合后收紧，张力适度，先吻合尿道及膀胱颈后周围筋膜以及膀胱颈尿道后壁（图 12-12），而后转为连续吻合尿道前壁，可

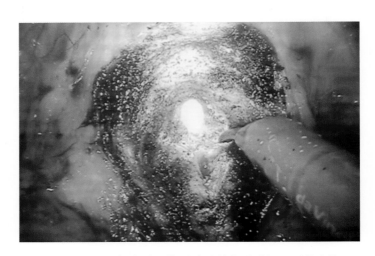

图 12-4　于膀胱颈 - 前列腺连接部离断至显露尿道

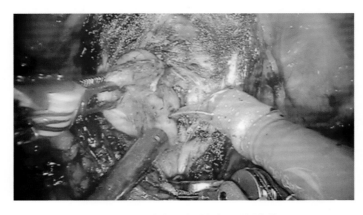

图 12-5　游离双侧精囊及输精管

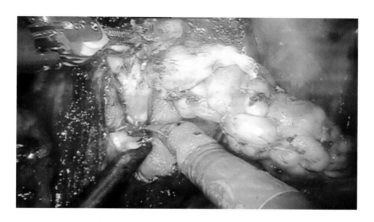

图 12-6 离断输精管，游离前列腺侧方筋膜及背侧

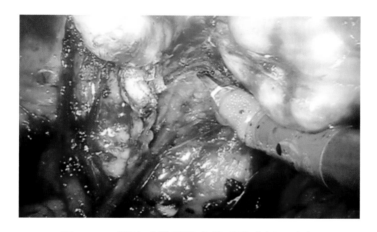

图 12-7 沿迪氏筋膜游离前列腺背侧至尖部

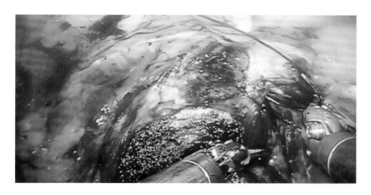

图 12-8 1-0 倒刺线缝扎背深静脉丛

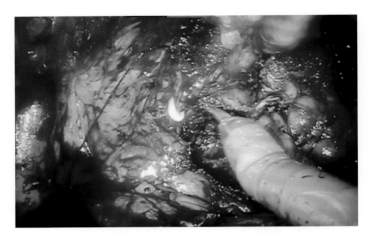

图 12-9 自背侧开始沿前列腺包膜内环绕离断侧方韧带，Hem-o-lok 夹结扎血管，保留双侧神经血管束

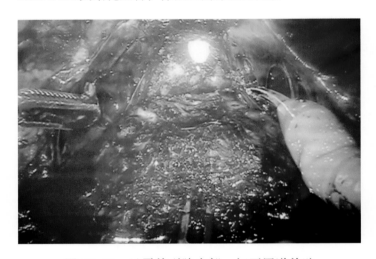

图 12-10 显露前列腺尖部，切开尿道前壁

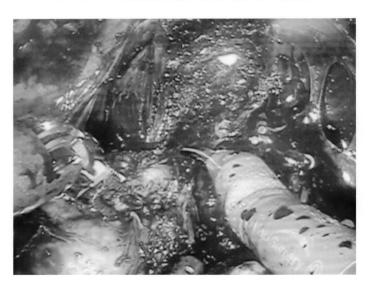

图 12-11 离断尿道

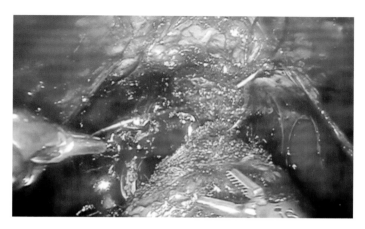

图 12-12　3-0 倒刺线连续吻合，加强重建尿道及膀胱颈后壁

由助手抽拉尿管间断引导，保证尿道及膀胱颈口对合确切（图 12-13），由尿道置入 F20 三腔 Foley 尿管，气囊注入 30 ml 生理盐水，向尿管内注水，确保无明显外渗（图 12-14）。冲洗创面。观察无明显出血，完整取出标本，留置引流，关闭切口，术毕。

## 五、术后处理及注意事项

1. 术后 48～72 小时内预防性应用抗生素。

2. 术后 6 小时可饮水，术后第 1 天即可进流食。

3. 术后第 1 天可嘱患者下地活动，观察引流情况、尿量、血常规及凝血功能变化，如无显著出血表现可于术后 48 小时内给予抗凝治疗。

4. 保留导尿 1～3 周可拔除导尿管。

5. 引流液持续稳定减少时拔除腹腔引流管，一般术后 2～3 天可拔除。

6. 可指导患者术后进行盆底肌锻炼并关注控尿情况。

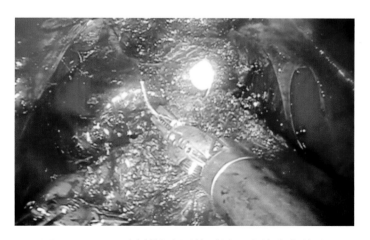

图 12-13　3-0 倒刺线在尿管引导下连续吻合前壁

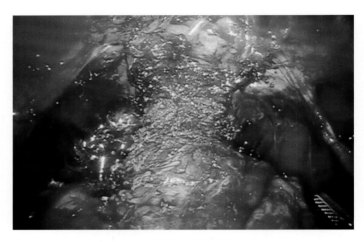

图 12-14　置入新的导尿管，检测吻合口张力，保证张力适度、无渗漏

## 六、术后并发症及处理策略

### 1.术后膀胱颈挛缩及尿失禁

术后早期可出现急迫性尿失禁、漏尿等并发症，多数可以通过适当延长留置导尿管的时间，配合药物及行为疗法等对症治疗，多数患者控尿功能可在术后 3～6 个月内逐步得到恢复。凯格尔运动等盆底肌锻炼法可以有效地提高盆底肌的力量和控制性，有助于改善尿失禁。膀胱颈挛缩是一种 RARP 术后的远期并发症，多由于吻合口过窄、吻合过紧导致组织缺血坏死继而出现排尿困难等症状，可尝试通过留置导尿管、尿道扩张等方式改善，如难以缓解则需在麻醉下行膀胱颈内切开等手术治疗，该手术多需在术后至少 3 个月后进行。

### 2.直肠损伤

较好发于局部进展期前列腺癌患者，术者在处理前列腺背侧离断尖部时如与直肠粘连较重则容易对其造成损伤。为预防这一并发症，首先需建议患者在术前完善充分的肠道准备，以避免可能继发的腹腔感染和吻合口愈合不良；同时可联合胃肠外科医师开展直肠断端吻合，如考虑分期较晚可能累及切缘或肠道准备不满意，建议在术中同时行直肠断端部分切除再吻合，并于近端留置保护性肠造口，以利于术后早期恢复进食，促进康复及愈合。术后给予积极的抗感染及营养支持治疗。根据术后病理及患者康复情况，可在术后 3～6 个月再考虑行二期手术还纳造口。

### 3.淋巴漏

同时行淋巴结清扫的患者可能出现术后淋巴漏，可能由于淋巴管结扎不完全导致。主要表现为引流量增多，多呈透亮淡黄色液体，通常不伴有乳糜。适当运动与休息、间断配合低脂饮食可在一定程度上预防及缓解淋巴漏的发生；在保证引流通畅的前提下适当间断夹闭引流管、提高腹腔内压对于部分患者有效，期间需密切关注患者的体征及有无不适症状，积极纠正可能继发的低蛋白血症和电解质紊乱。如患者无自觉不适主诉，可在引流量显著减少后适时拔除引流管。

### 4.肺栓塞及静脉血栓形成

由于 RARP 手术时间较长且患者截石体位不利于下肢循环回流，因此围术期血栓发生的风险相对较高。如术中及术后评估为止血满意、出血风险较少，可在术后 24～48 小时内早期开始抗凝治疗，并动态监测患者的凝血功能、下肢有无水肿及疼痛等症状，同时建议患者早期下地活动，卧床休息期间可穿戴弹力袜等以减少血栓形成风险。如术后发现下肢深静脉血栓形成，则建议在积极抗凝的基础上适当制动，动态评估 D- 二聚体及下肢静脉彩超，待血栓机化稳定后再下地活动，高危患者可考虑联合介入科放置静脉滤网以防止栓子脱落。如患者在术后出现急性呼吸困难，氧饱和度下降难以通过低流量吸氧改善，同时伴随血流动力学不稳定症状及 D- 二聚体显著升高，需警惕肺栓塞的可能。术者需充分结合患者的状态以及出血风险，完善 CTPA、明确诊断后可联合介入科评估有无溶栓指征，并在术后给予积极的抗凝治疗。肺栓塞的病死率较高，需在术前及术后向患者及家属充分交代风险及病情变化，同时积极应对，准备好抢救的相关措施。

## 七、技术特色及评价

随着人们对前列腺癌认识的提升以及社会医疗普查工作的开展，前列腺癌的检出率逐年升高，且患者呈现出年轻化的趋势。随着机器人手术技术的快速发展和普及，机器人前列腺癌根治术的手术思路也从传统的单纯保证肿瘤清除率逐步向兼顾追求更好的术后控尿功能及性功能以提高生活质量的方向转变。本章介绍的改良 VIP 法适用于机器人经腹腔及腹膜外操作路径，简化了手术操作步骤，具有操作简便、手术时间缩短、术后控尿功能恢复快等优点，

有利于其他中心的推广与借鉴。该方法的局限性在于目前其对于高危级别患者的术后长期预后及生活质量的影响尚不明确，有待于更多中心及更多学者进一步开展相关随访和研究，以进一步评价并不断优化该术式。

（徐纯如　周利群）

## 扩展阅读

[1] MOTTET N, VAN DEN BERGH R C N, BRIERS E, et al. EAU-EANM-ESTRO-ESUR-SIOG guidelines on prostate cancer-2020 update. Part 1: Screening, diagnosis, and local treatment with curative intent[J]. European Urology, 2021, 79: 243-262.

[2] MARTINI A, FALAGARIO U G, VILLERS A, et al. Contemporary techniques of prostate dissection for robot-assisted prostatectomy[J]. European Urology, 2020, 78: 583-591.

[3] MENON M, TEWARI A, PEABODY J. Vattikuti Institute prostatectomy: technique[J]. The Journal of Urology, 2003, 169: 2289-2292.

[4] 程嗣达, 洪鹏, 张雷, 等. 改良经腹膜外腹腔镜VIP术治疗前列腺癌的初步经验[J]. 中华泌尿外科杂志, 2019, 40(12) : 901-904.

[5] PERNAR C H, EBOT E M, WILSON K M, et al. The epidemiology of prostate cancer[J]. Cold Spring Harbor Perspectives in Medicine, 2018, 8(12):a030361.

[6] BARAKAT B, OTHMAN H, GAUGER U, et al. Retzius Sparing radical prostatectomy versus robot-assisted radical prostatectomy: which technique is more beneficial for prostate cancer patients (MASTER Study)? A systematic review and meta-analysis[J]. European Urology Focus, 2022, 8(4):1060-1071.

[7] 唐琦, 周蔡洪. 北京大学泌尿外科研究所改良的腹腔镜下腹膜外前列腺癌根治术: IUPU改良VIP术[J]. 中华腔镜泌尿外科杂志(电子版), 2019, 13(1): 1-4.

# 第十三章

# 机器人前列腺癌根治术中的重建技术

## 一、概述

前列腺癌根治术后尿失禁会显著影响患者的生活质量和术后满意度。在切除前列腺过程中，尿道周围的支撑结构会遭受不同程度的破坏。通过外科技术对上述结构进行重建，可在一定程度上促进患者的控尿功能恢复。控尿结构的重建主要包括前方重建技术、后方重建技术、膀胱颈折叠技术、盆底筋膜重建技术等。尿道周围全重建技术是多种重建技术的组合，以最大限度恢复尿道周围结构，改善术后尿失禁。

对于根治性前列腺癌切除术需要在狭小盆腔中重建尿道连续性的操作而言，机器人手术系统较传统腹腔镜具有明显优势。北京大学第一医院泌尿外科近年来广泛开展机器人前列腺癌根治术，并采用尿道周围全重建的方式，最大限度还原尿道前方和后方结构的解剖延续性，以期在术后早期恢复患者控尿功能。

## 二、手术准备及操作要点

1. 患者体位：与机器人前列腺癌根治术相同。
2. 套管位置：与腹腔镜肾盂成形术相同。

按照主要手术步骤，该尿道周围全重建术式包括后方重建、双针法吻合尿道与膀胱颈、前方重建。

### 第一步：后方重建

后方重建分两层进行，第一层首先使用 2-0 倒刺线连续缝合迪氏筋膜断端与尿道后正中嵴（图 13-1）。第二层时另取一根 2-0 倒刺线将膀胱前列腺肌及膀胱后壁黏膜与尿道后正中嵴及后壁黏膜连续缝合（图 13-2）。在进行第二层重建缝合时，注意对合膀胱颈和尿道的黏膜。

### 第二步：双针法吻合尿道与膀胱颈

使用 3-0 倒刺线，从膀胱颈 6 点位置开始连续缝合左侧半周，再连续缝合右侧半周，直至在膀胱颈 12 点位置汇合（图 13-3、图 13-4）。

### 第三步：前方重建

使用 3-0 倒刺线连续缝合，恢复尿道前方逼尿肌群的连续性（图 13-5、图 13-6）。

## 三、技术特色及评价

控尿结构的重建主要包括前方重建、后方重建、膀胱颈折叠、盆底筋膜重建等技术及其改良技术。尿道周围全重建技术是多种重建技术的组合，可最大限度还原尿道前方和后方结构的解剖延续性，实现尿道的"无张力"吻合，以促进患者术后早期控尿功能恢复。在进行尿道-膀胱颈吻合时，尿道端黏膜经常会有明显

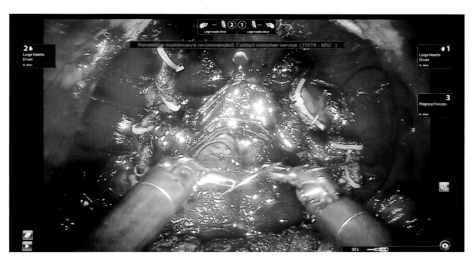

图 13-1　缝合迪氏筋膜断端与尿道后正中嵴

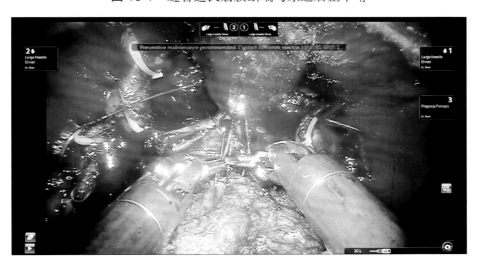

图 13-2　缝合膀胱前列腺肌及膀胱后壁黏膜与尿道后正中嵴及后壁黏膜

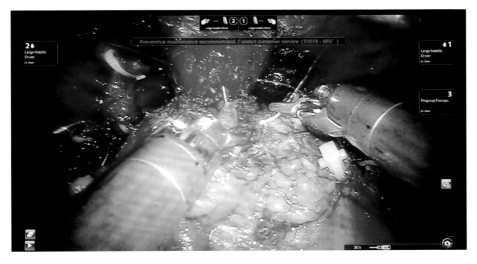

图 13-3　双针法吻合尿道与膀胱颈

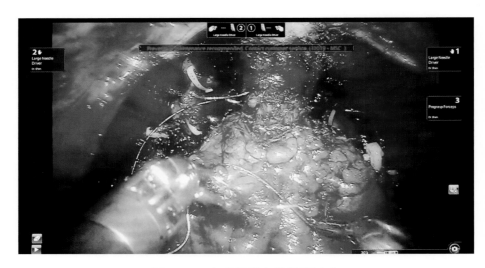

图 13-4    完成尿道与膀胱颈吻合

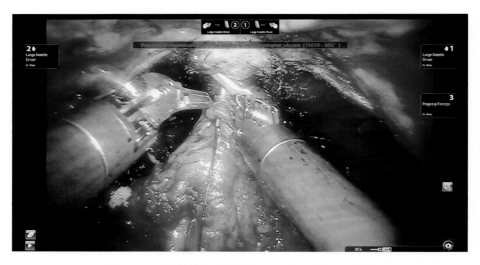

图 13-5    缝合恢复尿道前方逼尿肌群的连续性

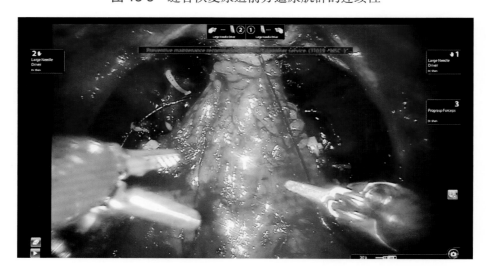

图 13-6    完成前方重建

的回缩，在缝合时注意缝针一定要缝到黏膜组织，以实现黏膜与黏膜之间的对合。

为实现术后控尿功能早期恢复，除了做好尿道周围全重建外，还应尽可能保留尿道周围结构：①在进行前列腺尖部切除时，需要仔细解剖，慎用能量器械。对于有条件的患者，可以尝试保留耻骨前列腺韧带。如果术中破坏耻骨前列腺韧带，可采用前悬吊技术，即阴茎背深静脉复合体缝合于耻骨联合后方，以稳定尿道周围结构。②在切开膀胱颈时，应确保解剖平面清晰。膀胱颈后方的膀胱前列腺肌在后方重建中有很重要的作用。③在切开迪氏筋膜时，应当注意倒 U 形切开，以利于之后的重建。④游离尖部时，在保证尖部切缘阴性的前提下，尽可能保留尿道的长度。

（陈思鹭　谌　诚）

## 扩展阅读

[1] 郝瀚, 刘越, 陈宇珂, 等. 机器人辅助前列腺癌根治术后患者的控尿恢复时间[J]. 北京大学学报(医学版), 2021, 53(04): 697-703.

[2] 王杰, 张中元, 樊书菠, 等. 国产机器人辅助腹腔镜经腹膜外根治性前列腺切除及尿道周围全重建术初步经验[J]. 临床泌尿外科杂志, 2023, 38(02): 92-98.

[3] ROCCO F, CARMIGNANI L, ACQUATI P, et al. Restoration of posterior aspect of rhabdosphincter shortens continence time after radical retropubic prostatectomy[J]. J Urol, 2006, 175(6): 2201-2206.

[4] ROCCO F, CARMIGNANI L, ACQUATI P, et al. Early continence recovery after open radical prostatectomy with restoration of the posterior aspect of the rhabdosphincter[J]. Eur Urol, 2007, 52(2): 376-383.

[5] COELHO R F, CHAUHAN S, ORVIETO M A, et al. Influence of modified posterior reconstruction of the rhabdosphincter on early recovery of continence and anastomotic leakage rates after robot-assisted radical prostatectomy[J]. Eur Urol, 2011, 59(1): 72-80.

[6] SALAZAR A, REGIS L, PLANAS J, et al. A randomised controlled trial to assess the benefit of posterior rhabdosphincter reconstruction in early urinary continence recovery after robot-assisted radical prostatectomy[J]. Eur Urol Oncol, 2022, 5(4): 460-463.

[7] PATEL V R, COELHO R F, PALMER K J, et al. Periurethral suspension stitch during robot-assisted laparoscopic radical prostatectomy: description of the technique and continence outcomes[J]. Eur Urol, 2009, 56(3): 472-478.

# 第十四章

# 膀胱癌腹腔镜膀胱全切及原位回肠新膀胱术

## 一、概述

对于肌层浸润性膀胱癌和高危非肌层浸润性膀胱癌的患者，如反复复发的 T1G3 膀胱癌、卡介苗灌注失败的原位癌患者，以及有肉瘤样分化等不良病理特征的患者，目前首选的治疗方式依然是膀胱根治性切除，其主要包括根治性膀胱全切、双侧盆腔淋巴结清扫、永久性尿流改道。

膀胱切除之后，如何选择合适的尿流改道方式，一直是泌尿外科的热点问题。目前常用的尿流改道方式包括"不可控性"尿流改道和"可控性"尿流改道。临床上常用的不可控性尿流改道有回肠膀胱术和输尿管皮肤造口术，这些术式相对简单，长、短期并发症少，临床应用十分广泛。但这类手术需要患者终身佩戴造口袋，一方面造成生活的不便，另一方面也在一定程度上影响患者的正常社交，甚至对患者的心理状况造成影响。

为了克服这些问题，对于一部分适合并且有需求的患者，可以选择原位新膀胱手术。通过截取一部分肠管（常选用的肠管包括回肠、乙状结肠等），将其缝合成一个球形的储尿囊，替代原来膀胱的功能，吻合在输尿管和尿道上，即为我们所谓的"原位新膀胱"。

与不可控尿流改道方式相比，原位新膀胱具有一些明显的优势。首先，患者通过一段时间的锻炼，可以获得与正常人相近的排尿与控尿功能，最大限度恢复术前的生理状态。其次，原位新膀胱不需要长期佩戴造口袋，在外观上与正常人没有明显区别，既保证了体型的美观，对患者的心理影响也较小，有利于患者更好地恢复社会活动。最后，与输尿管皮肤造口等需要长期佩戴支架管的术式相比，术后对肾功能的保护更为可靠。

目前，在国内，受多种因素影响，原位新膀胱开展尚不十分普遍。本节主要介绍男性根治性膀胱切除术及原位回肠新膀胱术。

## 二、手术适应证及禁忌证

### （一）手术适应证

1. 肌层浸润性膀胱癌，或高危的非肌层浸润性膀胱癌。

2. 没有远处其他脏器转移。

3. 相对年轻的患者（65 岁以内最佳）。

4. 肾功能正常（肾小球滤过率至少不低于 60 ml/min）；对于术前双侧肾积水引起肾功能不全的患者，在行肾造瘘引流之后如果能达到这一标准，也可以行回肠原位膀胱术。

5. 肢体活动不受限，能够完成自家清洁导尿。

6. 患者有良好的治疗依从性，能够配合围术期的各种严格管理，并有条件接受长期的随访。

## （二）手术禁忌证

### 绝对禁忌证

1. 远端尿道肿瘤。
2. 严重的尿道狭窄。
3. 患者不具备生活自理能力。
4. 回肠长度不够，或回肠本身存在疾病。
5. 尿道括约肌功能障碍。
6. 未经治疗的肝硬化、门脉高压。
7. 严重的心、肺并发症，无法耐受麻醉或手术。

### 相对禁忌证

1. 高龄（年龄在 75 岁以上）。
2. 盆、腹腔放疗史。
3. 男性的膀胱颈部、后尿道肿瘤，女性的三角区肿瘤。
4. 盆腔淋巴结有转移的患者。

## 三、术前准备

1. 术前 1 天无渣饮食；
2. 术前 1 天使用缓和的泻药进行肠道准备（含有电解质成分的泻药最佳，可避免术前电解质失衡）；
3. 无须清洁洗肠；
4. 备血（800 ml 红细胞，400 ml 血浆）；
5. 请造口治疗师配合，提前设计回肠通道的造口位置（如果术中发现无法行原位膀胱，有可能临时改行回肠通道术）；
6. 是否需下胃管根据所在中心具体情况决定；IUPU 不常规留置胃管。

## 四、手术步骤及操作要点

### （一）根治性膀胱切除术

**1. 打开后腹膜，确认层次**

充分显露盆底结构，认真辨认各解剖标志，包括：脐正中韧带、脐内侧韧带、双侧髂血管、双侧输精管、右侧输尿管。笔者的习惯是从右侧开始操作。首先辨认出右侧输尿管走行轨迹，在右输尿管跨越髂血管处切开后腹膜，并沿输尿管外侧向下，沿脐内侧韧带的外沿继续切开。分开过程中切断右侧输精管。向上方切开后腹膜达髂总动脉分叉水平，部分患者此处后腹膜已经与肠系膜相延续（回结肠系膜），可切开少许肠系膜，以便充分显露。

膀胱周围脂肪组织与髂血管周围淋巴脂肪组织之间有一个相对疏松的解剖平面，正常情况下，沿脐内侧韧带和输尿管外沿做钝性分离，即可自然进入该解剖平面。盆腔淋巴结清扫和膀胱切除的顺序可依术者个人习惯而定，笔者一般先进行盆腔淋巴结清扫。

**2. 清扫右侧髂外淋巴结**

首先从右侧髂外淋巴结开始进行清扫，需要切除髂外动脉前方、外侧以及髂外动静脉之间的所有淋巴组织。使用超声刀沿右侧髂外动脉表面切开血管鞘，近侧切开至髂总动脉分叉水平，远侧切开至旋髂静脉，紧贴动脉表面，沿该层次进行分离。在末端注意使用 Hem-o-lok 夹或钛夹夹闭后再予以切断，这样可显著减少术后淋巴瘘的发生。笔者通常由远及近进行清扫，左手使用分离钳提起淋巴组织并向内侧牵引，保持一定的张力，右手使用超声刀，锐性和钝性分离相结合，逐步离断淋巴组织。在外侧沿腰大肌表面分离，在该平面可见到生殖股神经，注意进行保护。沿该平面继续向深方游离，将髂外动静脉外侧的淋巴结及脂肪组织一并切除。需要注意，髂外静脉外侧是出血的高危区域，尤其需要小心谨慎。在髂外血管外侧的平面分离至髂外静脉深方时，可见到闭孔神经，需要注意不要误伤。

**3.清扫右侧髂内及闭孔淋巴结**

首先需分离髂外静脉，沿紧邻髂外静脉表面的层次进行分离，向下方一直分离至骨盆壁，术者左手使用分离钳向内侧牵引淋巴组织，维持一定的张力，助手可使用吸引器或分离钳向外侧推开髂外动静脉，沿静脉壁内侧继续向深方游离淋巴及脂肪组织。正常情况下，向深方的闭孔窝进行钝性分离时，可见到闭孔神经，注意不要损伤。

上述平面分离满意后，寻找髂内动脉起始部，沿髂内动脉表面的层次向下进行游离。此处需注意，髂外静脉在髂外动脉和髂内动脉交叉处走行，故该区域也为损伤髂外静脉的危险区域。在游离髂内动脉过程中，遇到的第一支向前的分支是已经闭锁的脐动脉，多数情况下膀胱上动脉与脐动脉共干，可在这一步骤将膀胱上动脉结扎切断。

有几处淋巴及脂肪组织经常会被初学者遗漏。其中一处是髂外动静脉之间的淋巴结，另外一处是髂外静脉外侧的淋巴组织，在清扫过程中应注意，需要将上述区域的淋巴组织一并完整切除。

**4.清扫左侧髂外淋巴结**

由于受到乙状结肠遮挡，左侧输尿管位置较右侧深，通常无法直接看到，需要将乙状结肠游离后才能显露。首先在乙状结肠外侧切开后腹膜，之后由助手向对侧牵引乙状结肠，沿结肠后方的层次逐步游离腹膜后间隙。对于初学者而言，有时经常会找不到左侧输尿管，原因多为乙状结肠游离不够，或解剖平面不清晰。此时可让助手用肠钳向右侧牵引乙状结肠，术者沿髂血管向内侧寻找，多可在输尿管跨越髂血管处找到。

在进行髂外血管外侧淋巴结清扫时，操作手法与右侧存在差异，此处建议助手向右侧钳开髂外动静脉，术者左手使用抓钳或分离钳向左侧牵拉淋巴组织，维持张力以保证切割效率。

**5.清扫左侧髂内及闭孔淋巴结**

范围和顺序与右侧基本相同，但难度明显较右侧大。原因在于大多数术者为右利手，若仍用左手牵引淋巴组织，右手操作超声刀会与左手器械交叉，对操作过程产生很大影响。可以由助手持抓钳，负责向右侧牵引淋巴组织，术者左手向外牵引髂外血管，显露更为理想，提高手术效率。

**6.游离显露输尿管**

右侧输尿管在切开腹膜后多可直接见到。用超声刀分离至近膀胱处，可直接用 Hem-o-lok 钳夹切断。左侧输尿管位置较深，需游离乙状结肠并向右侧牵开，在其后方寻找。在对输尿管进行游离时，应注意保留足够的输尿管周围组织，以免影响输尿管血供。

输尿管游离满意之后，继续向下方沿盆壁分离膀胱两侧，该层次较为疏松，通过钝性分离即可直接到达盆筋膜表面。

**7.游离精囊及膀胱后壁**

从左、右侧分别继续向下切开盆底腹膜，直到在膀胱直肠反折处汇合。注意切开盆底腹膜的位置不要过低。在膀胱和直肠之间有一相对疏松的解剖层次，可于上方见到双侧精囊，是最为重要的解剖标志。进入该平面后，继续沿该层次向下，一直分到腹膜会阴筋膜反折的位置，并且向两侧充分游离，直达膀胱侧韧带内侧缘。

**8.离断膀胱侧韧带**

膀胱两侧壁和后壁已充分游离之后，可开始处理膀胱侧韧带。膀胱的血供主要来自双侧髂内动脉分支，膀胱上动脉因发出位置较高，能清晰辨认，可单独予以结扎切断。但其他各组供血血管位于双侧的膀胱侧韧带内，可借助能量器械进行集束处理。以常用的 LigaSure 为例，使用 10 mm LigaSure 夹闭双侧膀胱侧韧带，凝闭 1～2 次后再行切断，多数情况下可有效封闭膀胱的分支血供。但使用能量器械有几个要点需要注意：①夹持位置不要过于靠后，可尽量靠近膀胱，避免误伤直肠；②离断膀胱侧韧带时应尽量分离薄一些再使用能量器械，避免凝闭不全；③对于有保留性神经需求者，慎用能量器械；④能量器械处理完毕后应仔细检查侧韧带断缘是否出血。

9. 游离膀胱前壁

在脐尿管顶端切开腹膜，并沿两侧向下方继续切开，进入耻骨后间隙。该层次疏松，钝性与锐性分离相结合，一直向下分离至耻骨前列腺韧带处，向两侧应分开至盆筋膜表面。在前列腺两侧切开盆筋膜，注意切开的位置不要过于靠近前列腺，以免引起前列腺两侧的静脉丛出血。对于有保留性神经需求者，也可不切开盆筋膜，直接从筋膜间或筋膜内入路分离前列腺两侧。

切断耻骨前列腺韧带，充分分开阴茎背深静脉复合体两侧，同 0 号倒刺线或可吸收缝线 8 字缝扎。之后向上方用力提拉膀胱，使前列腺两侧产生张力，继续使用超声刀离断双侧的前列腺侧韧带，并从后方沿切开的腹膜会阴筋膜向下方分离前列腺与直肠之间的平面，前列腺从直肠表面剥离，直达前列腺尖部。在前列腺尖部解剖出尿道，拔出尿管，离断尿道。将手术标本置入取物器，延长腹部正中切口取出。

## （二）IUPU 回肠原位膀胱术（IUPU orthotopic neobladder）

完成膀胱切除之后，可在腹部做小切口，取出膀胱切除标本，之后将肠管从小切口引出体外，在体外完成构建，再放回腹腔之内，重新建立气腹，完成尿道与新膀胱的吻合。具体的手术步骤见下。

1. 切取回肠肠管

距离回盲瓣约 20 cm，选取一段长约 54 cm 的回肠肠管，用于构建新膀胱储尿囊。在切取肠管时，需要注意保护此段肠管的血运。可以使用手术灯正对小肠系膜照射，在小肠系膜对侧进行观察，这样可以清晰辨认肠系膜血管的走行，避开血管走行区域切开小肠系膜。小肠系膜切开范围不宜过短，以免在后续的储尿囊构建过程和尿道吻合过程中产生张力。逆肠蠕动方向，将回肠标记为 4 段，每段的长度依次为：12 cm，12 cm，15 cm，15 cm，使用丝线在相应位置缝标记线，并注意标明肠管近端和远端，以免在后续的重建过程中产生混淆（图 14-1）。

2. 小肠吻合

将取好的回肠肠管置于尾侧，在其头侧行小肠吻合。回肠吻合可以使用传统的小肠吻合法，也可以使用直线切割闭合器（gastro-intestinal anastomosis，GIA）完成小肠吻合。使用直线切割闭合器行肠吻合快速、安全，并不显著增加肠道并发症的发生。

笔者多使用 80 mm 的 GIA 完成肠吻合。使用 GIA 吻合肠管的要点：将待吻合的肠管对系膜缘对齐，使用 GIA 沿回肠对系膜缘完成第一次切割、钉合，之后与第一次切割线呈 90°，行第二次钉合，完全封闭吻合口。对于吻合薄弱区域，可以使用 3-0 可吸收线间断浆肌层缝合予以加固。对系膜缘最下方的钉合处为最薄

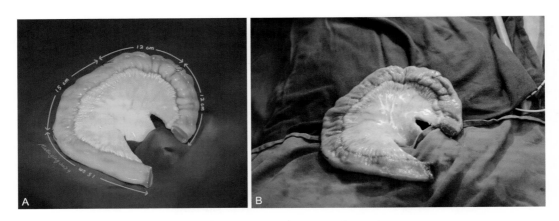

图 14-1　逆肠蠕动方向，将回肠标记为 4 段，每段的长度依次为：12 cm，12 cm，15 cm，15 cm

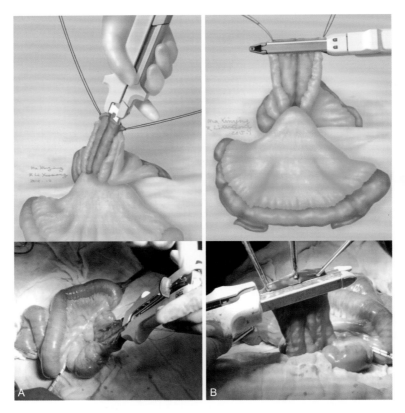

图 14-2　使用 GIA 行肠管吻合示意图。将待吻合的肠管对系膜缘对齐，使用 GIA 沿回肠对系膜缘完成第一次切割、钉合，之后与第一次切割线呈 90°，行第二次钉合，完全封闭吻合口

弱的区域，建议常规进行加固（图 14-2）。

　　3. 缝合储尿囊

　　使用稀释的聚维酮碘溶液充分冲洗肠管，将肠内容物尽量洗净。使用湿纱垫或治疗巾保护肠管周围组织，减少肠内容物的污染，之后顺肠蠕动方向自然展开取好的肠段，保留最近端的 15 cm 肠管，作为储尿囊的输入袢；然后由远及近切开远端的 39 cm 肠管。在切开远端的两段 12 cm 肠管时，在小肠壁距离肠系膜 1/3 处切开，切至第三段 15 cm 肠管时逐步过渡至正对系膜缘的位置切开（图 14-3）。

切开远端的 39 cm 肠管之后，再次清洁肠腔，将其内的肠内容物尽量清理干净。之后，顺时针向上旋转最远端的 12 cm 肠管，与第二段 12 cm 肠管对齐，使用 3-0 可吸收缝线连续缝合相邻的小肠边缘。为保证储尿囊的密闭性，减少术后漏尿的发生，所有的缝合缘建议均使用可吸收线缝合两遍（图 14-4）。

缝合完成后，再继续顺时针旋转肠管，与第三段 15 cm 肠管对齐，再次连续缝合相邻的小肠边缘，至此新膀胱的后壁已经缝合完成。缝合正确时新膀胱的后壁呈"螺旋"形（图 14-5）。

最后，连续缝合新膀胱前壁，至最远侧留一个约一指宽的小口，用于和尿道做吻合，完成新膀胱储尿囊的构建（图 14-6、图 14-7）。之前的所有缝合步骤可以由术者和助手同时进行缝合，可以大大缩短手术时间。

4. 输尿管并腔缝合，与回肠输入祥吻合

IUPU 的输尿管回肠吻合多采用输尿管并腔缝合技术，即将远侧的输尿管纵行切开，沿切开线用 4-0 可吸收线行两侧输尿管侧 - 侧吻合，完成并腔；并斜行裁剪输尿管切缘，使之形成宽大的吻合平面。输尿管内置入 F7 的输

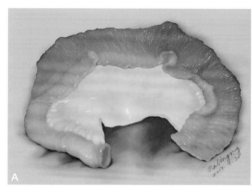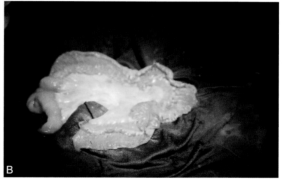

**图 14-3**　顺肠蠕动方向自然展开取好的肠段，保留最近端的 15 cm 肠管，作为储尿囊的输入祥；然后由远及近切开远端的 39 cm 肠管

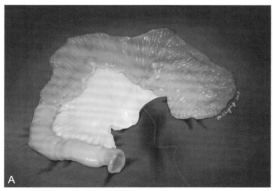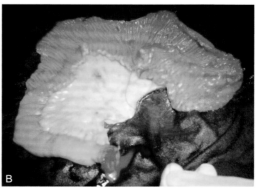

**图 14-4**　顺时针向上旋转最远端的 12 cm 肠管，与第二段 12 cm 肠管对齐，使用 3-0 可吸收缝线连续缝合相邻的小肠边缘

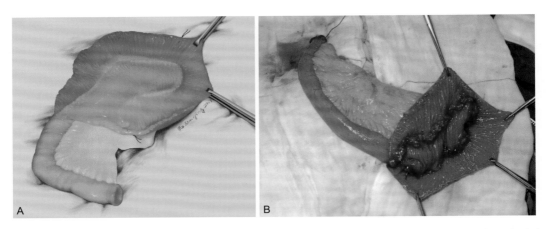

**图 14-5**　继续顺时针旋转肠管，与第三段 15 cm 肠管对齐，再次连续缝合相邻的小肠边缘，完成新膀胱后壁的缝合

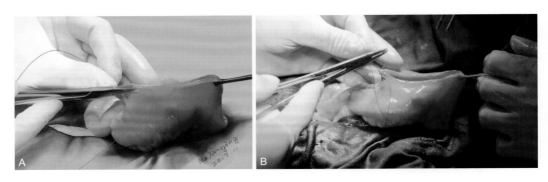

**图 14-6**　连续缝合新膀胱前壁，至最远侧留一个约一指宽的小口，用于和尿道做吻合，完成新膀胱储尿囊的构建

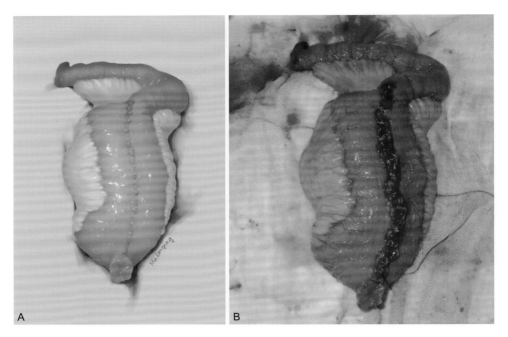

**图 14-7**　储尿囊完成后的形态

尿管支架管，推荐使用单 J 管，将单 J 管用缝线妥善固定在输尿管吻合口位置。

把两根单 J 管从储尿囊的输入袢内引入新膀胱，用 3-0 可吸收线吻合并腔后的输尿管和储尿囊输入袢。原位新膀胱建议常规留置膀胱造瘘管。IUPU 多采用"蘑菇头"引流管作为膀胱造瘘管，在新膀胱右顶壁的位置做小切口，由内向外引出膀胱造瘘管，此处建议将两根单 J 管剪短之后，缝合于膀胱造瘘管之上，这样在术后拔除造瘘管时，即可同时拔除单 J 管。造瘘管周围用可吸收线荷包缝合固定（图14-8）。

完成所有的缝合工作之后，可向新膀胱内注水，检查新膀胱的初始容量，并检查是否有渗漏。如有渗漏部位，及时补针。

5.关闭小肠系膜裂孔

完成上述操作之后，连续缝合关闭小肠系膜裂孔，以减少术后内疝的发生。如为开放手术，可以直接将储尿囊置于盆腔，行后续的尿道吻合。如为腹腔镜或机器人手术，则需要将储尿囊置于腹腔内，关闭腹壁切口，重新建立气腹，完成后续的吻合操作。

6.新膀胱与尿道进行吻合

新膀胱与尿道进行吻合的步骤，基本上与前列腺癌根治术尿道吻合的步骤相同。区别在于，部分病例可能存在较大张力，吻合时需要注意适度用力，避免缝线割裂新膀胱储尿囊，造成吻合困难。张力较大时，正确的做法是由助手向下方牵引储尿囊，减少吻合张力，再由术者轻柔、缓慢地逐步收紧缝线，直至将新膀胱与尿道对合。推荐采用倒刺线进行吻合，可以减少吻合的难度。对于腹腔镜下操作极度困难者，必要时可中转开放手术（图 14-9）。

尿道内建议留置 F20 三腔硅胶尿管。

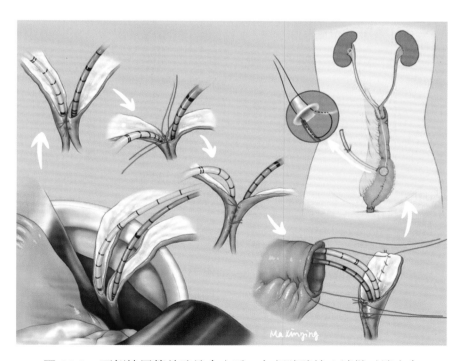

**图 14-8**　两侧输尿管并腔缝合之后，与新膀胱输入袢做对端吻合

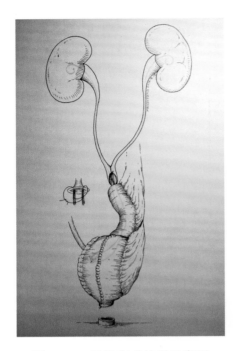

**图 14-9　最终完成效果示意图**

## 五、术后处理与护理要点

1. 术后行常规心电监护。

2. 静脉补液支持。

3. 术后第 1 天鼓励患者开始正常下地活动。

4. 如无抗凝禁忌证，建议术后 24 小时开始使用低分子肝素抗凝。

5. 如无腹胀等症状，无须留置胃管，待患者排气之后，可以逐步恢复正常饮食。

6. 术后发生肠梗阻者，需留置胃肠减压管，进行静脉营养支持。

7. 定时行新膀胱冲洗。

8. 术后 3 周做膀胱造影检查，如果膀胱造影无明显外渗，则可以拔除导尿管，同时夹闭膀胱造瘘管。

9. 嘱患者在家练习，每 1～2 小时排尿 1 次，每次排尿后，通过造瘘管观察是否有残余尿，并记录残余尿量，如果残余尿量连续小于 50 ml，1～2 周后拔除造瘘管和单 J 管。

## 六、术后并发症与处理策略

### （一）术后新膀胱黏液填塞

在正常情况下，人体的小肠每天会分泌大量肠黏液。如果不加处理，这些产生的黏液很有可能会堵塞新膀胱的各种引流管路，导致尿液无法正常排出，甚至可能造成新膀胱破裂、漏尿，影响术后顺利康复。

为了保证新膀胱和尿道内没有黏液积聚，从而避免造成尿路梗阻，IUPU 要求每名患者都进行术后早期膀胱冲洗。而且，要求至少有一名患者家属能够熟练掌握这一技术，以便在患者出院之后能够继续坚持进行。

冲洗时，注意不要采用低压持续冲洗法，这样无法将黏液有效冲出。正确的做法是，通过导尿管向新膀胱内快速注射生理盐水，然后用注射器抽出，有助于去除黏液栓；每日 2～4 次（每 6～12 小时 1 次），每次 60～120 ml。如果尿量较少或者可疑有黏液栓时，可增加冲洗频率。冲洗时，膀胱内积存的黏液可以通过另一通道自然流出；也可以用注射器从导尿管内抽出液体；注意观察黏液，重复数次，直到再也冲不出黏液。

### （二）术后漏尿

回肠新膀胱手术后有一定的比例会发生漏尿。漏尿一方面可能是由于尿道和新膀胱的吻合口漏引起。另一方面也有可能是新膀胱黏液填塞之后，导致膀胱内压升高引起的尿液外漏。还有一部分是输尿管和回肠输入袢吻合部位的漏尿。漏尿的首要处理原则是充分引流，保证尿路系统的压力最低。经过一段时间的保守治疗，大都可以自行缓解。对于担心漏口没有完全愈合者，可以通过膀胱造影来判断。

### （三）术后尿失禁

因为新膀胱在术后早期容量较小，绝大部分患者都存在尿失禁的情况。术后早期建议进行盆底肌训练。一般需要几个月的训练时长，等膀胱容量达到 400～500 ml，新膀胱扩张到一定大小，才能成为一个低压的储尿囊，此时，多数患者控尿功能会有明显改善。

### （四）术后排尿功能障碍

术后早期，因为新膀胱缺少排尿反射和自主逼尿肌收缩，需要重新学习排尿，患者需要通过训练学习腹压排尿。排尿的时候需要放松外括约肌，同时收缩腹部肌肉加大腹压来压迫新膀胱。初始阶段练习排尿可以在坐便器上练习。

开始排尿训练后，需每日做排尿日记，用手机或计时器设置提醒，不管有没有尿意，建议每 2～3 小时排尿 1 次。待膀胱容量扩大至 400 ml 左右之后，可将排尿间隔增加至 4 小时 1 次，每次排尿需要尽可能精确地记录尿量。

大多数患者通过一定阶段的训练都可以掌握正常的排尿技巧。但从长期随访结果看，30%～40% 的女性新膀胱患者和 10% 左右的男性新膀胱患者有可能会存在永久性排尿功能障碍，部分病例表现为残余尿增多，严重者可能完全无法自主排尿。一些患者（女性多见）在最开始几个月自主排尿良好，但有可能会呈进行性排尿困难，甚至发展为完全无法排尿。

如果存在术后排尿功能障碍，需要指导患者学习自家清洁导尿。

### （五）代谢并发症

新膀胱患者术后有出现代谢性酸中毒的风险，如果出现酸中毒时，可能表现为嗜睡、疲劳、恶心、呕吐、厌食和腹部烧灼感等症状。

通过血气分析可以了解酸中毒情况。有些患者需要服用一段时间碳酸氢钠进行纠正。

## 七、技术特色及评价

在构建原位新膀胱储尿囊时，需要考虑如下几方面的问题。

1. 新膀胱的容量。
2. 新膀胱的顺应性。
3. 与尿道吻合时的张力。
4. 与输尿管吻合时的张力。
5. 替代材料是否容易获得。
6. 是否会引起严重的营养、代谢并发症。
7. 构建方式是否简便、易行，易于推广。

IUPU 在进行储尿囊的设计过程中，也是围绕以上几个关键点进行考虑。理想的新膀胱容量，一般建议以 400～500 ml 为宜，容量如果过小，无法充分满足储尿的功能；而如果新膀胱容量过大，则有可能引起膀胱排空障碍，导致大量残余尿的发生。

新膀胱的顺应性直接影响术后上尿路的功能。因此，要求新膀胱在储尿期保证持续低压，以免压力过高导致上尿路的损害。目前，新膀胱的构建需要借用消化道作为替代材料，最常用的是回肠和结肠。无论使用回肠还是结肠，不可避免的一个问题是，肠管由于受自主神经支配，存在自主节律收缩，这种自主节律收缩，可能会引起新膀胱内的压力变化，导致新膀胱内压力不稳定以及顺应性的降低。为了避免这个问题，常用的解决方案是肠管的充分去管化，目前国际上较为流行的储尿囊构建方式，如 Hautmann 储尿囊、Studer 储尿囊等的构建基础就是肠管的充分去管化，以保证储尿囊的持续低压。

关于回肠和结肠究竟如何选择，目前尚没有统一定论。每种肠管各有其优、缺点。IUPU

更推荐使用回肠来构建原位膀胱储尿囊。因为相较于结肠，回肠拥有更好的延展性，而且术后发生代谢并发症的比例更低。

基于以上这些设计理念，笔者的团队以 Studer 新膀胱为基础，通过简化 Studer 储尿囊的缝合方式，设计了 IUPU 回肠原位新膀胱。在不影响整体效果的前提下，大大简化了手术技术，降低了手术难度，缩短了手术时间。

（李新飞　郝　瀚　李学松）

## 扩展阅读

[1] STEIN J P. Indications for early cystectomy [J]. Urology, 2003, 62(4): 591-595.

[2] CHASSIN J L, RIFKIND K M, SUSSMAN B, et al. The stapled gastrointestinal tract anastomosis[J]. Annals of Surgery, 1978, 188(5): 689-696.

[3] HAUTMANN R E, DE PETRICONI R, GOTTFRIED H W, et al. The ileal neobladder: complications and functional results in 363 patients after 11 years of follow up[J]. Journal of Urology, 1999, 161(2): 422-428.

[4] STUDER U E, TURNER W H. The ileal orthotopic bladder[J]. Urology, 1995, 45: 185-189.

[5] PENG H, GUANG P D, HAN H, et al. Laparoscopic radical cystectomy with extracorporeal neobladder: our initial experience[J]. Urology, 2019, 124: 286-291.

# 第十五章

# 经腹腹腔镜肾盂成形术

## 一、概述

肾盂输尿管连接处梗阻（ureteropelvic junction obstruction，UPJO）是引起肾积水最常见的原因，它会造成肾盂内压增高进而导致肾功能损害。男性发生多于女性，左侧多于右侧。导致本病的原因机制不很明确，可分为腔内和腔外因素。腔内因素为输尿管内瘢痕形成、输尿管发育不良；腔外因素为下极肾血管压迫；其次为先天性肾畸形、医源性输尿管瘢痕，以及纤维上皮息肉（很少见）等。

UPJO 的治疗以手术为主，治疗的目的为解除梗阻、缓解疼痛并保护肾功能。离断式肾盂成形术是治疗肾盂输尿管连接处狭窄的标准术式，开放手术和腹腔镜手术的成功率均大于 90%。近年来，腹腔镜或者机器人辅助的腹腔镜手术已成为 UPJO 治疗的主要术式。腹腔镜手术的手术入路主要包括经腹腔途径和经腹膜后途径。两种入路各有优缺点，经腹腔入路的优势在于操作空间大，吻合张力小，利于裁剪缝合；此外，经腹入路术者可以在视轴、操作轴和重心三轴上轻松达到最优。尤其对于初学者，在这种情况下，手眼配合和身体疲劳程度都有很大改善，有利于提升手术操作的稳定性，进而提高手术效果。

为了帮助初学者轻松地做好腹腔镜肾盂成形术，我们将此项技术进一步改良，将此术式

的每个操作步骤和手术细节都进行了程序化、标准化设计，使其具有更好的重复性和便利性。以下将结合围术期管理等方面，对此项技术进行全面叙述。

## 二、手术适应证及禁忌证

### （一）手术适应证

1. 梗阻相关的腰痛，疼痛症状影响患者正常生活。
2. 总肾功能受损或单侧肾功能进行性下降。
3. 反复出现梗阻相关的结石和感染。
4. 内镜下治疗后再次发生梗阻者或治疗失败者（包括无法内切开或术中发生输尿管全层切开者）。
5. 异位血管压迫输尿管造成梗阻的患者。
6. 肾合并 UPJO 者。
7. 梗阻所致的高血压者（较少）。

### （二）手术禁忌证

1. 凝血功能障碍或无法耐受麻醉及手术者为绝对禁忌。
2. 既往腹腔手术史，腹腔粘连严重者。
3. 肾内型肾盂者。
4. 合并影响手术的内科疾病者需内科及麻醉科进行术前评估。

## 三、术前检查及评估

1.常规项目：完善血常规、尿常规、血生化、凝血功能检查及传染病筛查，术前拍胸部X线片及做心电图。

2.合并泌尿系统感染者，术前可留尿培养及做药敏试验，可根据培养结果有针对性地应用抗生素。

3.影像学检查：常规泌尿系B超，利尿肾动态检查明确分肾功能，CTU或MRU。

4.术前一天进流食，当晚行灌肠，术前麻醉诱导后留置导尿管。如果存在感染在手术日预防性应用抗生素。

5.常用的手术器械包括常规腹腔镜光源及监视系统、气腹系统、腹腔镜手控器械及能量发生装置（如超声刀），必要时可配备 IUPU 自行设计的可弯曲 D-J 管辅助置入装置（图15-1）及可弯剪刀（图15-2、图15-3）。

## 四、手术准备及操作要点

### （一）麻醉和体位

全身麻醉后，患侧 45°～60° 斜卧位（以左患侧为例），注意做好体位固定（图15-4）。

### （二）套管位置

此术式主要以"四套管技术"操作（以左患侧为例），于左锁骨中线肋缘下 1～3 cm 处（Palmer点）做 0.5 cm 小切口，采用 Veress 方法刺入气腹针，接通气腹机，待气腹建立后，退出气腹针。于左腹直肌外缘脐上 3 cm 处，小刀切开皮肤约 1.2 cm 及皮下组织，穿刺置入 12 mm 套管作为腹腔镜套管，引入腹腔镜，腹腔镜直视下于 Palmer 点置入 5 mm 操作套管（助手操作），脐和左髂嵴连线与左腹直肌外缘交

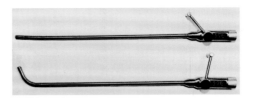

图 15-1　可弯曲 D-J 管辅助置入装置

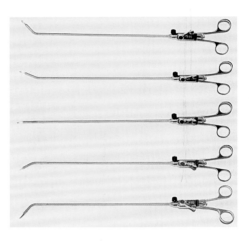

图 15-2　可弯剪刀（横向）

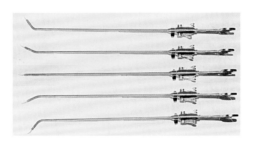

图 15-3　可弯剪刀（纵向）

点置入 5 mm 操作套管（术者左手），左髂嵴内上 3 cm 置入 12 mm 操作套管（术者右手）（图15-5 及图15-6）。以此套管穿刺点为基准，再根据 UPJ 梗阻位置将套管 3 和 4 的位置进行个体化调整。如果梗阻部位高则将套管 3 和 4 的位置向头侧平移。梗阻位置低或者马蹄肾 UPJ 梗阻则将套管 3 和 4 的位置下移。但要使套管 3 和 4 的间距大于 8 cm，以利于缝合重建。此

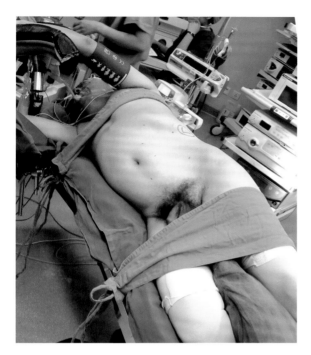

图 15-4 患者体位，45°~60°斜卧位（患侧为左侧）

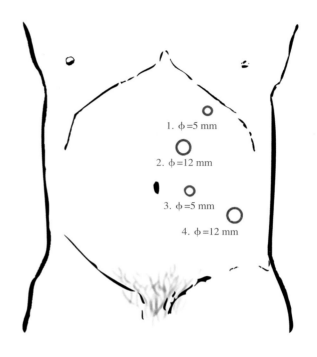

图 15-6 套管分布模式图（图中标注径线为套管直径），φ 代表套管直径

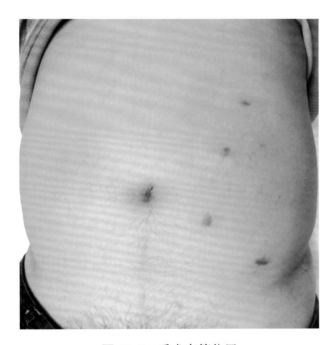

图 15-5 手术套管位置

技术适用于绝大多数上尿路经腹腹腔镜手术，包括肾癌根治术、肾部分切除术、肾盂成形术、腹膜后淋巴结清扫等。

**"四套管技术"操作优势**

1. 术者和助手的手臂不互相交叉，相互间的干扰达到最小。

2. 套管 2 从腹直肌外缘置入，观察镜位置要高于脐部进镜，可以更好地观察术野，减少肠管干扰。

3. 套管 1 从术野上方角度可以更方便精确地进行输尿管的劈开。

4. "四套管技术"给助手一个左手器械协助手术，方便进行对抗牵引，有利于缝合重建操作。

5. 有利于培训助手。

**（三）手术步骤**

按照主要手术步骤，可将该改良术式概述为"五步法"完成（图 15-7）：①游离肾盂及输

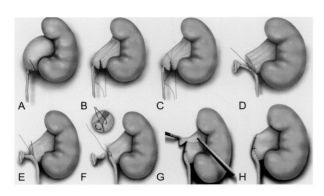

图 15-7　手术步骤模式图

尿管。②裁剪肾盂及输尿管（暂不离断肾盂和输尿管）。③缝合肾盂瓣下角和输尿管劈开处最下端，作为第一针，离断肾盂，吻合后壁。④置入 D-J 管后吻合前壁。⑤边裁剪多余肾盂边完成缝合。

### 第一步：游离肾盂及输尿管

沿患侧结肠旁沟打开后腹膜及脂肪，显露扩张膨胀的肾盂。部分患者可直接经肠系膜入路显露肾盂，并进行肾盂成形手术，但术中需注意避免损伤结肠的供应血管（图 15-8）。显露肾盂输尿管连接部，超声刀逐渐分离肾盂周

围的组织（图 15-9）。

### 第二步：裁剪肾盂及输尿管

在肾盂输尿管夹角的肾盂处裁剪肾盂 2～4 cm，在 UPJ 下方剪开部分输尿管壁，注意不要完全剪断输尿管，保持肾盂、输尿管部分连接，裁剪边缘尽量整齐，以方便后续吻合（图 15-10）。在输尿管背外侧纵行劈开输尿管 1.5～2 cm（图 15-11）。劈开输尿管时建议使用精细的腹腔镜剪刀。笔者近期定制了专用的四向可弯曲的腹腔镜剪刀，类似于机器人的内镜腕，可以轻松自如地在不离断状态下完成输尿管的纵向劈开，见图 15-2 和图 15-3。

### 第三步：缝合肾盂瓣下角和输尿管劈开处最下端，作为第一针，离断肾盂，吻合后壁

应用 4-0 可吸收缝线缝合肾盂瓣下角与输尿管劈开处最下端，此缝合线作为吻合的第一针，更重要的是作为后续吻合的标记线，以防止离断后输尿管扭转，进而保证准确的吻合方向（图 15-12）。

第一针缝合尤为关键，非离断状态下完成

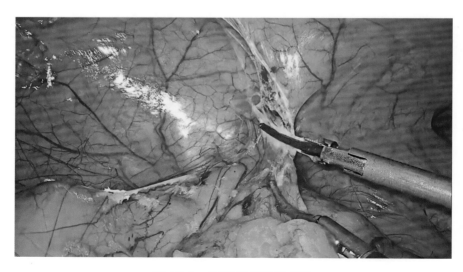

图 15-8　打开患侧结肠旁沟

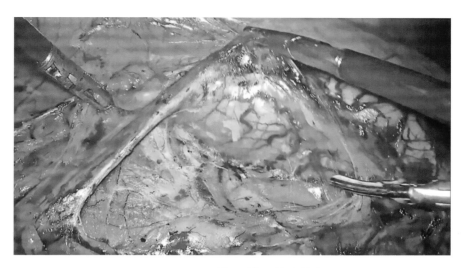

图 15-9  显露肾盂输尿管连接部

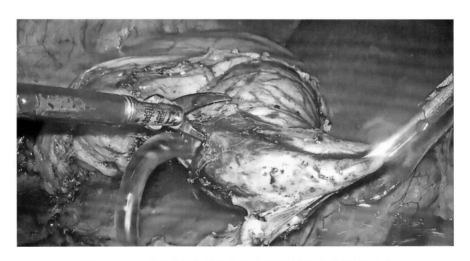

图 15-10  裁剪肾盂（肾盂和输尿管仍为非离断状态）

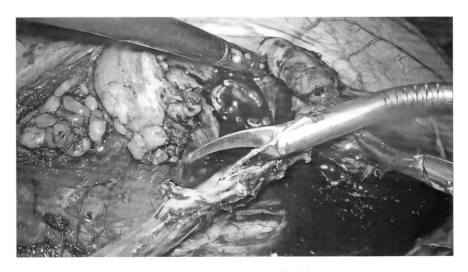

图 15-11  纵行剪开输尿管

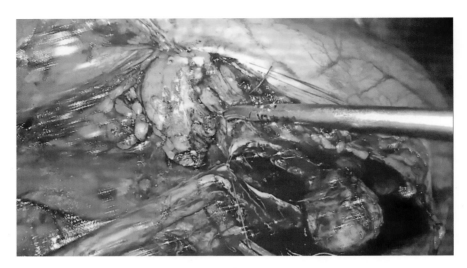

图 15-12　缝合肾盂和输尿管第一针

吻合，保证原吻合方向，避免扭转；完成第一针吻合后，可完全离断肾盂、输尿管，然后连续缝合法吻合肾盂和输尿管后壁，吻合时注意尽量避免用力夹持过多开口黏膜以免引起吻合口黏膜坏死，另外，注意避免针距过大，保证针距 3 ~ 5 mm（图 15-13）。

### 第四步：置入 D-J 管后吻合前壁

D-J 管的置入可从其中一个套管置入后用腹腔镜血管钳辅助夹持放入输尿管远端，也可采用特制的可弯吸引器引导置入（图 15-14、图 15-15），方便、快捷。置入 D-J 管后，吻合肾盂和输尿管前壁（图 15-16）。

笔者在国际上首次创新性地提出腹腔镜肾盂成形术吻合的部位分区理念，对这些不同部位的保护可能会影响手术的效果。图 15-16 中的红色区域为肾盂成形术中输尿管和肾盂瓣的关键吻合区域，手术中要尽量避免用分离钳夹

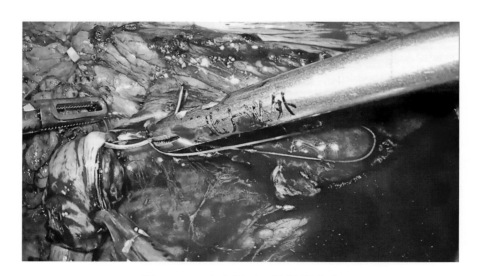

图 15-13　吻合肾盂、输尿管后壁

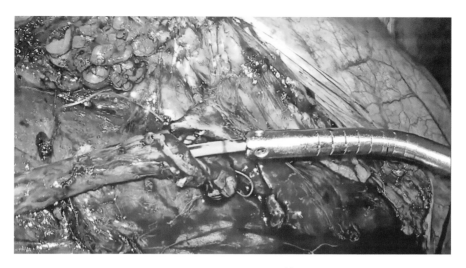

图 15-14 置入 D-J 管

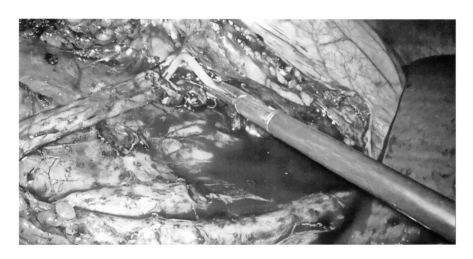

图 15-15 将 D-J 管近端置入肾盂

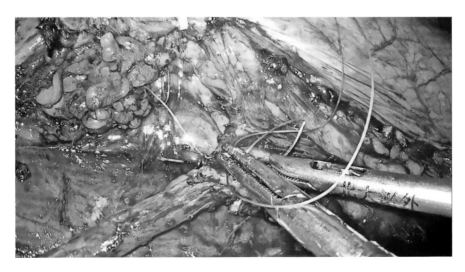

图 15-16 缝合肾盂、输尿管前壁

持其黏膜部位。黄色和绿色区域是最终剪除部位，助手可以夹持对抗牵引，以利于显露和缝合。

**第五步：边裁剪多余肾盂边完成缝合**

边裁剪多余肾盂边缝合，最后连续缝合关闭切开的侧腹膜，使术野完全腹膜化，在患侧结肠旁沟处放置引流管一根，术毕（图 15-17、图 15-18、图 15-19 ）。

若术后患者腰疼症状较前明显改善或消失，无症状患者随访复查影像学及肾功能检查提示肾积水及肾功能较前好转，提示手术成功。图 15-20 显示手术后患者肾积水较术前明显缓解。

## 五、术后处理及注意事项

1. 术后 48～72 小时内预防性应用抗生素。
2. 术后 6 小时可饮水，术后第 1 天即可进流食。

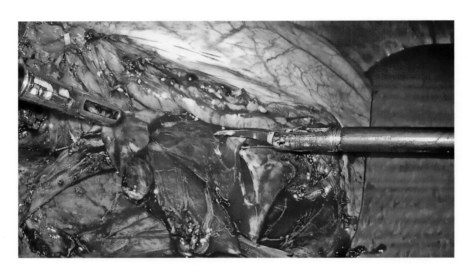

**图 15-17　边缝合边裁剪**

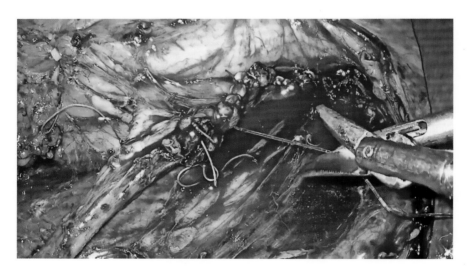

**图 15-18　吻合完毕**

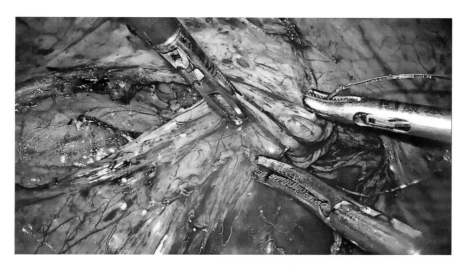

**图 15-19** 关闭侧腹膜

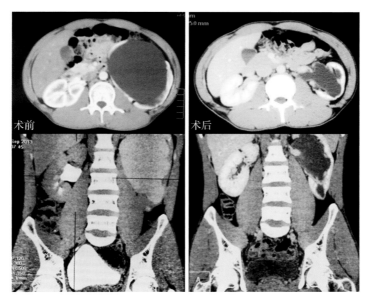

**图 15-20** 术前、术后增强 CT 对比：术后肾积水明显改善

3. 术后第 1 天复查立位腹平片，查看 D-J 管位置，并嘱患者下地活动。

4. 保留导尿管 5~7 天后可拔除导尿管。

5. 引流液持续稳定减少时拔除腹腔引流管，一般术后 2~3 天可拔除。

6. 术后 1~2 个月经膀胱镜拔除 D-J 管。

7. 门诊定期复查泌尿系超声，必要时行 CTU 或者 MRU 检查。

## 六、并发症及处理策略

1. 术后吻合口漏

吻合口漏常发生于术后早期，主要与吻合不确切有关，其次为 D-J 管放置不到位。所以术中尽量保证缝合牢靠，无论连续缝合还是间断缝合，都要保证"不漏水"缝合；同时，也要注意避免张力性吻合，张力过大或者过多钳夹吻合口的黏膜都会影响吻合口的愈合。一旦发生漏尿，要保持留置 D-J 管的引流通畅和伤口引流管的引流通畅，同时，注意患者体温及腰腹部症状，及早发现因漏尿引起的感染。通常漏尿可以在数天内自行停止。

2. 术后输尿管再梗阻

输尿管再梗阻常表现为拔除 D-J 管后原有腰部症状不缓解或随访复查时发现患侧肾积水较术前加重；首先应进行影像学检查明确吻合口是否狭窄，同时需要进行利尿肾动态检查明确患侧肾功能以及梗阻的严重情况，如果出现需要治疗的再梗阻需要综合考虑多方面条件，选择相对适宜的治疗方法，比如球囊扩张、内镜下切开手术或者再次手术以解除梗阻。

## 七、技术特色及评价

肾盂成形术术中存在很多不可预测的变数，每一例患者的解剖结构都不相同，具体病情也不同，包括积水的严重程度，是否存在输尿管高位附着，是否存在异位血管索条，梗阻的长度，梗阻的位置，是否存在肾旋转不良等。

因此还需要对每种不同的术中情况进行个体化的手术操作，只有这样才能达到更好的手术效果。

（杨昆霖　李学松）

## 扩展阅读

[1] ADEY G S, VARGAS S O, RETIK A B, et al. Fibroepithelial polyps causing ureteropelvic junction obstruction in children[J]. The Journal of Urology, 2003, 169(5): 1834-1836.

[2] LOWE F C, MARSHALL F F. Ureteropelvic junction obstruction in adults[J]. Urology, 1984, 23(4): 331-335.

[3] KAVOUSSI L R, PETERS C A. Laparoscopic Pyeloplasty[J]. The Journal of Urology, 1993, 150(6): 1891-1894.

[4] KLINGLER H C, REMZI M, JANETSCHEK G, et al. Comparison of open versus laparoscopic pyeloplasty techniques in treatment of uretero-pelvic junction obstruction[J]. European Urology, 2003, 44(3): 340-345.

[5] SCHUESSLER W W, GRUNE M T, TECUANHUEY L V, et al. Laparoscopic dismembered pyeloplasty[J]. The Journal of Urology, 1993, 150(6): 1795-1799.

[6] YANG K, YAO L, LI X, et al. A modified suture technique for transperitoneal laparoscopic dismembered pyeloplasty of pelviureteric junction obstruction[J]. Urology, 2015, 85(1): 263-267.

[7] 张雷, 姚林, 李学松, 等. 经腹腹腔镜肾切除手术的肾蒂处理技术：单一术者191例经验总结[J]. 北京大学学报(医学版), 2014, 46(4): 537-540.

# 第十六章

# 腹腔镜肾盂瓣手术

## 一、概述

肾盂输尿管连接处梗阻（ureteropelvic junction obstruction，UPJO）的治疗以手术为主，治疗的目的为解除梗阻、缓解疼痛并保护肾功能。Anderson-Hynes 离断式肾盂成形术是治疗肾盂输尿管连接处狭窄疾病的标准术式，其成功率大于 90%。常见的非离断式肾盂成形术包括 Y-V 成形、Fenger 成形术等。由于未完全切除狭窄段、瘢痕形成、炎症粘连容易造成再狭窄、无法裁剪肾盂等原因，既往的研究报道成功率不高。

肾盂瓣成形术作为非离断式肾盂成形术的一种，具有修复近端输尿管狭窄、缩小肾盂体积、构建较宽吻合口等优点，主要应用于大肾盂合并近端狭窄的病例，既往报道有较高的成功率，尤其适用于二次手术的患者。近年来，腹腔镜或机器人辅助腹腔镜手术已成为 UPJO 治疗的主要术式，与开放手术相比有相同乃至更高的成功率，同时具有创伤小、操作空间大、术中出血少、术后住院时间短等优势。

## 二、手术适应证及禁忌证

### （一）手术适应证

1. 反复出现腰痛，疼痛症状影响患者正常生活。

2. 总肾功能受损或单侧肾功能进行性下降。

3. 反复出现梗阻相关的结石和泌尿系感染。

4. 输尿管上段狭窄且肾盂体积较大。

5. 内镜或腹腔手术治疗后再次发生梗阻者（包括无法内切开或术中发生输尿管全层切开、前次肾盂成形术后再狭窄者）。

### （二）手术禁忌证

1. 凝血功能障碍或无法耐受麻醉及手术者为绝对禁忌证。

2. 经术前三维重建评估，存在需要保留的异位血管压迫输尿管造成梗阻的患者。

3. 肾内型肾盂或者肾盂体积不大者。

4. 合并影响手术的内科疾病者需内科及麻醉科进行术前评估。

## 三、术前检查及评估

1. 常规项目：完善血常规、尿常规、血生化、凝血功能检查及传染病筛查，术前拍胸部 X 线片及做心电图。

2. 合并泌尿感染者，术前可留尿培养及进行药敏试验，可根据培养结果有针对性地应用抗生素。

3. 影像学检查：常规泌尿系 B 超，利尿肾动态检查明确分肾功能，CTU 或 MRU，完善三维重建，明确是否合并异位血管，肾造瘘造影和（或）逆行输尿管造影，明确狭窄部位及长度。

4. 术前 1 天进流食，当晚行灌肠，术前麻醉诱导后留置导尿管。如果存在感染在手术日预防性应用抗生素。

5. 做好患者的心理护理及术前沟通，讲解麻醉、手术相关知识及术后康复过程。

## 四、手术准备及操作要点

### （一）患者体位

与腹腔镜肾盂成形术相同。

### （二）套管位置

与腹腔镜肾盂成形术相同。

### （三）手术步骤

按照主要手术步骤，可将该改良术式概述为"四步法"完成：①分离粘连，游离肾盂及输尿管。②确认狭窄部位，测量狭窄长度。③裁剪肾盂瓣。④吻合肾盂瓣与输尿管，网膜包裹。

第一步：分离粘连，游离肾盂及输尿管

沿升结肠旁沟打开侧腹膜（图 16-1）及肾周筋膜（图 16-2），在瘢痕中仔细游离并显露

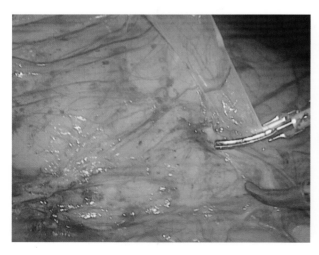

图 16-1 沿结肠旁沟打开侧腹膜

扩张的肾盂（图 16-3）。充分游离出肾盂及输尿管上段（图 16-4）。

第二步：确认狭窄部位，测量狭窄长度

确认狭窄部位（图 16-5），剔除周围瘢痕组织，切开狭窄段上方肾盂组织（图 16-6），沿切口纵行向下剖开狭窄段（图 16-7），直至狭窄段远端 1 cm 正常输尿管（图 16-8），测量实际狭窄段长度及所需肾盂瓣长度，即肾盂切口至剖开输尿管远端距离。

第三步：裁剪肾盂瓣

沿肾盂切口朝向肾窦方向裁取肾盂瓣第一

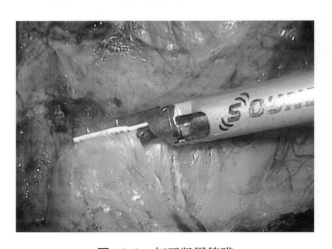

图 16-2 打开肾周筋膜

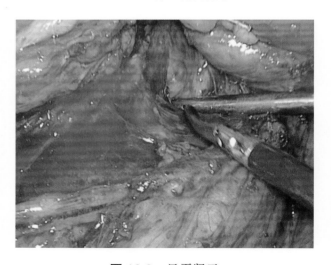

图 16-3 显露肾盂

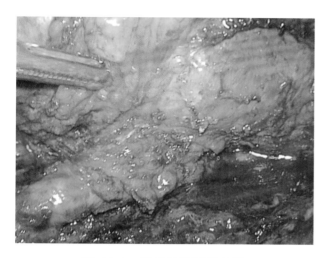

图 16-4 肾盂及输尿管上段

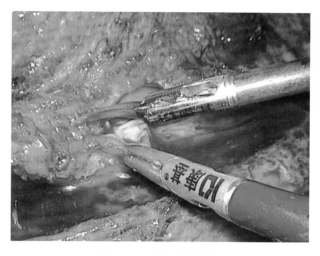

图 16-7 剪开输尿管

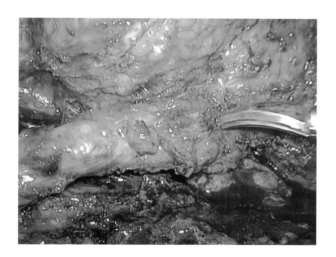

图 16-5 确认狭窄部位

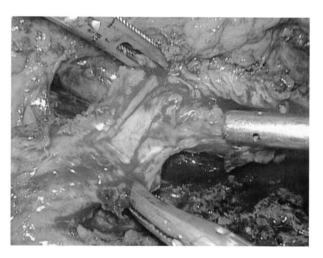

图 16-8 剪开输尿管至正常段

长边（长度为测量所需肾盂瓣长度），自肾盂开口处纵行向上裁剪肾盂瓣宽边（宽度与长度比例为 1：3），自该裁取顶点再次朝向肾窦方向裁取肾盂瓣第二长边（与第一边接近平行）。（图16-9、图16-10）

第四步：吻合肾盂瓣与输尿管，网膜包裹

将裁取肾盂瓣向下拉，可充分覆盖已剖开输尿管（图16-11），缝合肾盂瓣下角（图16-12）与已剖开输尿管远端（图16-13），连续缝合肾盂瓣第一边与已剖开输尿管外侧壁（图16-14），完成后壁吻合。顺行置入 F 7 的 D-J

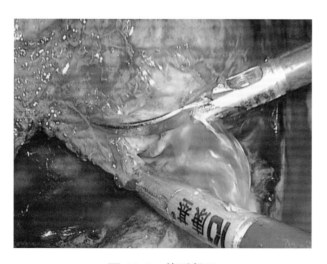

图 16-6 剪开肾盂

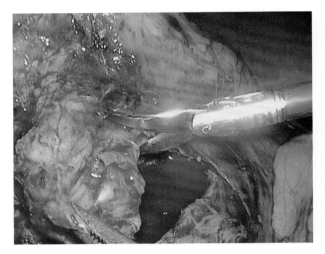

图 16-9　裁剪肾盂瓣一边

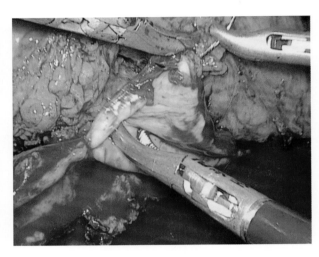

图 16-12　缝合肾盂瓣下角

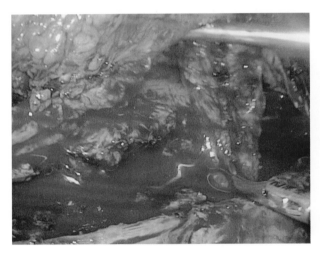

图 16-10　裁剪肾盂瓣另一边

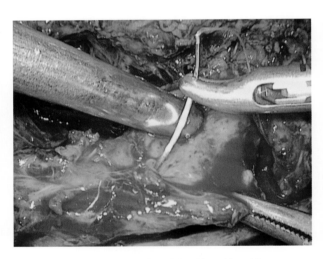

图 16-13　缝合已剖开输尿管远端

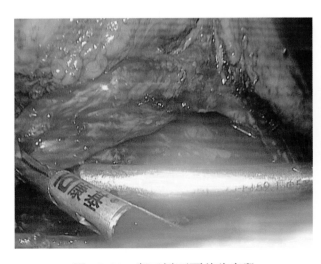

图 16-11　肾盂瓣可覆盖狭窄段

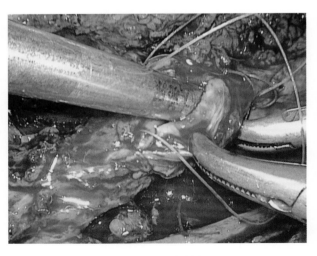

图 16-14　缝合外侧壁

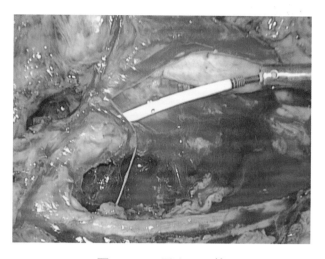

图 16-15　置入 D-J 管

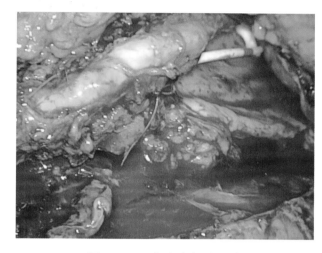

图 16-17　完成内侧壁缝合

管（图 16-15），连续缝合肾盂瓣第二边与已剖
开输尿管内侧壁（图 16-16），完成内侧壁吻合
（图 16-17），必要时裁剪冗大肾盂后关闭肾盂
（图 16-18）。经肾造瘘注水测试吻合口通畅程
度及漏尿情况（图 16-19），取大网膜组织，包
裹修复段输尿管并固定，放置引流管至修复段
输尿管周围（图 16-20）。

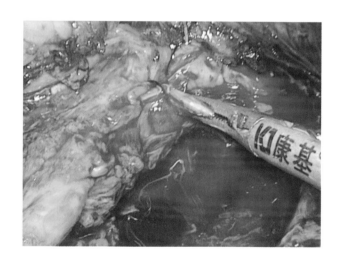

图 16-18　关闭肾盂

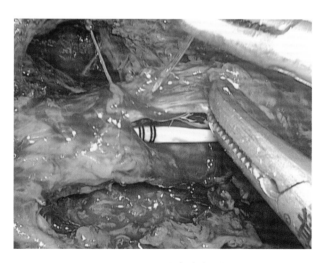

图 16-16　缝合内侧壁

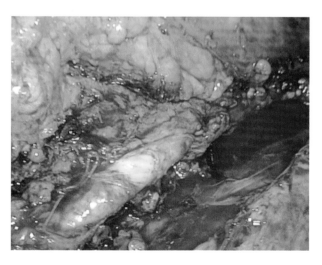

图 16-19　完成缝合

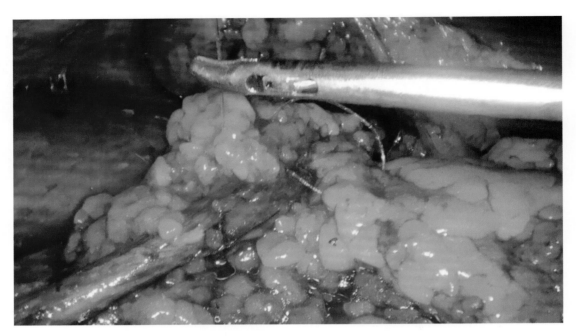

图 16-20　大网膜包裹

## 五、术后处理及注意事项

1. 术后 48～72 小时内预防性应用抗生素。

2. 术后 6 小时可饮水，术后第 1 天即可进流食。

3. 术后第 1 天复查立位腹平片，查看 D-J 管位置，并嘱患者下地活动。

4. 保留导尿管 5～7 天，此后可拔除导尿管。

5. 引流液持续稳定减少时拔除腹腔引流管，一般术后 2～3 天可拔除。

6. 术后 2～3 个月经膀胱镜拔除 D-J 管；拔管后行上尿路尿动力学评估，明确输尿管通畅情况。

7. 拔 D-J 管后定期复查泌尿系超声、CTU 或者 MRU 检查、肾动态检查。

## 六、术后并发症及处理策略

1. 吻合口漏

吻合口漏常发生于术后早期，主要与吻合不确切有关，其次为 D-J 管放置不到位。所以术中尽量保证缝合牢靠，无论连续缝合还是间断缝合，都要保证"不漏水"缝合；同时，也要注意避免张力性吻合，张力过大或者钳夹吻合口的黏膜过多都会影响吻合口的愈合。因此术后应及时明确 D-J 管位置是否合适。一旦出现漏尿，要保持留置 D-J 管和伤口术区引流管的引流通畅。同时，注意患者是否出现腹痛、发热、尿少等症状。大多可采取调整 D-J 管位置、延长置管时间、应用抗生素等保守治疗措施处理。

2. 输尿管再梗阻

输尿管再梗阻常表现为拔除 D-J 管后原有腰部症状不缓解或患侧肾积水较术前无明显变化甚至加重。通过影像学检查及利尿肾动态检查评估患者是否出现输尿管再梗阻及患侧肾功能，可以选用球囊扩张，内镜下切开手术或者再次手术等方式解除梗阻。

## 七、技术特色及评价

IUPU 采用的腹腔镜肾盂瓣成形术具有能修复上段输尿管狭窄、缩小肾盂体积、构建较宽吻合口等优点，在手术过程中遵循"4TB"原则，即用尽量细的缝线、减少钳夹尿路组织、无张力且不漏水的吻合、尽量保留血供。IUPU 多采用 4-0 或 5-0 可吸收缝线；手术器械多夹持在需要裁减的肾盂组织上，即将肾盂组织分为钳夹区和缝合区，有效减少了手术器械对肾盂组织的损伤，保证了吻合区域肾盂组织的活性。对肾盂瓣的充分裁剪及确切缝合保证了无张力且不漏水的缝合；同时在游离输尿管周围血供时尽量减少对输尿管及肾盂周围组织的破坏。

本术式适用于大部分医源性输尿管上段狭窄患者，需要患者肾盂有足够体积方可施行该治疗方案，可通过术前顺行及逆行造影初步判断狭窄位置、长度及肾盂的体积，判断以肾盂作为狭窄段的修复材料是否足够。但实际修复方法还是要以术中情况为准，术前做好无法用肾盂瓣进行修复的预案。

（樊书菠　李学松）

## 扩展阅读

[1] CULP O S, DEWEERD J H. A pelvic flap operation for certain types of ureteropelvic obstruction: observations after two years' experience[J]. Journal of Urology, 1954, 71(5):523-529.

[2] GETTMAN M T, PESCHEL R, NEURURER R, et al. A comparison of laparoscopic pyeloplasty performed with the daVinci Robotic System versus standard laparoscopic techniques: initial clinical results[J]. European Urology, 2002, 42(5):453-458.

[3] KHAN F, AHMED K, LEE N, et al. Management of ureteropelvic junction obstruction in adults[J]. Nature Reviews Urology, 2014, 11(11):629-638.

[4] KLINGLER H C, REMZI M, JANETSCHEK G, et al. Comparison of open versus laparoscopic pyeloplasty techniques in treatment of uretero-pelvic junction obstruction[J]. European Urology, 44(3):340-345.

[5] LOWE F C, MARSHALL F F. Ureteropelvic junction obstruction in adults[J]. Urology, 1984, 23(4):331-335.

[6] SCHUESSLER W W, GRUNE M T, TECUANHUEY L V, et al. Laparoscopic dismembered pyeloplasty[J]. Journal of Urology, 1994, 150(6):1795-1799.

[7] WINFIELD H N. Management of adult ureteropelvic junction obstruction-Is it time for a new gold standard?[J]. Journal of Urology, 2006, 176(3):866-867.

# 第十七章

# 腹腔镜马蹄肾及盆腔异位肾肾积水处理

## 一、概述

肾异位和融合异常是常见的泌尿系统先天性异常，是由于肾的异常胚胎迁移所致的肾位置和融合异常。先天性马蹄肾是最常见的肾融合畸形，其发病率为 1/1800～1/400，男女比例为 4∶1，系胚胎发育时期两肾旋转失常，肾下极彼此融合成峡部，因呈马蹄形而称为马蹄肾。峡部大部分由肾实质构成，由单独的血液供应，少部分由纤维组织构成。由于肾融合畸形发育异常，血液供应存在明显的变异，可来自髂动脉或腹主动脉，且动脉存在较大的变异。部分患者无任何症状，部分患者表现为无痛性腹部包块。如伴有肾积水、肾结石或者泌尿系感染则可出现相应症状。肾积水为常见的并发症之一，其原因包括肾盂输尿管狭窄、周围纤维带压迫、异常血管压迫、峡部压迫，输尿管高位开口及肾旋转不良成角畸形等。

盆腔异位肾是指未上升至骨盆缘以上的异位肾。一项对 132 686 例中国台湾地区学龄儿童（6～15 岁）进行的筛查研究发现异位肾的发生率为 1/5000。大多数异位肾患者并无症状，部分患者可出现症状或者并发症，如泌尿系感染、尿路梗阻和结石。症状包括腹痛、发热、血尿或异位输尿管所致的尿失禁。体格检查时可能触及下腹部包块。

## 二、手术适应证及禁忌证

### （一）手术适应证

1. 合并患侧腰痛、结石形成或反复尿路感染。
2. 3 度或者 4 度肾积水。
3. 分肾功能受损。

存在上述任一情形即存在手术适应证。

### （二）手术禁忌证

妊娠期妇女，出血性疾病患者，严重脏器功能不全不能耐受麻醉者，急性泌尿系感染未控制者。

## 三、术前检查及评估

1. 常规项目：完善血常规、尿常规、血生化、凝血功能检查及传染病筛查，术前拍胸部 X 线片及做心电图。
2. 合并泌尿感染者，术前可留尿培养及行药敏试验，可根据培养结果有针对性地应用抗生素。
3. 影像学检查：常规泌尿系 B 超，利尿肾动态检查明确分肾功能，CTU 或 MRU，完善三维重建，明确是否合并异位血管，肾造瘘造影和（或）逆行输尿管造影，明确狭窄部位及长度。

4.术前常规的准备包括：①术前充分禁食、禁水。②手术区域备皮。

5.应重视心理的准备。术前与患者及家属进行充分沟通，告知患者手术目的、过程及风险，充分尊重患者的知情同意权，同时有利于减轻患者焦虑。若患者术前因紧张、焦虑而失眠，可以应用镇静安眠药物，辅助患者休息，有利于其以良好的状态迎接手术。

## 四、手术准备及操作要点

### （一）腹腔镜马蹄肾肾实质切开肾盂成形术（laparoscopic pyeloplasty with wedged dissection of renal parenchyma in horseshoe kidney）

#### IUPU 点

左侧锁骨中线肋缘下方 3 cm 处称为 Palmer 点，该点被报道用于妇产科、泌尿外科腹腔镜手术中用于建立气腹。然而随着气腹的建立，Palmer 点向外和向下移动。这对妇科和产科的腹腔镜手术影响较小，因为穿刺点距离手术部位足够长，偏移可以忽略不计。然而，在泌尿外科腹腔镜手术中，因为从穿刺点到手术部位的距离较短，移位具有较大的影响。为了更好地将这种技术应用于泌尿外科腹腔镜手术，我们改进了 Palmer 点，并命名为 IUPU 点，位置在沿胸骨旁线的左肋缘下方 1 ~ 2 cm，相对于 Palmer 点偏内、偏上，以抵消气腹建立后穿刺点的偏移，右侧位置与左侧该点关于中线呈轴向对称，见图 17-1 点 1。

气管插管、全麻诱导后，留置导尿管。患侧卧位约 30°，以海绵垫至胁腹部。于 IUPU 点采用 Veress 气腹针建立气腹，设定气腹压力为 14 mmHg，采用 IUPU 布局建立各 Trocar 孔（图 17-1）。沿结肠旁沟剪开侧后腹膜，将结肠内翻后可暴露肾周筋膜。分离肾外侧，然后充分游离峡部（图 17-2 A）、肾盂、输尿管及周围组织结构，根据局部解剖决定手术方式。

#### 关于血管的处理

切勿损伤峡部后方的腹主动脉，下腔静脉、肾的动静脉。在游离肾的同时一定要注意肾的血管分布。对于变异血管在术中没有明确其供应范围之前，应尽量保留，以免造成肾实质的局部缺血坏死。对于阻挡视野或者压迫输尿管导致梗阻的动脉，可先尝试夹闭该血管并观察其供应的肾实质有无缺血表现。若无明显缺血表现，则可将其结扎离断。若为明显缺血，则保留变异动脉，将动脉与肾盂输尿管游离分开，解除血管压迫即可。

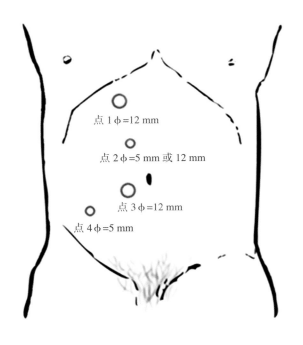

**图 17-1**　Palmer 点、IUPU 点 和 IUPU 布局，图中右侧 IUPU 点（点 1）、点 2、点 3、点 4 组成 IUPU 布局，φ 代表套管直径

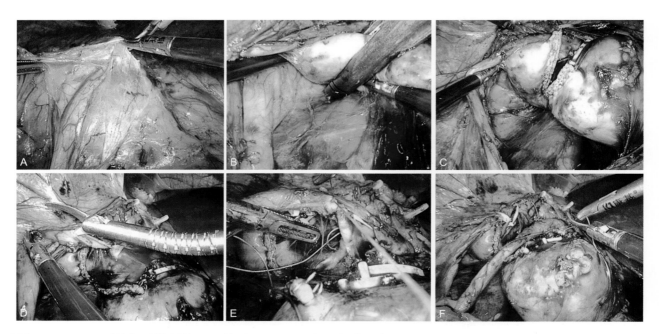

图 17-2　A.显露峡部及输尿管；B.使用 Endo-GIA 切开抬高阻断输尿管的肾实质部分；C.肾实质楔形切开；D.纵行切开狭窄段；E.肾盂成形术；F.输尿管置入楔形开口处未见明显梗阻

### 关于峡部的处理

　　根据峡部的结构采取不同的方法来处理。若峡部为纤维束带，可用超声刀离断。若峡部为宽厚的肾实质，是否离断峡部，应视情况而定。如峡部无上抬，非导致梗阻的解剖学原因，可不处理。如轻度上抬，可行峡部切开或者部分离断，解除梗阻即可（图 17-2B、C）。如严重上抬，应完全离断以解除梗阻。离断前应仔细观察，防止损伤肾盏。离断峡部时可以使用 Endo-GIA。在离断之后应观察断端有无损伤肾盏以及有无出血。若损伤肾盏或断面出血，则应缝扎处理。缝扎时注意从不同的方向进针，缝扎间距不宜过近，以防止缝线松脱残端出血及漏尿。

### 关于 UPJ 的处理

　　如果 UPJ 本身存在器质性狭窄且高位开口，行 Y-V 式肾盂成形术（图 17-2D、E、F）；

如果本身存在器质性狭窄但不存在高位开口的情况，行腹腔镜离断式肾盂成形术。如果通过峡部时成角畸形以及肾旋转不良牵拉输尿管，而 UPJ 本身并无器质性狭窄，可在离断峡部后行患侧肾复位固定术。行肾盂成形术后患侧留置 D-J 管，UPJ 周围留置引流管。

### （二）腹腔镜盆腔异位孤立肾肾盂成形术（laparoscopic pyeloplasty in pelvic ectopic isolated kidney）

　　全麻诱导后，患者呈平卧位，于脐周建立气腹，并依次建立各 Trocar 孔（图 17-3A），镜下游离左侧肾盂及输尿管上段，可见肾盂明显扩张积水，见异位肾盂输尿管连接部狭窄（图 17-3B）。于狭窄段处剖开肾盂，剪除多余肾盂壁，修剪成漏斗形，于输尿管开口处纵行切开狭窄段（图 17-3C），肾盂漏斗下端与输尿管相连（图 17-3D）。用无创分离钳轻轻夹持肾盂创缘，用可吸收线将肾盂瓣的最低点与输尿

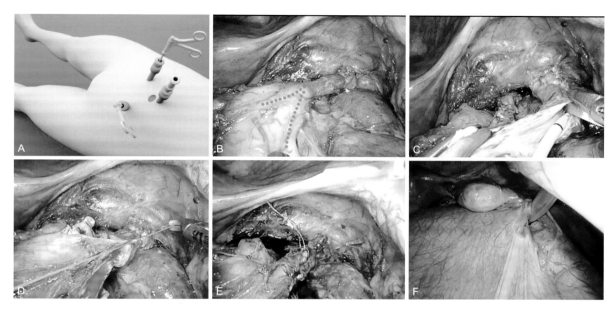

图 17-3　A. 腹腔镜 Trocar 布局；B. 显露 UPJ 并规划切开轨迹；C. 纵行切开狭窄段；D. V-Y 肾盂成形术；E. 观察成形术后 UPJ 呈漏斗状；F. 关闭腹膜并留置引流管

管劈开处全层缝合，探查输尿管无梗阻感，确定输尿管无狭窄段后，置入 D-J 管，上达肾盂，下至膀胱。吻合肾盂输尿管，先缝合后壁再缝合前壁，完成肾盂瓣与输尿管吻合后，继续缝合肾盂创缘。缝合后观察吻合口呈漏斗状（图 17-3E），关闭腹膜并留置腹膜后引流（图 17-3F）。

## 五、术后处理及注意事项

术后鼓励患者尽早下床活动，以防下肢静脉血栓的形成，但避免过度活动，以免引起出血或吻合口漏。肠鸣音恢复后可从半流食逐步过渡到普食。

术后保持伤口敷料干燥，观察有无渗液并按时换药，直至拔管后伤口愈合。一般引流管留置 2 天，若引流液过多，颜色变浅或为血性液体，应警惕漏尿或术后出血。引流管拔除后，局部无须缝合，可自行愈合。正确应用抗生素预防术后感染。

1 周后可拔除导尿管，术后 2～3 个月可于膀胱镜下拔除 D-J 管，拔管后注意观察有无腰痛及发热。拔除内支架管后 2 周行血肌酐、B 超或利尿性肾图检查，术后间隔 3 个月、6 个月、12 个月各复查 1 次，之后每年 1 次，共计 2 年。

## 六、术后并发症及处理策略

术后并发症主要有：①漏尿，与缝合间距大或者未收紧缝线有关，表现为术后腹腔引流液量增多，为尿性引流液。②术后感染，尤其是漏尿存在的情况下感染概率增高。③吻合口狭窄，与肾盂输尿管黏膜对合不佳等因素有关。肾盂成形术后常规留置 D-J 管，保留导尿管及引流管。

D-J 管与导尿管的目的是保持尿液从肾盂至膀胱再到体外的引流通畅，减少反流及吻合口漏尿的风险。对于已经发生的漏尿，应该首先确定吻合口的远端是否存在梗阻。如果确实存在吻合口远端梗阻，解除梗阻后往往漏尿可自行停止，积聚在吻合口周围的尿液一部分经引流管排出，一部分被机体逐渐吸收。同时应加强抗感染治疗。此外，漏尿及吻合口周围感染亦会增加术后吻合口狭窄的风险，同时由于D-J管的留置，可在一定程度上减少术后吻合口狭窄的风险。如果发生了吻合口狭窄，首先可考虑行腔内治疗，如球囊扩张等。必要时可行二次肾盂成形术，因局部瘢痕的原因，二次肾盂成形术的难度较高。

## 七、技术特色及评价

马蹄肾合并肾积水的传统治疗方法为开放性手术。随着微创技术的发展，腹腔镜肾盂成形术的成功率与开放性手术相似，但术后恢复更快且切口小。腹腔镜下肾盂成形术中缝合打结操作难度相对较大，机器人辅助肾盂成形术可降低缝合难度，是未来发展的趋势。

与正常肾手术相比，马蹄肾腹腔镜手术较为复杂，主要原因为解剖变异。主要包括肾位置异常、血管变异及峡部变异三个方面。应根据不同的解剖学变异制订合适的手术方案。术前行增强 CT 三维重建可显示解剖异常，能多角度、多方位旋转，对局部解剖能进行细致的观察，辅助判断肾积水的原因。此外可显示肾的供应血管，可明确肾的血供及异常血管的分布情况，减少手术风险，提高手术效率。

（樊书菠　李学松）

## 扩展阅读

[1] CAYTEN C G, DAVIS A V, BERKOWITZ H D, et al. Ruptured abdominal aortic aneurysms in the presence of horseshoe kidneys[J]. Surgery Gynecology & Obstetrics, 1972, 135(6):945-949.

[2] PITTS W R, MUECKE E C. Horseshoe kidneys: a 40-year experience[J]. Journal of Urology, 1975, 113(6):743-746.

[3] SHEIH C P, LIU M B, HUNG C S, et al. Renal abnormalities in schoolchildren[J]. Pediatrics, 1990, 84(6):1086-1090.

[4] 蒋绍博, 金讯波, 郭旭东, 等. 腹腔镜治疗马蹄肾合并肾积水的效果[J], 山东大学学报(医学版), 2011, 49: 162.

# 第十八章

# 机器人盆腔异位肾肾盂成形术

## 一、概述

泌尿系畸形在产前诊断的先天性异常中占30%。异位肾的尸检发生率约为1/900。男性和女性的异位肾发生率没有显著差异。由于女性接受体检的频率较高，女性更容易被发现异位肾。左侧异位肾的发生率略高于右侧，盆腔异位肾的发生率为1/3000～1/2100。盆腔异位肾常合并肾盂输尿管连接处梗阻（ureteropelvic junction obstruction，UPJO）和泌尿系结石。异位肾合并UPJO的发生率为22%～37%。盆腔异位肾与周围脏器通常有复杂的解剖结构，复杂的血管异常和空间关系可能会给手术带来难题，增加修复手术中的并发症风险。

开放肾盂成形术一直被认为是手术治疗正常肾UPJO的金标准，成功率超过90%。针对合并上尿路发育畸形的成人，文献已报道过采用腔内手术、腹腔镜手术或机器人手术治疗盆腔异位肾的UPJO，但大多都是个案报道，且手术方案无法统一。目前关于成人盆腔异位肾UPJO的手术结果数据仍有限，因此，本章介绍采用机器人手术治疗盆腔异位肾合并UPJO的手术技术。

## 二、手术适应证及禁忌证

手术适应证及禁忌证均同肾盂成形术基本一致，请参考本书肾盂成形术相关内容。

## 三、术前检查及评估

大多数盆腔异位肾UPJO患者多因体检而被发现，亦有患者因出现泌尿系感染等症状而被发现，术前需对患者进行仔细全面的评估。

实验室检查包括：除术前血液常规检查外，还需尿常规检查，对于合并泌尿系感染的患者，需增加尿培养及抗生素药敏检查以便指导用药。

影像学检查主要包括：泌尿系B超、泌尿系增强CT或泌尿系增强MRI。根据泌尿系增强CT影像资料可制作高质量的三维重建图像，供术者进行术前手术规划及术中导航使用，以减少术中损伤盆腔异位肾周围结构及器官的风险。

其他检查还包括：利尿肾动态检查，既可判断分肾功能，也可评估尿路梗阻情况。

## 四、手术准备及操作要点

### （一）患者体位

患者采用头低位，根据机器人型号的差别，可采取平卧位或截石位，机械臂从患者足侧对位，助手可根据不同操作习惯坐于患者左侧或右侧（图18-1）。

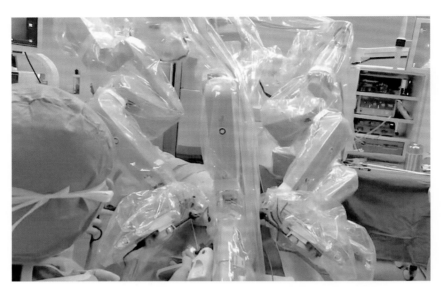

图 18-1　术者及助手位置

## （二）套管位置

套管位置与盆腔手术的布局类似，可根据术者习惯及盆腔异位肾的位置做适当调整（图 18-2）。

## （三）手术器械

常用机器人手术器械为 Maryland 双极钳、单极剪刀、针持及抓钳。

## （四）手术步骤

1. 根据三维图像导航寻找异位肾及肾盂（图 18-3），打开异位肾附近的腹膜（图 18-4）。

2. 寻找输尿管，可术前留置输尿管导管，术中通过输尿管导管逆行注入吲哚菁绿，显影输尿管的位置（图 18-5），以防止误伤，小心分离输尿管与肾盂粘连部位。

3. 于肾盂腹侧部位缝合一针悬吊作为方向标记（图 18-6），可提拉缝线，减少对输尿管组织、肾盂组织的钳夹。

4. 裁剪肾盂及输尿管，使肾盂出口处形成 V 形（图 18-7），于输尿管背侧劈开约 1.5 cm。

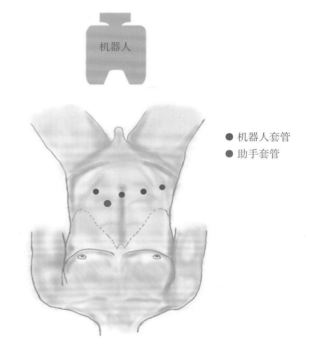

● 机器人套管
● 助手套管

图 18-2　套管位置

5. 采用 4-0 或 5-0 微乔线或单乔线吻合肾盂和输尿管的一边（图 18-8）。

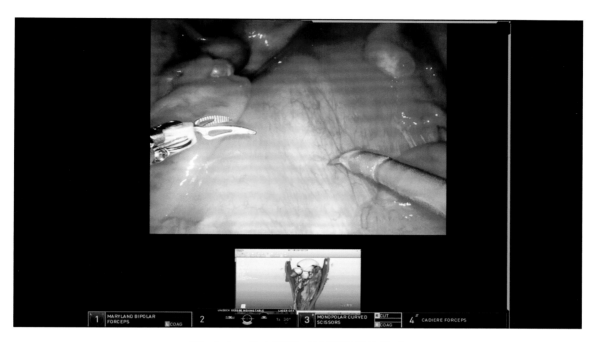

图 18-3 术中使用三维图像导航技术

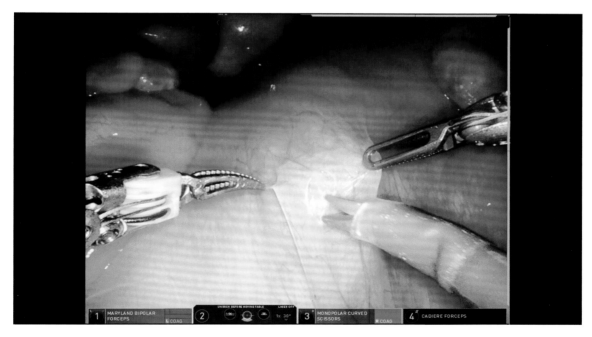

图 18-4 打开腹膜

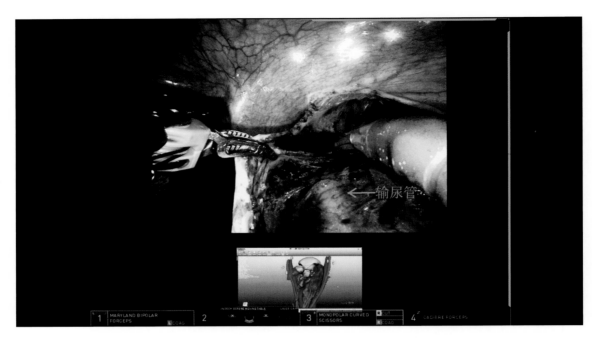

**图 18-5**　采用吲哚箐绿进行荧光显影，寻找输尿管

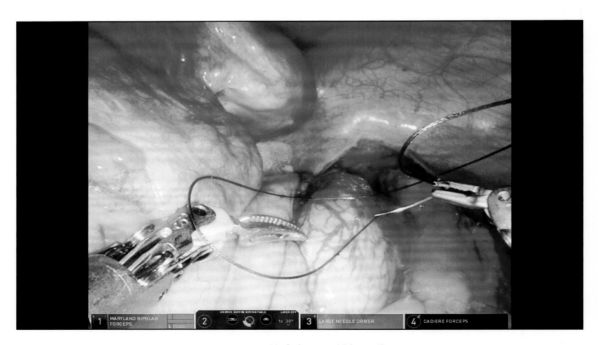

**图 18-6**　缝合肾盂悬吊标记线

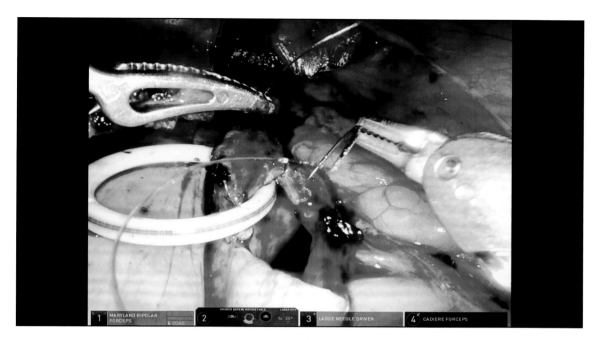

图 18-7　裁剪肾盂

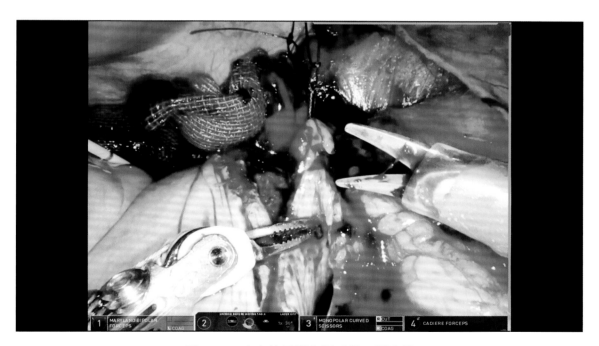

图 18-8　吻合输尿管和肾盂的一侧边缘

6.超滑导丝引导顺行置入 D-J 管（图 18-9），由于盆腔异位肾输尿管较短，可采用肾移植使用的短 D-J 管。

7.采用 4-0 或 5-0 微乔线或单乔线吻合肾盂和输尿管的另一边（图 18-10），再关闭肾盂的剩余开口。

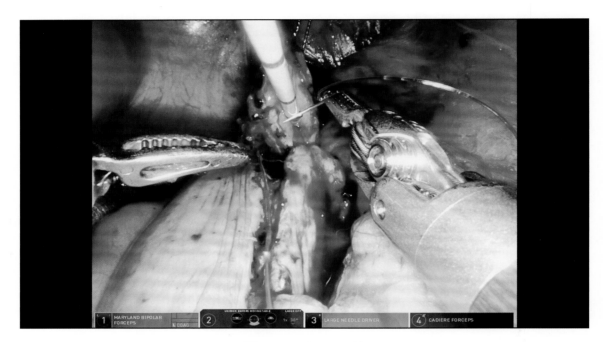

图 18-9　置入 D-J 管

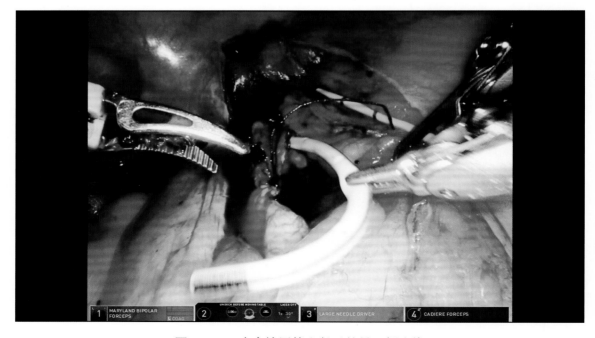

图 18-10　吻合输尿管和肾盂的另一侧边缘

8. 最后采用可吸收倒刺线关闭腹膜，放置引流管（图 18-11）。

## 五、术后处理及注意事项

1. 术后引流管一般保留 2~3 天，引流液较少时可拔除；若引流液较多，考虑存在漏尿时需继续保留引流管，对引流液进行肌酐值检测以明确是否为尿液，并拍摄 KUB 片确认 D-J 管位置是否良好。

2. 留置的 D-J 管一般术后 2~3 个月拔除。

3. 术后 3 个月进行泌尿系 B 超及动态核磁检查。

## 六、术后并发症及处理策略

术后漏尿通常由于 D-J 管位置不佳或者吻合缝合不严密所致。若 D-J 管位置良好，则保持引流管直至引流液较少后再拔除。若 D-J 管位置不佳，可根据情况适当调整 D-J 管位置。

## 七、技术特色及评价

由于盆腔异位肾合并 UPJO 相对少见，文献报道多为零散的个案报道，因不同患者之间解剖变异较大，很难统一手术方式，针对此类患者需进行详细的手术规划。IUPU 针对此类患者，均行术前的 CT 三维重建影像，对盆腔异位肾进行全方位的解剖分析，并以此三维重建影像作为术中的认知融合图像导航，减少对于血管及周围解剖的误伤。随着机器人手术时代的到来，此类泌尿系畸形相关的肾积水进行机器人手术修复具有诸多优势，比如可进行精细解剖、多角度缝合等，大大降低了传统腹腔镜手术的难度。另外，此类患者的术后亦需注意严密随访复查肾积水及肾功能变化情况。

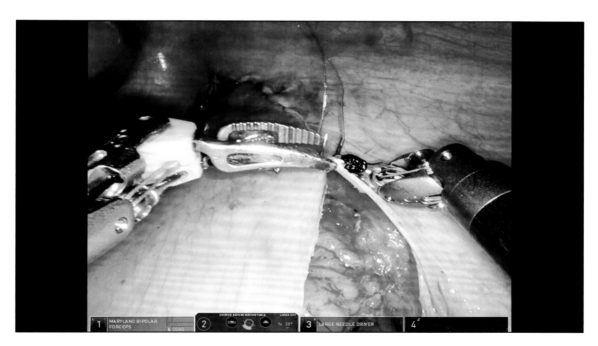

**图 18-11** 关闭腹膜

（杨昆霖　李学松）

## 扩展阅读

[1] BASIRI A, MEHRABI S, KARAMI H. Laparoscopic flap pyeloplasty in a child with ectopic pelvic kidney[J]. Urol J, 2010, 7(2):125-127.

[2] CUI Y, CUI Y, ZHANG Y. Pelvic ectopic solitary kidney: treatment with the application of three-dimensional computed tomography and laparoscopic pyeloplasty-a case report[J]. Transl Androl Urol, 2019, 8(6):754-757.

[3] ERGASHEV K, CHUNG J M, LEE S D. Pediatric laparoscopic pyeloplasty of pelvic ectopic kidney with UPJO - A case report[J]. Urol Case Rep, 2021, 34:101507.

[4] GENG S, LI M, CHEN G, et al. Robot-assisted laparoscopic pyeloplasty in an adult with pelvic ectopic kidney with hydronephrosis: a case report and literature review[J]. J Surg Case Rep, 2023, 2023(4):rjad190.

[5] MURUGANANDHAM K, KUMAR A, KUMAR S. Laparoscopic pyeloplasty for ureteropelvic junction obstruction in crossed fused ectopic pelvic kidney[J]. Korean J Urol, 2014, 55(11):764-767.

[6] NAYYAR R, SINGH P, GUPTA N P. Robot-assisted laparoscopic pyeloplasty with stone removal in an ectopic pelvic kidney[J]. JSLS, 2010, 14(1):130-132.

# 第十九章

# 机器人马蹄肾双侧肾盂成形术

## 一、概述

马蹄肾是较为常见的肾融合性畸形，好发于男性，大部分表现为肾下极融合，据报道发病率约 1/500。由于异常的肾旋转以及峡部的连接，常伴随血管的异位走行，如血管对输尿管造成压迫或合并肾盂输尿管连接部梗阻，可继发肾积水，常好发于双侧。

既往的研究已证实，单纯解除峡部的连接和压迫并不能增加手术疗效，反而可能会造成肾功能损失。当前临床已将 Anderson-Hynes 肾盂成形术作为治疗该疾病首选术式。然而，考虑到手术难度大、耗时久、对肾功能损失的顾虑等，当前围绕是否应同期治疗双侧病变的意见尚不统一。近年来，由于操作精细度高，机器人辅助腹腔镜肾盂成形术已逐步成为治疗该疾病的主要术式。本章我们将介绍隐匿切口 - 同期单一体位机器人马蹄肾双侧肾盂成形术。

## 二、手术适应证及禁忌证

### （一）手术适应证

1. 影像学提示马蹄肾畸形合并双侧肾积水并伴有显著影响生活的腰痛、结石、反复泌尿系感染、进行性肾功能损害等症状。

2. 梗阻部位位于偏中下极的肾盂输尿管连接部，伴或不伴有异位血管压迫。

### （二）手术禁忌证

1. 凝血功能障碍或无法耐受麻醉及手术者为绝对禁忌证。

2. 经术前三维重建评估，存在较为严重的肾旋转不良或梗阻部位靠近肾上极者。

3. 合并影响手术的内科疾病者需内科及麻醉科进行术前评估。严重的营养不良、虚弱及有其他内科并发症、难以耐受长时间手术者。

4. 身材过度肥胖、躯干过长者为本术式的相对禁忌证，根据具体情况分析确定。

## 三、术前检查及评估

1. 常规项目：完善血常规、尿常规、血生化、凝血功能检查及传染病筛查，术前拍胸部 X 线片及做心电图。

2. 合并泌尿感染者，术前可留尿培养及行药敏试验，可根据培养结果有针对性地应用抗生素。

3. 影像学检查：常规泌尿系 B 超，利尿肾动态检查明确分肾功能，CTU 或 MRU，完善三维重建，明确是否合并异位血管，肾造瘘造影和（或）逆行输尿管造影，明确狭窄部位及长度。

4. 术前 1 天进流食，当晚行灌肠，术前麻醉诱导后留置导尿管。如果存在感染，在术前规范应用抗生素。

5. 做好患者的心理护理及术前沟通，讲解麻醉、手术相关知识及术后康复过程。

## 四、手术准备及操作要点

### （一）患者体位

平卧，头低脚高，与地面呈 30°～45° 角、双腿屈曲外展（截石 Trendelenburg 体位）。

### （二）套管位置

IUPU 采取隐藏切口式套管布局（hidden incision trocar layout），首先于腹正中线脐下约 5 cm 取切口置入 12 mm Trocar，后于同一水平左侧距中线间隔 8 cm 处置入 1 枚 8 mm Trocar，右侧每间隔 8 cm 共置入两枚 8 mm Trocar 供机械臂使用。右侧两 Trocar 连线垂直中线下方置入 1 枚 12 mm Trocar 供助手使用。所有 Trocar 分布应不超过双侧髂嵴连线水平高度，以保证术后切口可被下衣遮挡。置入 Trocar 过程需垂直刺入，皮下斜行潜行至腹腔内。

### （三）手术步骤

该术式的腹腔内操作与单侧肾盂成形术相近，术者可根据习惯决定处理侧别的先后顺序。

**第一步：分离肠系膜粘连，显露一侧肾盂及输尿管梗阻部位**

于右侧回盲部打开后腹膜，逐层剥离（图 19-1），并将已游离的腹膜悬吊于侧腹壁，有助于视野显露（图 19-2），找到右侧输尿管，沿输尿管走行结合三维重建找到马蹄肾峡部（图 19-3）及肾盂输尿管连接处（图 19-4），同法游离并显露左侧输尿管、肾盂。

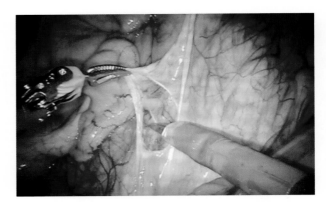

图 19-1　分离系膜粘连

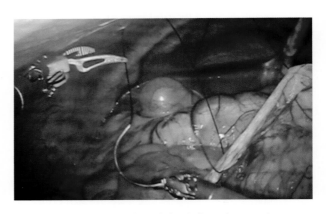

图 19-2　悬吊已游离系膜以助于显露

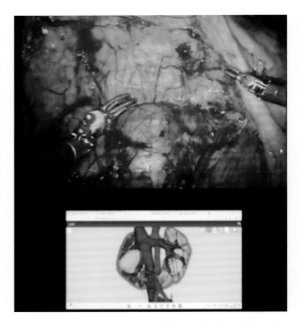

图 19-3　术中结合三维重建导航定位峡部及梗阻部位

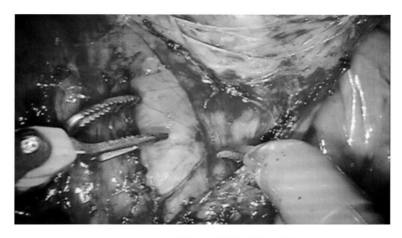

图 19-4　显露肾盂及输尿管连接部

**第二步：离断异位血管，剪裁肾盂及输尿管**

马蹄肾多合并异位血管压迫导致的肾积水，结合术中影像三维重建导航梳理异位血管走行及支配区域，充分游离后以 Hem-o-lok 夹钳夹后离断单侧性腺血管等血管（图 19-5）。术中适当比量预期吻合长度，吻合口应跨过峡部以下，围绕输尿管连接处环形剪开肾盂壁，修剪成"V"形肾盂瓣，并纵行切开输尿管，整体与肾盂切口呈"Y"形（图 19-6）。

**第三步：重建输尿管，V-Y 成形吻合**

先采用 5-0 单乔线将肾盂瓣下角与输尿管近端后壁缝合一针，留置一个活结供提拉用（图 19-7）。向输尿管内置入输尿管导管测量吻合长度，评价张力（图 19-8），后沿肾盂瓣下角与输尿管后壁连接处开始连续吻合后壁（图 19-9），可在在超滑导丝引导下（图 19-10）向患侧输尿管置入 D-J 管（图 19-11），再吻合前壁（图 19-12），最后吻合肾盂残留的缺口（图 19-13），并以同法处理对侧。

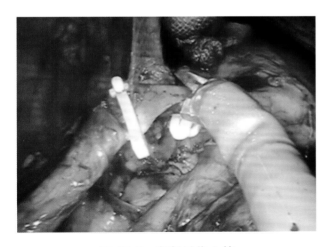

图 19-5　离断异位血管

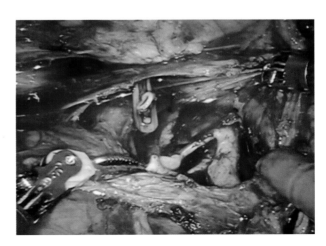

图 19-6　Y 形剪裁肾盂壁及输尿管

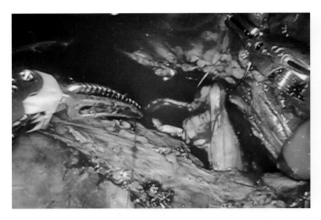

图 19-7　先于肾盂瓣下角于输尿管后壁近端吻合一针，留置线圈供提拉牵引

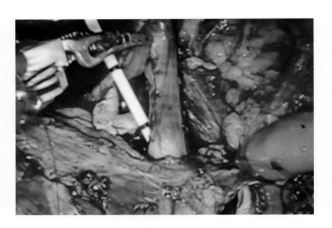

图 19-8　利用输尿管导管测量吻合长度

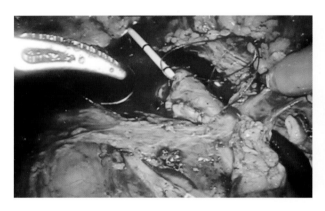

图 19-9　5-0 微乔线先加强缝合后壁

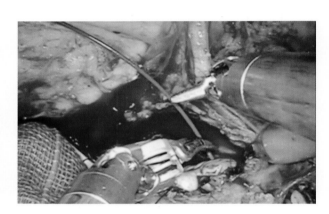

图 19-10　置入超滑导丝

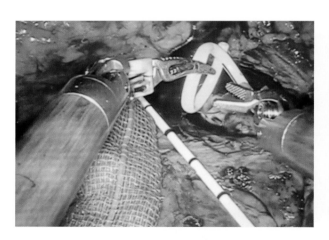

图 19-11　置入 D-J 管

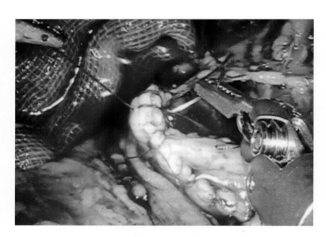

图 19-12　连续吻合输尿管前壁

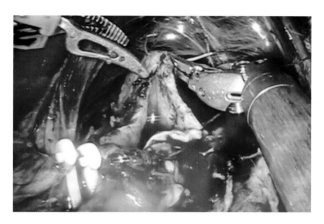

图 19-13　修饰吻合肾盂壁残缺部分

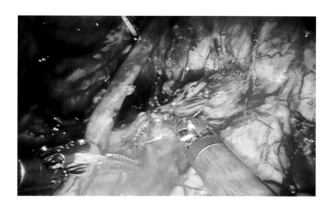

图 19-14　网膜包裹

**第四步：检查吻合口密闭性，网膜包裹术野，转而处理对侧**

完成吻合后，经同侧肾造瘘注入 50 ~ 200ml 生理盐水，观察吻合口区有无显著渗漏，吻合需达到"无张力、无渗漏"的要求。待检查完成后，取周围大网膜组织，包裹修复段输尿管并固定（图 19-14），放置引流管至修复段输尿管周围。同法处理对侧（图 19-15）。

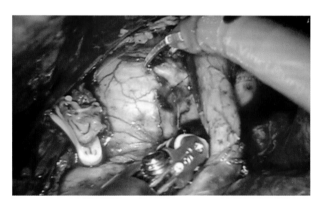

图 19-15　同法处理对侧

## 五、术后处理及注意事项

同机器人肾盂成形术。

## 六、术后并发症及处理策略

1. 吻合口漏

参考第十六章"腹腔镜肾盂瓣手术"。

2. 术后再狭窄

参考第十六章"腹腔镜肾盂瓣手术"。

3. 尿源性脓毒血症

多见于合并结石及术前泌尿系感染控制不佳的患者，多因手术时间较长、部分污染尿液流至腹腔内导致。可通过术前放置 D-J 管或行肾造瘘术通畅引流以及预防性应用抗生素控制感染，并在术前完善尿常规、尿培养等检验。对于术后发热的患者，应观察引流液的量、性质和颜色，完善肺部听诊、胸部 X 线片、血常规、降钙素原等检查以明确是否合并感染。对于考虑合并泌尿系感染的患者可针对尿培养结果应用抗生素治疗，在尿培养结果未出时可采用覆盖革兰阴性杆菌为主的广谱抗生素配合降温、补液等对症支持治疗。同时需关注每日尿量，警惕漏尿、D-J 管引流不畅导致高压反流、加剧感染，必要时及时外科干预。

## 七、技术特色及评价

当前世界范围内应用双侧肾盂成形术治疗马蹄肾合并双侧肾积水患者的报道较少，且多数需术中变换体位，或采取分次手术的方式。IUPU 于 2023 年率先报道了单一体位完成双侧肾盂成形术治疗马蹄肾合并双侧肾盂输尿管连接部梗阻的案例，并在后续的实践中初步验证了该手术技术的安全性和有效性。该术式的灵感源于机器人腹膜后淋巴结清扫，我们进一步将儿科常见的隐匿切口套管布局与之融合，形成具有 IUPU 特色的隐匿切口 - 机器人单一体位双侧肾盂成形术。也可在术中同期完成如肾盂结石取石、处理异位血管等操作。分段与传统的分肾手术相比，该方案具有以下优势。

1. 高效：可同期改善双侧肾功能损害。

2. 节约：缩减了处理双侧的总体手术时间及经济成本。

3. 安全：全程腹膜后操作，吻合后采用网膜对术野进行覆盖及包裹，减少了吻合口漏的风险以及对腹腔其他脏器的扰动和粘连。

4. 微创：减少了 Trocar 总数，对患者总体创伤小。

5. 美观：伤口可被服饰掩盖，满足患者对美的追求。

该方案的局限主要在于难以实施较高部位的剪裁、吻合等操作，因此对于靠上极的梗阻或体形较长的患者可能难以达到满意的疗效。术者仍需结合患者的实际情况，在术前与患者及家属做好充分的沟通，对术前资料进行全面的评估，结合术中的实际情况来评价该术式的可行性，必要时可在术前做好备选方案。

（徐纯如　李学松）

## 扩展阅读

[1] ODERDA M, CALLERIS G, ALLASIA M, et al. Robot-assisted laparoscopic pyeloplasty in a pediatric patient with horseshoe kidney: surgical technique and review of the literature[J]. Urologia, 2017, 84:55-60.

[2] BHANDARKAR K P, KITTUR D H, PATIL S V, et al. Horseshoe kidney and associated anomalies: single institutional review of 20 cases[J]. African Journal of Paediatric Surgery: AJPS, 2018, 15:104-107.

[3] DEVASILPA RAJU P D, KHEDKAR K, LAMTURE Y. Pelvico-vesicostomy for horseshoe kidney with severe right ureteric stricture and bilateral hydronephrosis[J]. Cureus, 2022, 14:e32938.

[4] ESPOSITO C, MASIERI L, BLANC T, et al. Robot-assisted laparoscopic pyeloplasty (RALP) in children with horseshoe kidneys: results of a multicentric study[J]. World Journal of Urology, 2019, 37:2257-2263.

[5] BORA G S, BENDAPUDI D, MAVUDURU R S, et al. Robot-assisted bilateral simultaneous pyeloplasty: safe and feasible[J]. Journal of Robotic Surgery, 2017, 11:145-149.

[6] KIM J, HONG S, PARK C H, et al. Management of severe bilateral ureteropelvic junction obstruction in neonates with prenatally diagnosed bilateral hydronephrosis[J]. Korean Journal of Urology, 2010, 51:653-656.

[7] LANE B R, DESAI M M, GILL I S. Case report: simultaneous laparoscopic management of bilateral ureteropelvic junction obstruction in a horseshoe kidney[J]. Journal of Endourology, 2006, 20:21-23.

[8] LI Z, LI X, FAN S, et al. Robot-assisted modified bilateral dismembered V-shaped flap pyeloplasty for ureteropelvic junction obstruction in horseshoe kidney using KangDuo-Surgical-Robot-01 system[J]. International Braz J Urol, Official Journal of the Brazilian Society of Urology, 2023, 49:388-390.

# 第二十章

# 机器人辅助腹腔镜腔静脉后输尿管成形术

## 一、概述

　　腔静脉后输尿管是一种由于下腔静脉发育异常导致的罕见解剖畸形，主要是由胚胎发育过程中后主静脉持续存在、不退化所致。最早于 1893 年被 Hochstetter 所报道。该畸形发病率约为 1/1000，男性多发，右侧较为常见。患者早期常无症状，临床症状常于 30～40 岁出现，主要表现为因腰大肌和下腔静脉的压迫导致的上尿路梗阻、积水，也可继发感染、结石等，主要表现为腰痛、血尿，严重者导致肾功能损害。对于该病的诊断主要依赖于特征性的影像学检查，如静脉肾盂造影、逆行肾盂输尿管造影、增强 CT 尿路造影（CTU）或核磁共振（MRI）。CTU 可清晰显示输尿管和腔静脉之间的解剖关系，是诊断腔静脉后输尿管的首选检查之一。

　　Bateson 和 Atkinson 根据输尿管穿入下腔静脉的位置将腔静脉后输尿管分为 I 型（低袢型）和 II 型（高袢型）两型。I 型（低袢型）临床较多见，扩张的近段输尿管向中线移位，在第 3、第 4 腰椎水平折回，形成 S 形或鱼钩形，常导致中重度肾积水（图 20-1）；II 型（高袢型）临床较少见，肾盂和输尿管几乎呈水平位在肾盂输尿管连接部水平或之上呈镰刀状走向下腔静脉后，较少造成输尿管梗阻（图 20-2）。

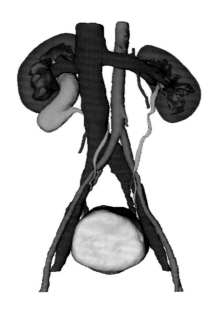

图 20-1　三维重建显示的低袢型腔静脉后输尿管

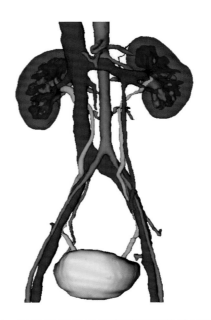

图 20-2　三维重建显示的高袢型腔静脉后输尿管

对于泌尿系 B 超提示右肾积水，同时伴有 IVP 显示部分输尿管呈 S 形或向中线移位明显时应高度怀疑为本病。对于该类患者，均建议行泌尿系增强 CT 或 MRU 以明确诊断，辨析腔静脉后输尿管周围解剖层次，同时发现或排除其余类型的先天畸形。开放手术是治疗腔静脉后输尿管畸形的传统方法，其主要为离断扩张的肾盂或者输尿管，将位于下腔静脉后的输尿管前置，切除狭窄段后再吻合肾盂输尿管。但随着手术器械的进步，腹腔镜或机器人等微创技术逐渐成为主流方式，在各类文献报道中，其手术效果、并发症发生率也与开放手术不相上下。

## 二、手术适应证及禁忌证

### （一）手术适应证

1. 反复出现腰痛、血尿等明显临床症状，保守治疗无法缓解。

2. 观察期间肾功能指标明显下降。

3. 反复出现梗阻相关的泌尿系感染或结石。

### （二）手术禁忌证

1. 凝血功能障碍或无法耐受麻醉手术者为绝对禁忌证。

2. 影响手术的内科疾病者需内科及麻醉科进行术前评估。

## 三、术前检查及评估

1. 常规项目：完善血常规、尿常规、血生化、凝血功能检查及传染病筛查，术前拍胸部 X 线片及做心电图。

2. 合并泌尿感染者，术前可留尿培养及行药敏试验，可根据培养结果有针对性地应用抗生素。

3. 影像学检查：常规泌尿系 B 超，利尿肾动态检查明确分肾功能，静脉肾盂造影、肾造瘘造影和（或）逆行输尿管造影辅助诊断，CTU 及三维重建或 MRU 明确诊断及分型，显示输尿管和腔静脉的相对解剖位置关系。

4. 术前 1 天进流食，当晚行肠道准备，术前麻醉诱导后留置导尿管。手术日预防性应用抗生素，如存在感染需术前规范控制感染。

5. 做好患者的心理护理及术前沟通，讲解麻醉、手术相关知识及术后康复过程。

## 四、手术准备及操作要点

### （一）患者体位、套管位置及机器人位置

以机器人手术为例。患者取左侧卧位，右侧垫高 60°，于右锁骨中线肋缘下 2 cm 处插入 Veress 针，建立气腹，并于此处（A 点）置入一个 8 mm 的套管。于右腹直肌外缘 A 点下方 10 cm 处置入 12 mm 腹腔镜套管（B 点），通过此处置入腹腔镜系统，在腹腔镜直视下，于右腋前线 B 点下方 10 cm（C 点）和右锁骨中线 B 点下方 10 cm（D 点）处分别置入 8 mm 套管，这是机器人最主要的两个操作臂。最后，将两个 12 mm 套管分别放置在 E 点（距 A 点和 B 点的距离相等，且均 > 5 cm）和 F 点（距 B 点和 D 点的距离相等且均 > 5 cm）（图 20-3）。

### （二）手术步骤

按照主要手术步骤，可将该术式概述为"三步法"完成：①游离肾盂、输尿管及部分下腔静脉；②离断并裁剪输尿管；③体内吻合输尿管。

**第一步：游离肾盂、输尿管及部分下腔静脉**

沿升结肠旁沟打开侧腹膜及肾周筋膜，显露扩张的肾盂、输尿管及下腔静脉（图 20-4），

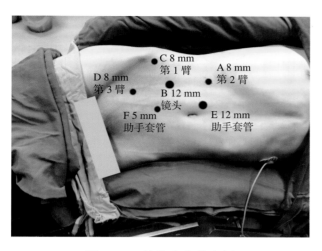

图 20-3　体位和套管布局

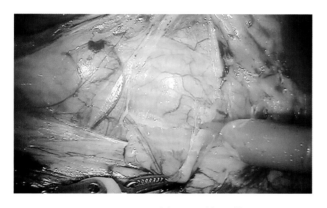

图 20-4　显露肾盂及输尿管

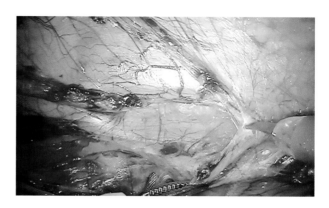

图 20-5　输尿管从腔静脉后方穿过

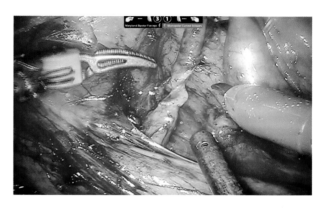

图 20-6　斜行剪开部分输尿管

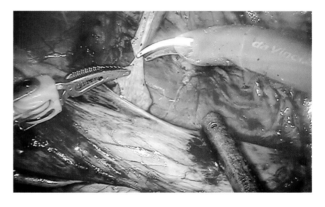

图 20-7　离断输尿管

可见输尿管从下腔静脉后方穿过（图 20-5），遂游离腔静脉后输尿管。

**第二步：离断并裁剪输尿管**

在充分游离输尿管后，于下腔静脉外侧边界处斜行剪开部分输尿管（图 20-6），纵向剪开近端输尿管 1.5～2 cm。然后，纵向剪开远端输尿管，剪切距离取决于切除输尿管长度。最后，离断输尿管并切除腔静脉后段输尿管（图 20-7）。

**第三步：体内吻合输尿管**

离断的输尿管被重置到腔静脉前方。将 F5

的输尿管导管插入远端输尿管，作为缝合支撑，同时除外远端输尿管狭窄。第一针缝合位于近端输尿管最低点和远端切除输尿管的最低点之间（图 20-8）。通过 4-0 微乔线连续缝合输尿管后壁（图 20-9）。随后，在超滑导丝的引导下置入 F6 D-J 管（图 20-10），用同样的方法吻合输尿管前壁（图 20-11）。最后，取大网膜组织，包裹修复段输尿管并固定，放置引流管至修复段输尿管周围。

## 五、术后处理及注意事项

1. 术后 48~72 小时内预防性应用抗生素。

2. 术后 6 小时可饮水，术后第 1 天即可进流食。

3. 术后第 1 天复查立位腹平片，查看 D-J 管位置，并嘱患者下地活动。

4. 保留导尿管 5~7 天，此后可拔除导尿管。

5. 引流液持续稳定减少时拔除腹腔引流管，一般术后 2~3 天可拔除。

6. 术后 2~3 个月经膀胱镜拔除 D-J 管；拔管后行上尿路尿动力学检查，明确输尿管通畅情况。

7. 拔 D-J 管后定期复查泌尿系超声、CTU 或者 MRU 检查、肾动态检查。

## 六、术后并发症及处理策略

1. 吻合口漏

吻合口漏常发生于术后早期，主要与吻合

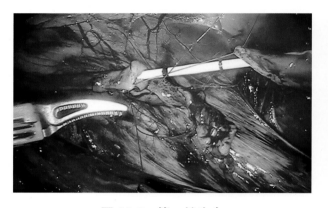

图 20-8　第一针吻合

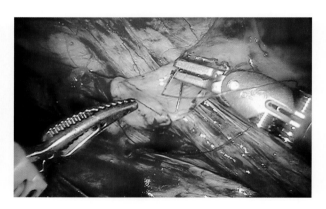

图 20-9　后壁吻合

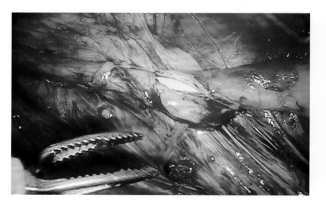

图 20-10　置入 D-J 管

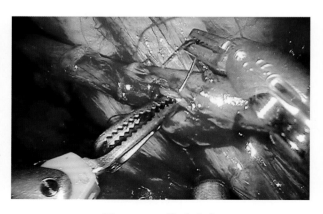

图 20-11　前壁吻合

不确切有关，其次为 D-J 管放置不到位。所以术中尽量保证缝合牢靠，无论连续缝合还是间断缝合，都要保证"不漏水"缝合；同时，也要注意避免张力性吻合，张力过大或者过多钳夹吻合口的黏膜都会影响吻合口的愈合。因此术后应及时明确支架管位置是否合适。一旦出现漏尿，要保证留置 D-J 管和伤口引流管的引流通畅，同时，注意患者是否出现腹痛、发热、尿少等症状。大多可采取调整 D-J 管位置、延长置管时间、应用抗生素等保守治疗措施处理。

2. 输尿管再梗阻

输尿管再梗阻常表现为拔除 D-J 管后原有腰部症状不缓解或患侧肾积水较术前无明显变化甚至加重。通过影像学检查及利尿肾动态检查评估患者是否出现输尿管再梗阻及患侧肾功能，可以选用球囊扩张、内镜下切开手术或者再次手术等方式解除梗阻。

## 七、技术特色及评价

腔静脉后输尿管的手术重建过程富有技术挑战性，需要对腔静脉和输尿管进行精细解剖，同时需行复杂的缝合和打结。传统的手术方式为开放的腔静脉后输尿管成形术。腹腔镜或机器人技术具有微创、出血少、手术时间短、可重复性较强、术后并发症发生率低等优点。机器人手术具有多种优势，如三维可视化、操作灵活、运动精准、稳定性好等。随着微创手术的发展，机器人辅助腹腔镜下治疗腔静脉后输尿管的技术越来越成熟，逐渐成为本病的标准治疗手段。

基于 CTU 的三维重建可准确反映肾集合系统和周围血管的解剖学变异，有利于腔静脉后输尿管的诊断和分类。此外，三维重建可用于术中导航，促进对输尿管和下腔静脉的识别和解剖，降低术中医源性损伤的风险。因此，我们建议三维重建可被应用于腔静脉后输尿管手术治疗，协助诊断、术前规划、术中导航和术后评估。

我们认为处理下腔静脉后段输尿管时，可根据输尿管长度以及是否存在腔静脉后输尿管狭窄等情况，决定是裁剪掉该段输尿管还是修剪后保留。对于存在近端迂曲扩张输尿管的患者，腔后段输尿管通常予以切除。对于没有冗余输尿管的患者，在除外了输尿管狭窄后，腔后段输尿管可予以保留，以实现无张力吻合。而对于有严重粘连的患者，腔后段输尿管可留于原位（下腔静脉后方），直接进行输尿管端端吻合。对于吻合张力较高的患者，可考虑行口腔黏膜或阑尾补片输尿管成形术。此外，我们建议术中顺行插入 D-J 管，并保留至少 2 个月以上，以防止吻合口狭窄。

（王　祥　杨昆霖　李学松）

## 扩展阅读

[1] SANDERCOE G D, BROOKE-COWDEN G L. Developmental anomaly of the inferior vena cava[J]. ANZ J Surg, 2003, 73(5): 356-360.

[2] BATESON E M, ATKINSON D. Circumcaval ureter: a new classification[J]. Clin Radiol, 1969, 20(2): 173-177.

[3] GUNDETI M S, DUFFY P G, MUSHTAQ I. Robotic-assisted laparoscopic correction of pediatric retrocaval ureter[J]. J Laparoendosc Adv Surg Tech A, 2006, 16(4): 422-424.

[4] SIMFOROOSH N, NOURI-MAHDAVI K, TABIBI A. Laparoscopic pyelopyelostomy for retrocaval ureter without excision of the retrocaval segment: first report of 6 cases[J]. J Urology, 2006, 175(6): 2166-2169.

[5] ESCOLINO M, MASIERI L, VALLA J S, et al. Laparoscopic and robotic-assisted repair of retrocaval ureter in children: a multi-institutional comparative study with open repair[J]. World J Urol, 2019, 37(9): 1941-1947.

# 第二十一章

# 腹腔镜巨输尿管体外裁剪及膀胱再植术

## 一、概述

巨输尿管症是由不同原因引起的以输尿管扩张、迂曲为主要表现的相对少见的输尿管疾病，具体病因不清，现在多认为与输尿管末端管壁肌肉过度发育、胶原积聚以及Cajal间质细胞缺乏等有关。其中，梗阻性巨输尿管类型最为多见，儿童发病多于成人，但成人起病隐匿，发现时多伴有部分肾功能损害。本病症状和体征缺乏特异性，临床上主要因腰痛、血尿、反复继发的尿路感染，或肾盂、输尿管结石等就诊而被发现，少部分表现为腹部包块或肾功能进行性恶化，也有一部分无症状患者因体检意外发现。

疾病的诊治以保护患侧肾功能为主要目标。泌尿系B超、静脉尿路造影（IVU）、尿路逆行造影、核磁共振尿路造影（MRU）、计算机断层扫描技术（CT）都是本病的主要检查手段。其中，泌尿系B超和IVU是必备的首选检查，超声检查可以显示输尿管扩张情况及肾积水的程度，实时观察输尿管的蠕动情况，还可除外输尿管末端结石、肿瘤等机械性梗阻，文献报道超声诊断符合率为92.3%。本病IVU检查的典型表现为：患侧肾不同程度积水，输尿管上段明显扩张，下段狭窄处呈"鸟嘴状"或"漏斗状"改变（图21-1）。

近年来，随着CT技术的发展，其在巨输尿管诊断上的应用价值逐渐增大并被广泛推

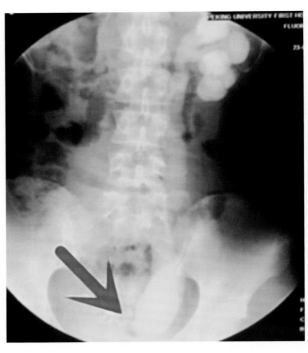

图21-1　左侧巨输尿管IVU显影，红色箭头处可见"漏斗状"改变

广。国内影像学专家共识认为，在诊断先天性巨输尿管症时，多层螺旋CT扫描尿路造影（CTU）三维重建可以依据断层面确定病变的位置（图21-2），并能排除重叠组织结构影像的干扰，明确病变位置及梗阻原因，较IVU具有更高的诊断价值。

成人巨输尿管起病隐匿，病程及亚临床损害时间长，继发结石和肾衰竭的比例较儿童高，因此成人巨输尿管症多建议积极手术治疗。目前的治疗手段包括临时输尿管支架管置

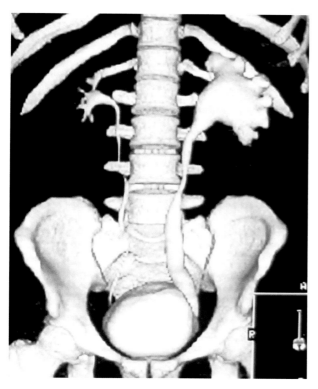

图 21-2　左侧巨输尿管 CT 三维成像，可清晰显示积水及梗阻情况

入术、内镜下球囊扩张术、输尿管内切开术、输尿管再植术。其中，输尿管再植术不仅可以切除不能蠕动的输尿管狭窄段，同时还能进行输尿管断端的抗反流膀胱再植，该方法已成为治疗成人巨输尿管症的一种标准术式。

近年来，IUPU 在总结国内外治疗成人梗阻性巨输尿管症的多项手术技术后，首创并成功运用改良的经腹腹腔镜巨输尿管体外裁剪、乳头再植术治疗成人梗阻性巨输尿管症，极大地简化了腹腔镜输尿管膀胱再植术，从而缩短了手术时间。同时，该技术亦可应用于机器人手术，并在腹腔内完成抗反流乳头的制作。以下结合国内外文献和已发表的该手术相关文章详细介绍该改良术式。

## 二、手术适应证和禁忌证

### （一）手术适应证

1. 反复出现腰痛，疼痛症状影响患者正常生活。

2. 总肾功能受损或单侧肾功能进行性下降。

3. 反复出现梗阻相关的结石和泌尿系感染。

### （二）手术禁忌证

1. 凝血功能障碍、无法耐受麻醉及手术者为绝对禁忌证。

2. 患侧肾无功能。

## 三、术前检查及评估

1. 常规项目：完善血常规、尿常规、血生化、凝血功能检查及感染筛查，术前做胸部 X 线片及心电图检查。

2. 合并泌尿系感染者，术前可留置尿培养及做药敏试验，根据培养结果有针对性地应用抗生素。

3. 影像学检查：泌尿系 B 超，利尿肾动态检查（明确分肾功能），CTU 或 MRU（完善三维影像重建，明确解剖结构）。

4. 术前按经腹手术常规准备即可。

5. 手术日当天预防性应用抗生素。

6. 做好患者的心理护理及术前沟通，讲解需要注意的事项。

## 四、手术准备及操作要点

### （一）患者体位

患侧 15°~30° 斜卧位（以左患侧为例），

可将患侧垫高（图 21-3）。麻醉后留置三腔导尿管。

### （二）套管位置

套管位置的设置在学习初期可采用"四套管技术"，熟练后可采用"三套管技术"，目前后者应用较多。套管布局可参考图 21-4，做肚脐小切口置入气腹针，待气腹压升至 14 mmHg 后置入 12 mm 套管（套管 1），引入腹腔镜，腹腔镜监视下于脐与髂前上棘连线和左腹直肌外缘交点处置入 12 mm 套管（套管 2），再于肚脐下 6~8 cm 处置入 12 mm 套管（套管 3），将腹腔镜调整至套管 2 位置，由助手持镜，套管 3 处可置入超声刀，由术者右手操作，套管 1 处置入辅助器械，术者左手操作。

### （三）手术步骤

我们将该手术分为"三步法"完成，三个关键步骤可概述为：①腹腔镜下游离巨输尿管。②体外裁剪输尿管，制作输尿管抗反流乳头。③腹腔镜下完成输尿管乳头膀胱再植。

### 第一步：腹腔镜下游离巨输尿管

打开乙状结肠悬韧带，在乙状结肠后方找到扩张的巨输尿管（图 21-5）。可以看到明显扩张并蠕动的输尿管。仔细游离巨输尿管，注意保护输尿管周围的血供，同时适当松解打开的腹膜，以方便输尿管膀胱吻合后关闭腹膜，使手术创面完全腹膜化。为了方便游离输尿管及后续完成吻合，可将附件用 Hem-o-lok 夹夹持悬吊于侧腹壁（图 21-6），待手术结束后再去除悬吊，注意不要夹闭过多组织，避免损伤卵巢和输卵管。继续向盆腔游离下段输尿管至末端（图 21-7），注意避免损伤子宫动脉（女性）或者输精管（男性），于输尿管外侧缝线标记（图 21-8），以便将输尿管提出体外后辨认裁剪方向；用 Hem-o-lok 夹夹闭远端输尿管后剪断输尿管（图

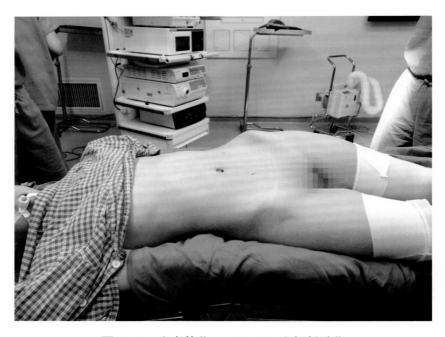

**图 21-3　患者体位，15°~30° 患侧斜卧位**

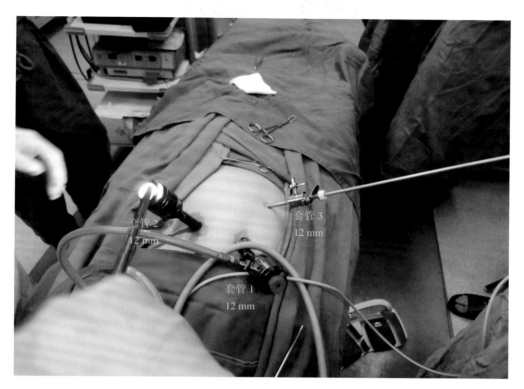

**图 21-4　套管位置**

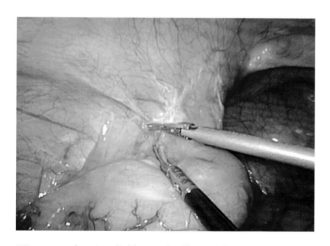

**图 21-5　打开乙状结肠悬韧带，游离乙状结肠，寻找输尿管**

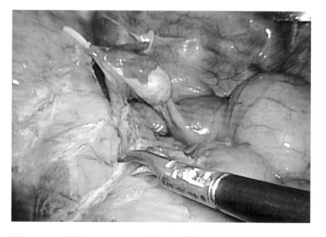

**图 21-6　用 Hem-o-lok 夹可夹持悬吊患侧附件，改善显露**

21-9），将腹腔镜转换至套管 1，排空气腹后直视下将输尿管断端从套管 2 中拉至体外（图 21-10）。通常将输尿管末端拉出体外 4～5 cm 即可。

**第二步：体外裁剪输尿管，制作输尿管抗反流乳头**

按照 IUPU 标准进行体外裁剪输尿管，制作输尿管乳头。在输尿管内插入 F14 或 F16 红

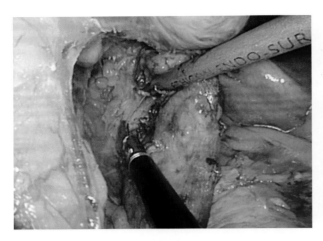

图 21-7　向盆腔方向游离下段输尿管

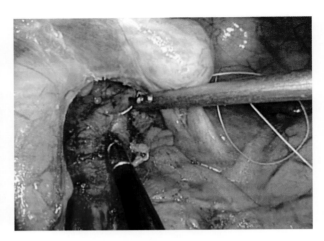

图 21-8　输尿管外侧缘缝线标记，以便裁剪时辨认方向

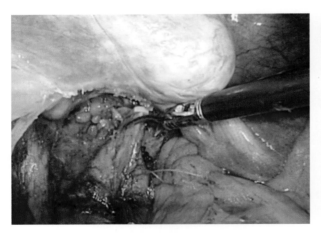

图 21-9　用 Hem-o-lok 夹夹闭末端输尿管后剪刀剪断输尿管

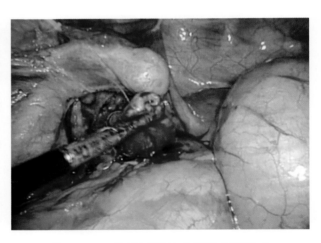

图 21-10　将输尿管从患侧的套管取出

色导尿管，于巨输尿管纵轴方向标记的外侧缘约 1/3 处行连续水平褥式缝合（图 21-11），沿缝线裁剪外侧缘（图 21-12），连续缝合加固外侧缘（图 21-13）。外翻输尿管末端制作乳头（图 21-14、图 21-15、图 21-16）。理想的裁剪和乳头成形标准为：裁剪巨输尿管末端长度4 ~ 6 cm，乳头外翻 1 ~ 1.5 cm；乳头颜色红润，代表血运良好；拔除支撑的尿管后尿液可以自如地排出。达到这一标准是手术成功的关键。其后在体外置入 F7 D-J 管，并用 4-0 可吸收微

乔线将 D-J 管与输尿管缝合固定（图 21-17），制作好的乳头置回腹腔。

第三步：腹腔镜下完成输尿管乳头膀胱再植

通过三腔导尿管向膀胱内注入生理盐水约300 毫升，使膀胱呈充盈状态，以便术者找到最佳吻合点。于膀胱子宫陷凹侧方阔韧带下方切开腹膜，切开阔韧带下方，与后方的输尿管末端操作平面相通，将输尿管从阔韧带下方的

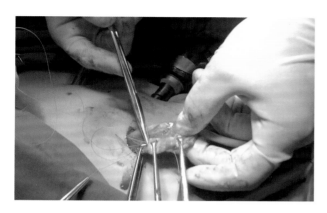

图 21-11 输尿管内支撑 F14 或 F16 红色导尿管，输尿管纵轴外侧 1/3 裁剪段行水平褥式缝合

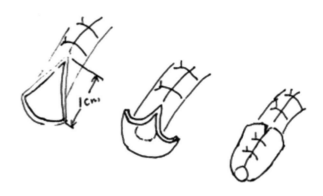

图 21-14 输尿管乳头制作方法

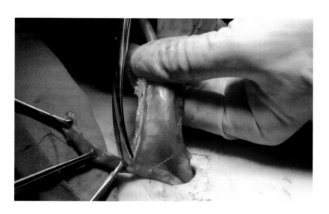

图 21-12 裁剪缝合线外的输尿管，裁剪长度 4~6 cm

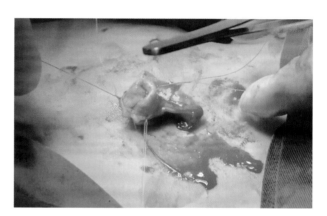

图 21-15 外翻输尿管末端制作乳头

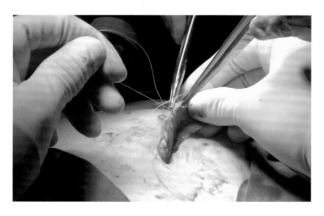

图 21-13 连续缝合加固裁剪边缘

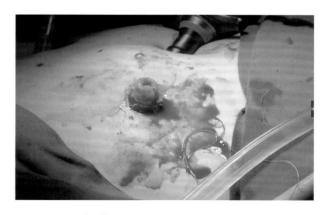

图 21-16 制作完成的输尿管乳头，乳头高度 1~1.5 cm

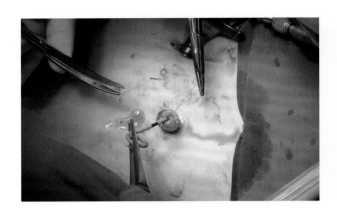

图 21-17　置入 F7 D-J 管

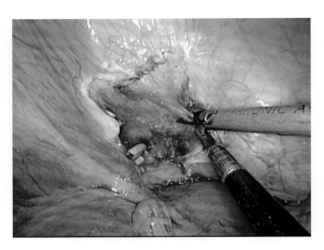

图 21-18　将输尿管乳头从阔韧带下方隧道拉至膀胱后外侧壁，确保输尿管可完成无张力吻合，切开膀胱壁

隧道穿过拉至预设吻合口处（图 21-18），膀胱壁切开的吻合位置较原输尿管膀胱开口靠外上方，目的是使输尿管接近正常的走行，同时确保输尿管长度可完成无张力吻合。切口的口径以与乳头大小相匹配为最佳。间断缝合或连续缝合完成输尿管乳头与膀胱开口的吻合（图 21-19、图 21-20、图 21-21），要求不漏水，无张力。用倒刺线连续缝合关闭切开的腹膜裂口，包括阔韧带下方的膀胱子宫陷窝侧方的腹膜，以及输尿管表面切开的盆腔腹膜，使创面完全腹膜化，避免肠管粘连。术毕（图 21-22）。术后切口很小（图 21-23）。

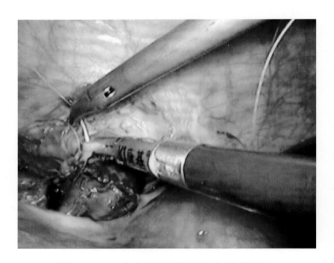

图 21-19　吻合输尿管乳头和膀胱切口

## 五、术后处理及注意事项

1. 尿管术后 7 天左右拔除。

2. D-J 管一般术后 2～3 个月拔除。

3. 术后拔除 D-J 管时可通过膀胱镜查看乳头生长情况。

## 六、术后并发症及处理策略

1. 吻合口漏

常发生于术后早期，主要与吻合不确切有关。术中需尽量保证缝合牢靠，同时也要注意

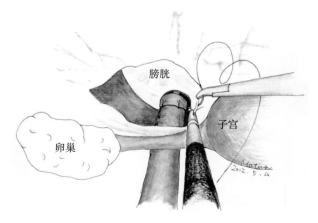

图 21-20　吻合输尿管乳头和膀胱切口的模式图

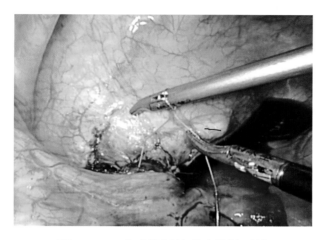

图 21-21　完成输尿管乳头膀胱再植

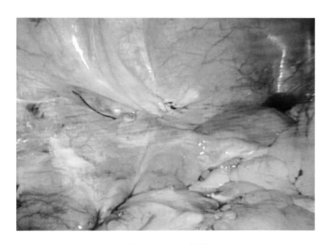

图 21-22　术毕

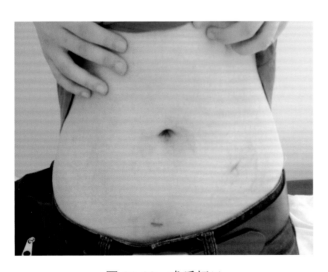

图 21-23　术后切口

避免张力性吻合，张力过大会影响吻合口的愈合。一旦发生漏尿，要保持尿管、D-J管的引流通畅，并注意记录伤口引流管的量，必要时可对引流液进行肌酐检测。同时，注意患者体温及腰腹部症状，及早发现因漏尿引起的感染。

2. 术后逆行感染

主要为反流导致细菌逆行感染所致，常表现为术后反复发作的发热、患侧腰痛，血白细胞计数高、尿中大量白细胞等，对于此类患者，发病时应用足疗程的敏感抗生素治疗，同时需嘱咐大量饮水，必要时行膀胱逆行造影查看反流情况。

3. 周围脏器损伤

解剖结构认识不清或腹腔镜操作不熟练可能损伤盆腔器官组织。如何具体避免不必要的损伤在其他相关章节中阐述。

## 七、技术特色及评价

对于巨输尿管的治疗取决于输尿管扩张和肾功能损害的程度。①对输尿管扩张程度较轻而肾积水不明显者可随访观察，部分病例可选择保守治疗。②对重度肾积水、肾功能损害严重者应行肾输尿管切除术，伴有感染时可先行肾造瘘引流，待控制感染后再行肾输尿管切除术。③对于输尿管扩张明显而肾功能损害不重者可行输尿管膀胱再植术。主要手术方式包括：传统的开放输尿管裁剪再植；腹腔镜或机器人辅助体内输尿管裁剪再植；或体外裁剪、腹腔镜体内隧道再植等。IUPU综合文献中描述的多种方法，提出改良的腹腔镜巨输尿管再植术，技术总结为：体外裁剪输尿管，外翻乳头，腹腔镜体内再植术。

本术式在进行体外裁剪时，输尿管内支撑F12～F16的尿管，裁剪巨输尿管末端长度不超过 4~6 cm，乳头外翻 1~1.5 cm；乳头颜色红润，代表血运良好；拔除支撑的 F12~F16 尿管后尿液可以自如地排出；输尿管膀胱吻合要无张力；女性患者，输尿管走行在阔韧带后方。能达到这些标准是手术成功的关键所在。术后允许轻度反流，但不能梗阻。过度裁剪，输尿管血运不良和有张力的吻合则是手术失败的主要原因。

在输尿管乳头是否要强调抗反流设计的问题上，笔者认为，体外裁剪制作输尿管乳头确实具有一定抗反流作用，同时简化了腹腔镜下实施乳头再植的难度，避免了过多钳夹输尿管造成的输尿管断端血运破坏，降低了因缺血所致的再狭窄风险；尽管目前机器人手术下，此项体外裁剪、输尿管抗反流乳头的制作已很少实施，但对于腹腔镜技术学习者仍不失为一项不错的替代技术。

（李振宇　李学松）

## 扩展阅读

[1] FARRUGIA M K, HITCHCOCK R, RADFORD A, et al. British Association of Paediatric Urologists consensus statement on the management of the primary obstructive megaureter[J]. Journal of Pediatric Urology, 2014, 10(1): 26-33.

[2] HE R, YU W, LI X S, et al. Laparoscopic ureteral reimplantation with extracorporeal tailoring and direct nipple ureteroneocystostomy for adult obstructed megaureter: a novel technique[J]. Urology, 2013, 82(5): 1171-1174.

[3] KART Y, KARAKUŞ O Z, ATEŞ O, et al. Altered expression of interstitial cells of Cajal in primary obstructive megaureter[J]. Journal of Pediatric Urology, 2013, 9(6): 1028-1031.

[4] SIMONI F, VINO L, PIZZINI C, et al. Megaureter: classification, pathophysiology, and management[J]. La Pediatria Medica E Chirurgica Medical & Surgical Pediatrics, 2000, 22(1): 15-24.

[5] ZHONG W, YAO L, CUI H, et al. Laparoscopic ureteral reimplantation with extracorporeal tailoring and direct nipple ureteroneocystostomy for adult obstructive megaureter: long-term outcomes and comparison to open procedure[J]. Int Urol Nephrol, 2017, 49: 1973-1978.

[6] LI Z, YANG K, LI X, et al. Minimally invasive ureteral reimplantation or endoscopic management for primary obstructive megaureter: a narrative review of technical modifications and clinical outcomes[J]. Transl Androl Urol, 2022, 11: 1786-1797.

[7] 李吉臣, 燕军, 张光奎. 先天性巨输尿管症多层螺旋CT诊断[J]. 中国中西医结合影像学杂志, 2007, 5(5): 347-349.

[8] 李天然, 柏瑞. 先天性巨输尿管畸形尿路造影及MRU诊断[J]. 中国CT和MRI杂志, 2005, 3(1): 57-59.

[9] 王正滨, 丁荣生, 范玉英. 先天性巨输尿管症的超声显像诊断[J]. 中华泌尿外科杂志, 1997, 9(13): 539-541.

# 第二十二章

# 腹腔镜或机器人辅助腹腔镜回肠代输尿管术（体外构建回肠输尿管）

## 一、概述

对于长段输尿管不可逆病变，回肠代输尿管手术被认为是输尿管狭窄、损伤修复的终极手术。因其存在潜在的代谢性酸中毒、电解质紊乱等风险，所以治疗输尿管病变时，首选自体尿路上皮组织进行重建修复。对于不同部位的输尿管狭窄或病变，可选用的治疗方案各有差异：狭窄位于输尿管上段，可以采用肾盂成形术或肾盂瓣技术；狭窄位于输尿管中段，可以采用输尿管端-端吻合术，或自体补片技术；狭窄位于输尿管下段，可以采用膀胱输尿管再植术或膀胱瓣及腰大肌悬吊技术。对于输尿管中、上段的长段及复杂输尿管狭窄，近年来国内外多家中心均报道采用自体口腔黏膜（舌黏膜或颊黏膜）进行修复，效果较为理想。但当以上技术均无法对输尿管进行修复或预期修复效果不满意时，回肠代输尿管术成为最终的解决办法。因其出现远期并发症的概率较其他术式略高，故该术式的适应证及禁忌证相对比较严格。

1906 年，Shoemaker 首次报道回肠代输尿管术在结核病患者中的应用，1959 年 Goodwin 成功将这一术式推广。随着微创外科技术的逐渐普及，2000 年 Gill 等首次应用腹腔镜进行回肠代输尿管术，并于此后证实腹腔镜下实施回肠代输尿管术较开放手术在术后恢复方面有明显优势，术后并发症发生率无显著差异。此后，一些作者也对腹腔镜回肠代输尿管术进行过报道。2006 年，Kamat 等报道了 3 例腹腔镜回肠代输尿管术。2014 年，Sim 等报道了 4 例腹腔镜回肠代输尿管术。随着机器人腹腔镜技术的兴起，机器人辅助腹腔镜下回肠代输尿管术也开始逐渐应用于临床。

## 二、手术适应证与禁忌证

### （一）手术适应证

1. 输尿管病变部位过长（长度超过 5 cm）或多部位狭窄。

2. 无法行其他手术修复，如膀胱瓣、肾盂瓣、输尿管-输尿管吻合及口腔黏膜替代。

3. 患侧肾功能尚可：患侧 GFR＞10 ml/min 或患侧肾造瘘每日尿量大于 400 ml。

4. 心肺功能等要求同其他手术。

### （二）手术禁忌证

1. 肠道自身疾病，如炎性肠病或者放射性小肠炎。

2. 基础肾功能不全，血清肌酐＞2.0 mg/dl（176.8 μmol/L），还包括患侧肾小球滤过率＜10 ml/min 或患侧尿量＜400 ml/d。

3. 自身基础疾病不能耐受麻醉和手术等。

### 三、术前检查及评估

1.常规项目：完善血常规、尿常规、血生化、凝血功能检查及传染病筛查，术前拍胸部X线片及做心电图。

2.合并泌尿系感染者经验性应用抗生素，术前可留尿培养及做药敏试验，可根据培养结果调整抗生素；泌尿系结核患者术前至少需要应用抗结核药物2周；合并恶性肿瘤者，行相应检查评估肿瘤状态。

3.影像学检查

（1）常规泌尿系B超。

（2）术前泌尿系顺行及逆行影像学检查，了解输尿管狭窄的部位和长度。

（3）行膀胱造影检查，明确膀胱容量，必要时行尿动力检查，了解膀胱功能，对于合并膀胱挛缩者需同时行回肠膀胱扩大术。

（4）利尿肾动态检查明确患侧分肾功能，若术前存在肾功能不全、肾积水时，需通过肾造瘘等方式，待肾功能改善后再行手术治疗。

（5）CTU或MRU评估输尿管狭窄段及术区血管分布情况，基于CTU的三维重建被用于术前手术规划、术中导航和术后评估。

4.肠道准备：术前1天进流食、当晚行灌肠。

5.留置导尿管：术前麻醉诱导后留置导尿管，建议使用F20三腔导尿管。

6.术中带药：抗生素用于术中输注，预防性抗感染；吲哚菁绿术中静脉或输尿管内注射，用于寻找输尿管、识别狭窄段或评估吻合口血运等。

### 四、手术步骤及操作要点

#### （一）机器人辅助回肠代输尿管手术（robot-assisted laparoscopic ileal ureter）（右侧病变手术为例）

1.患者取45°斜卧位，常规消毒铺巾，做右侧锁骨中线肋缘下1cm小切口，置入气腹针，注气压力至14mmHg，脐旁3cm穿刺12mm套管，引入机器人腹腔镜。监视下分别于锁骨中线肋缘下、腋前线髂嵴部位以及锁骨中线右下腹分别置入3个机器人套管，引入机器人臂（图22-1）。

2.纵行切开结肠旁沟外的后腹膜，游离升

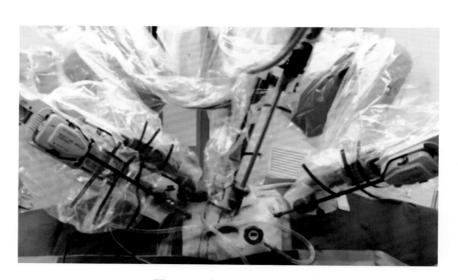

图22-1　机器人手臂布局

结肠，将结肠游离至内侧，切开肾周筋膜，找到输尿管或肾盂，确认病变位置，于病变上方剪开输尿管或肾盂，确认尿液可自行流出（图22-2）。

3. 充盈膀胱，测量正常输尿管或肾盂至膀胱顶部距离（图22-3）。

4. 镜下找到回盲部，做好标记。暂时松开各机械臂，做下腹部正中切口，逐层切开进入

腹腔。

5. 找到回盲部标记，距回盲部15～20 cm取回肠组织。截取回肠的长度，建议在之前测量的长度基础上，多取5 cm回肠；注意保护回肠血供。断端回肠可以使用直线切割闭合器进行吻合，恢复肠道连续性。对于吻合薄弱区域，可以使用3-0可吸收线予以加固缝合。可吸收线连续缝合关闭回肠系膜（图22-4）。

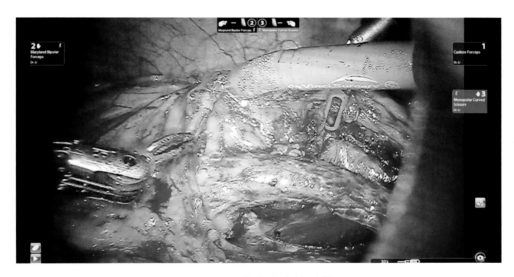

图22-2　分离病变输尿管

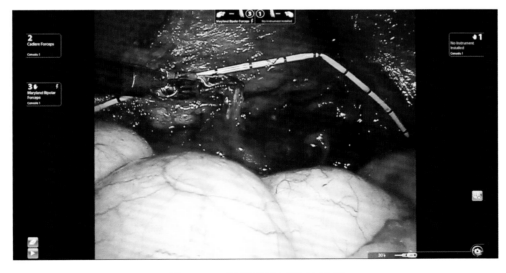

图22-3　测量所需回肠的长度

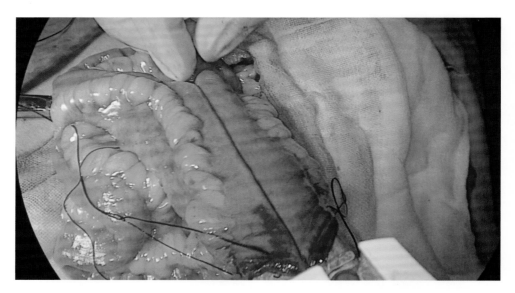

**图 22-4  体外侧侧吻合恢复回肠肠管连续性**

6. 截取的回肠肠管以 10% 稀释聚维酮碘溶液反复冲洗至清洁，注意将回肠置于顺蠕动方向。截取的肠管远端用可吸收线间断外翻缝合，形成抗反流人工乳头，内放置 F7 D-J 管一根，并将 D-J 管两端用可吸收线固定于肠管内（图 22-5）。

7. 将截取的肠管重新放入腹腔，置于升结肠外侧，关闭腹部切口。

8. 再次建立气腹，重新对接机器人手术器械。将 D-J 管上端置入肾盂或近端输尿管内，病变近端与回肠输入袢用 4-0 可吸收线行端端吻合，可将截取的回肠固定于侧腹壁以减轻吻合口张力（图 22-6）。

9. 充分游离膀胱后，将截取的回肠向下延

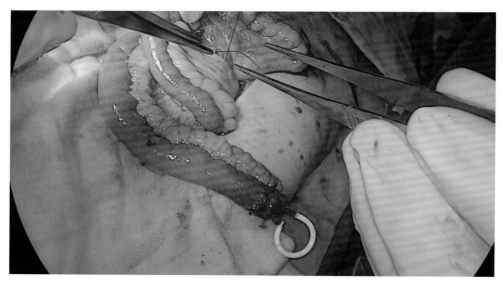

**图 22-5  回肠抗反流乳头**

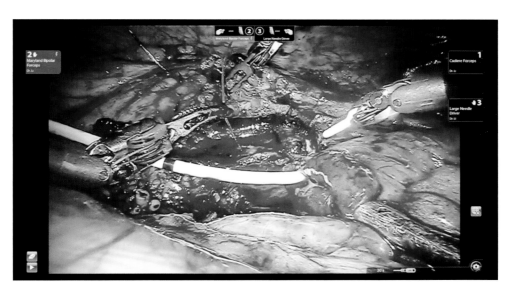

图 22-6 近端吻合：肾盂回肠吻合

展至膀胱顶部，于膀胱顶壁切开膀胱，D-J 管尾端放置于膀胱内，将回肠乳头置入膀胱内并用 3-0 可吸收线与膀胱壁间断吻合（图 22-7）。如回肠和膀胱吻合具有一定张力，可同时将膀胱行患侧腰大肌悬吊，再吻合回肠和膀胱。

10. 膀胱及肾造瘘注水，观察有无上、下吻合口漏尿。

11. 留置盆腔或腹腔引流管。

## （二）腹腔镜回肠代输尿管术（laparoscopic ileal ureter）（左侧病变手术为例）

患者取右 60° 斜卧位，常规消毒铺单，做左侧锁骨中线肋缘下 0.5 cm 小切口，置入气腹

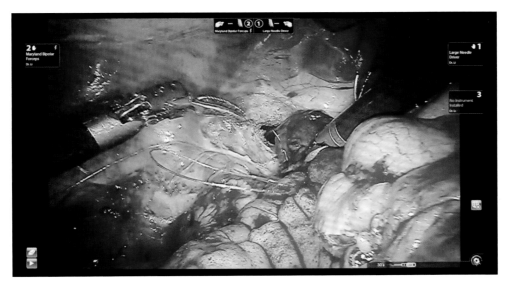

图 22-7 远端吻合：回肠膀胱吻合

针，注气压力至 14 mmHg。脐下 3 cm 左侧腹直肌旁切 1 cm 小口，穿刺 12 mm 套管，引入腹腔镜。监视下分别于脐上 3 cm 左侧腹直肌旁，左侧反麦氏点做 1.0 cm 和 0.5 cm 小切口，另置入两个套管。

其余步骤与机器人辅助腹腔镜回肠代输尿管术大致相同。需注意的是，对于左侧病变，因可能会受到左半结肠干扰，直接吻合存在一定难度。需要在左半结肠系膜上做一开口，将截取的回肠肠管通过结肠系膜置于左侧腹膜后，再进行后续的吻合操作。在切开左半结肠系膜时，注意不要损伤结肠的血供，在吻合操作完成后，如有可能，需检查结肠系膜上是否存在较大的缺损，如果有较大缺损建议用可吸收线缝合，将其封闭，以避免术后内疝的发生。

## 五、术后处理及注意事项

1. 术后常规禁食，对患者体温、引流量、排气情况及腹部体征变化情况进行观察，检测肾功能、电解质变化，术后常规应用静脉抗生素 3~7 天。

2. 保持引流通畅，定时检查导尿管，必要时可用生理盐水冲洗，以防血块或肠道分泌物堵塞。

3. 待肠道恢复通气后拔除胃管，饮食由禁食、禁水逐渐过渡至半流食，半流食至少 1 个月。

4. 术后引流管 <50 ml/ 天可拔除，术后 1~2 周夹闭肾造瘘管，术后 2~3 周拔除导尿管，术后 2~3 个月经膀胱镜拔除 D-J 管；拔 D-J 管后 1 周行上尿路尿动力学检查，明确输尿管通畅情况，经上尿路尿动力学检查确认回肠代输尿管通畅且无尿液外渗后，拔除造瘘管。

5. 拔 D-J 管后定期复查泌尿系超声、CTU 或者 MRU 检查、肾动态检查。

6. 每 3 个月定期复查，完善尿常规、血常规、血肌酐、血气分析、残余尿、尿动力学检查。

## 六、术后并发症及处理策略

1. 吻合口漏

吻合口漏常发生于术后早期，主要与吻合不确切有关，其次为 D-J 管放置位置不佳。通过引流液肌酐、增强 CTU、肾造瘘造影可明确。术中尽量保证缝合牢靠，无论连续缝合还是间断缝合，都要保证"不漏水"缝合；同时，也要注意避免张力性吻合，张力过大或者过多钳夹吻合口的黏膜都会影响吻合口的愈合。一旦出现漏尿，要持续开放肾造瘘管，同时适当延长肾造瘘管、输尿管支架管和伤口引流管的留置时间。

2. 回肠输尿管梗阻

常由于肠壁水肿或肠管黏液产生过多引起，表现为拔除 D-J 管后原有腰部症状不缓解或患侧肾积水较术前无明显变化甚至加重。通过影像学检查评估患者是否出现输尿管再梗阻，可通过放置肾造瘘管或支架管，缓慢低压冲洗等方式解除梗阻，少数患者需再次手术。

3. 肠梗阻

由于手术对小肠组织行切除、吻合，部分患者存在肠梗阻的可能，大多可通过保守治疗的方式缓解，极少数需外科干预处理。

4. 系膜血管受压

可致肠段缺血坏死，多因取用的回肠系膜扭转所致，如怀疑肠段缺血坏死应立即实施急诊手术以探查明确。

5. 电解质紊乱

如术前肾功能良好，肠段的长度与并发症的发生率有明显相关性，术后需定期复查动脉血气，必要时口服碳酸氢钠片。

## 七、技术特色及评价

整个手术过程手术要点包括：①游离输尿管至正常位置。接受此类手术的患者有既往多次手术史，甚至放疗史，输尿管往往被厚厚的纤维组织包裹，因此游离时应注意辨认，防止损伤周围血管或其他重要脏器组织。②肠段以顺蠕动方式替代输尿管，注意标记回肠肠段的近端和远端。③保证无张力吻合，吻合前近端输尿管内尿液必须达到可无阻力流出这一标准。④术后注意保持输尿管支架管、导尿管和引流管的通畅性。目前对于手术是否需要采用抗反流设计仍存在一定争议，我们认为对于非结石患者远端吻合采取轻度抗反流设计是有必要的。抗反流技术主要是乳头法，我们采用乳头套叠缝合技术，既可以抗反流，亦有减少术后吻合口再狭窄的作用。针对机器人及腹腔镜辅助回肠代输尿管手术，IUPU 采用体外构建肠管技术，不仅节约了手术时间，减少了术后肠道相关并发症的发生，同时也提高了手术效率及安全性。

（王　祥　李学松）

## 扩展阅读

[1] BRANDAO L F, AUTORINO R, ZARGAR H, et al. Robotic ileal ureter: a completely intracorporeal technique[J]. Urology, 2014, 83(4): 951-954.

[2] GILL I S, SAVAGE S J, SENAGORE A J, et al. Laparoscopic ileal ureter[J]. Journal of Urology, 2000, 163(4): 1199-1202.

[3] GOODWIN W E, WINTER C C, TURNER R D. Replacement of the ureter by small intestine: clinical application and results of the ileal ureter[J]. Journal of Urology, 1959, 81(3): 406-418.

[4] MARTINEZ-SAGARRA J M, AMON S J, SANTOS L J, et al. Ileal ureteroplasties[J]. Archivos Espanoles De Urologia, 1992, 45(9): 961-966.

[5] ORDORICA R, WIEGAND L R, WEBSTER J C, et al. Ureteral replacement and onlay repair with reconfigured intestinal segments[J]. J Urol, 2014, 191(5): 1301-1306.

[6] STEIN R J, TURNA B, PATEL N, et al. Laparoscopic assisted ileal ureter: technique, outcomes and comparison to the open procedure[J]. Journal of Urology, 2009, 182(3): 1032-1039.

[7] FAN S, HAN G, LI Z, et al. Robot-assisted laparoscopic ileal ureter replacement with extracorporeal ileal segment preparation for long ureteral strictures: a case series[J]. BMC Surg, 2022, 22: 435.

[8] WANG X, CHEN S, LI X, et al. Robotic-assisted laparoscopic bilateral ileal ureter replacement with extracorporeal ileal segment preparation for bilateral extensive ureteral strictures: the initial experience[J]. Urology, 2023, S0090-4295(23): 00286-000288.

# 完全体腔内机器人辅助腹腔镜回肠代输尿管术

## 一、概述

1906 年，Shoemaker 首次报道了利用回肠替代输尿管。1959 年，Goodwin 成功将这一术式推广。回肠代输尿管术最早被用于泌尿系结核所致的长段输尿管狭窄。然而，随着医源性（内镜手术、妇科手术及放疗等所致）输尿管损伤的不断增多，回肠代输尿管术的使用范围不断扩大。对于长段输尿管狭窄，当其他手术技术无法对输尿管进行修复或预期修复效果不满意时，回肠代输尿管术成为不得不采用的解决方案。回肠代输尿管术被认为是输尿管损伤修复的终极手术。

由于该手术技术难度较高且并发症较多，传统上此类手术均由经验丰富的医生通过开放手术来完成。随着微创外科技术的逐渐普及，2000 年，Gill 等首次成功应用腹腔镜进行回肠代输尿管术，并于此后证实腹腔镜下回肠代输尿管术较开放手术在术后恢复方面有明显优势，术后并发症发生率无显著差异。近年来，机器人辅助腹腔镜回肠代输尿管术开始应用于临床。IUPU 既往经验表明机器人辅助腹腔镜回肠代输尿管联合体外构建肠管是安全可行的。为了进一步减少创伤，我们开展了完全体腔内的回肠代输尿管术，并不断将该技术进行标准化，本章将重点介绍完全体腔内机器人辅助腹腔镜回肠代输尿管术的技术要点和注意事项。

## 二、手术适应证与禁忌证

同第二十二章相关内容。

## 三、术前检查及评估

同第二十二章相关内容。

## 四、手术步骤及操作要点

### （一）患者体位及 Trocar 布局（以右侧病变为例）

患者取 45°~60° 左斜卧位，常规消毒铺巾，于右锁骨中线肋缘下 2 cm 处插入 Veress 针，建立气腹，并于此处（A 点）置入一个 8 mm 的套管。于右腹直肌外缘 A 点下方 10 cm 处置入 12 mm 腹腔镜套管（B 点），通过此处置入腹腔镜系统，在腹腔镜直视下，于右腋前线 B 点下方 10 cm（C 点）和右锁骨中线 B 点下方 10 cm（D 点）处分别置入 8 mm 套管，这是机器人最主要的两个操作臂。最后，将两个 12 mm 套管分别放置在 E 点（距 A 点和 B 点的距离相等，且均 >5 cm）和 F 点（距 B 点和 D 点的距离相等且均 > 5 cm）（图 23-1）。

### （二）手术步骤

1. 游离输尿管狭窄段：纵行切开结肠旁沟外的后腹膜，游离升结肠，将结肠游离至内侧，

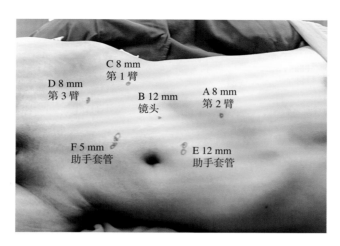

图 23-1 机器人手臂布局

切开肾周筋膜，找到输尿管或肾盂，确认病变位置，于病变上方剪开输尿管或肾盂，确认尿液可自行流出（图 23-2）。

2. 测量输尿管缺损长度：充盈膀胱，用带刻度的输尿管导管测量正常输尿管或肾盂至膀胱顶部距离（图 23-3）。

3. 制备替代的回肠：找到回盲部标记，距回盲部 15～20 cm 选取所需长度的末端回肠，我们通常多取 3 cm 回肠用于构建抗反流乳头；

使用缝线标记肠管的近端和远端，利用腔内直线切割闭合器（GIA）离断回肠（图 23-4），并使用 GIA 侧侧吻合肠管两端，恢复肠道连续性（图 23-5）。吻合薄弱区域可以使用 3-0 可吸收线予以加固缝合。可吸收线连续缝合，关闭回肠系膜。于所取肠管内注入稀聚维酮碘溶液充分冲洗（图 23-6）。截取的肠管远端用 3-0 可吸收线间断外翻缝合，形成抗反流乳头（图 23-7）。回肠内置 F7 D-J 管 1 根，并用 3-0 可

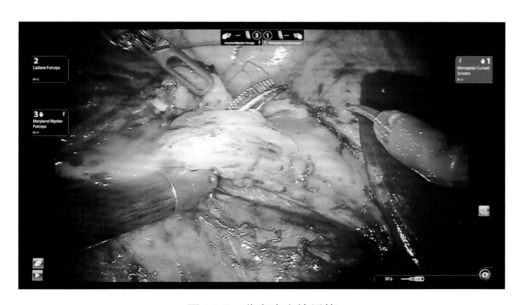

图 23-2 分离病变输尿管

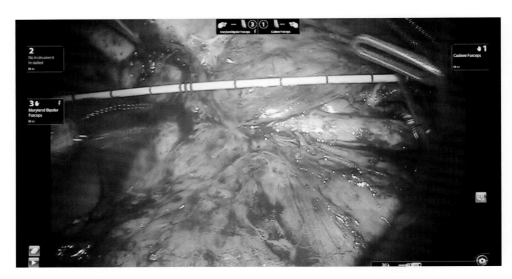

图 23-3　测量输尿管缺损长度

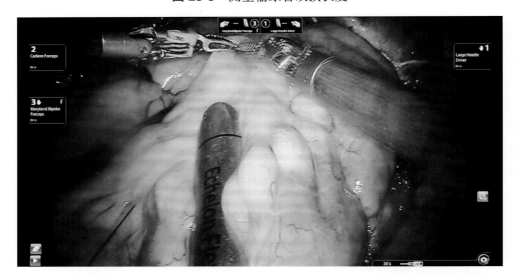

图 23-4　离断回肠

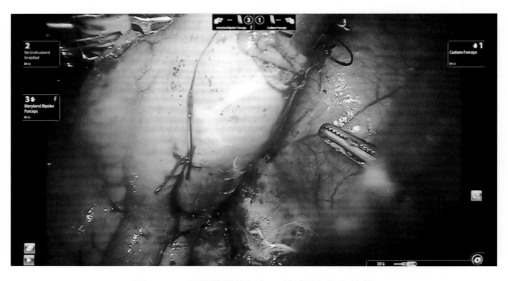

图 23-5　回肠侧侧吻合，恢复肠道连续性

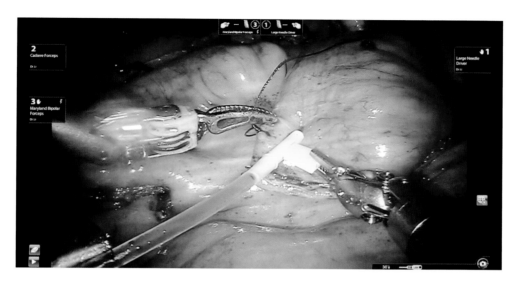

图 23-6　冲洗截取的回肠

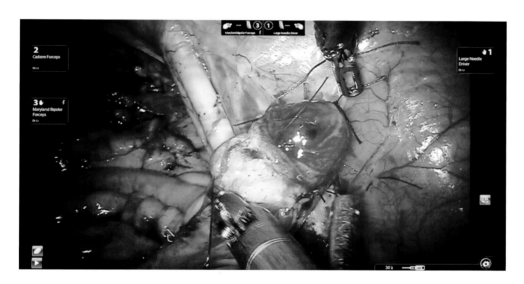

图 23-7　构建抗反流乳头

吸收缝线将 D-J 管的两端固定于回肠，以防止移位（图 23-8）。

4. 肾盂或输尿管回肠吻合：将 D-J 管上端置入肾盂或近端输尿管内，病变近端与回肠输入袢用 4-0 可吸收线行端端吻合（图 23-9），并将截取的回肠固定于侧腹壁以减轻吻合口张力。

5. 回肠膀胱吻合：充分游离膀胱后，将截取的回肠向下延展至膀胱顶部，于膀胱顶壁切开膀胱，D-J 管尾端放置于膀胱内，将回肠乳头置入膀胱内并用 3-0 可吸收线与膀胱壁间断吻合（图 23-10）。膀胱及肾造瘘注水，观察有无上、下吻合口漏尿。在输尿管回肠吻合口处及盆腔分别留置引流管。

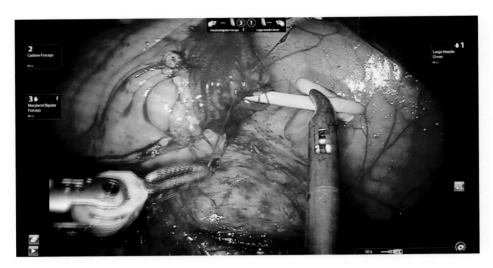

图 23-8　固定 D-J 管

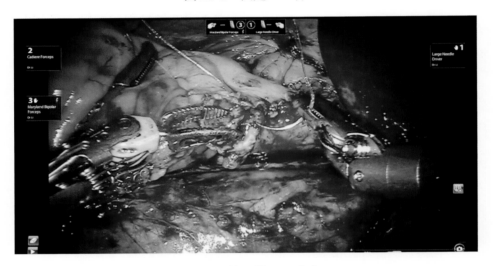

图 23-9　输尿管回肠吻合

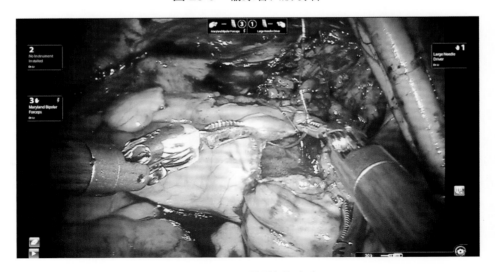

图 23-10　回肠膀胱吻合

## 五、术后处理及注意事项

1. 术后常规禁食，对患者体温、引流量、排气情况及腹部体征变化情况进行观察，检测肾功能、电解质变化，术后常规静脉应用抗生素 3~7 天。

2. 保持引流管通畅，定时检查导尿管，必要时可用生理盐水冲洗，以防血块或肠道分泌物堵塞。

3. 待肠道恢复通气后拔除胃管，饮食由禁食、禁水逐渐过渡至半流食，半流食至少 1 个月。

4. 术后引流管 <50 ml/ 天可拔除，术后 1~2 周夹闭肾造瘘管，术后 2~3 周拔除导尿管，术后 2~3 个月经膀胱镜拔除 D-J 管；拔 D-J 管后 1 周行上尿路尿动力学检查，明确输尿管通畅情况，经上尿路尿动力学检查确认回肠代输尿管通畅且无尿液外渗后，拔除造瘘管。

5. 拔 D-J 管后定期复查泌尿系超声、CTU 或者 MRU 检查、肾动态检查。

6. 每 3 个月定期复查，完善尿常规、血常规、血肌酐、血气分析、残余尿、尿动力学检查。

## 六、术后并发症及处理策略

### 1. 吻合口漏

吻合口漏常发生于术后早期，主要与吻合不确切有关，其次的原因为 D-J 管放置位置不佳。通过引流液肌酐、增强 CTU、肾造瘘造影检查可明确。术中尽量保证缝合牢靠，无论连续缝合还是间断缝合，都要保证"不漏水"缝合；同时，也要注意避免张力性吻合，张力过大或者过多钳夹吻合口的黏膜都会影响吻合口

的愈合。一旦出现漏尿，要持续开放肾造瘘管，同时适当延长肾造瘘管、输尿管支架管和伤口引流管的留置时间。

### 2. 回肠输尿管梗阻

常由于肠壁水肿或肠管黏液产生过多引起，表现为拔除 D-J 管后原有腰部症状不缓解或患侧肾积水较术前无明显变化甚至加重。通过影像学检查评估患者是否出现输尿管再梗阻，可通过放置肾造瘘管或支架管，缓慢低压冲洗等方式解除梗阻，少数患者需再次手术。

### 3. 肠梗阻

由于手术对小肠组织行切除、吻合，部分患者存在肠梗阻的可能，多数可通过保守治疗的方式缓解，极少数需外科干预处理。

### 4. 系膜血管受压

可致肠段缺血坏死，多因取用的回肠系膜扭转所致，如怀疑肠段缺血坏死时应立即实施急诊手术以探查明确。

### 5. 电解质紊乱

如术前肾功能良好，肠段的长度与并发症的发生率有明显相关性，术后需定期复查动脉血气，必要时口服碳酸氢钠片。

## 七、技术特色及评价

机器人完全体腔内回肠输尿管构建技术可最大限度地减少患者受到的损伤，术后恢复快。在肌酐水平允许、肾功能有保留价值、患者意愿强烈且依从性很好的前提下可实施该术式。该手术的技术要点如下：①若患者肌酐水平高，预期术野条件差，建议先行肾造瘘保护肾功能，让输尿管充分休息，减轻局部粘连，再择期手术；②此类患者既往常有多次手术史或放疗史，输尿管往往被厚重的纤维组织包裹，游离时需小心辨认，尽可能清理纤维化的组织，同时防止损伤周围血管等重要组织，

我们通常会使用吲哚菁绿辅助荧光显影技术寻找输尿管、识别输尿管狭窄段以及判断输尿管血运状况；③所取肠管长度需适当，过长和过短均不合适，前者易导致扭曲、梗阻和电解质紊乱，后者可造成吻合困难或吻合口漏，肠管吻合以顺蠕动方式替代；④目前对于手术是否需要采用抗反流设计仍存在一定争议，我们认为远端吻合中采取抗反流乳头是有必要的，一方面是防止膀胱尿液反流引起顽固性泌尿系感染，另一方面，更重要的是防止吻合口狭窄；我们不建议进行远端回肠输尿管吻合术，因为远端回肠乳头的排尿能力不足；⑤所有病例术后尿液中会有不同程度的黏液，一般会逐渐减少。术中用稀释聚维酮碘溶液冲洗回肠，术后口服碳酸氢钠可减少肠黏液的产生；⑥术后需进行规律的随访。

总而言之，IUPU 的经验表明完全体腔内单侧或双侧机器人辅助腹腔镜回肠代输尿管术是安全可行的，其并发症较可控且成功率高。

（王　祥　李学松）

## 扩展阅读

[1] BRANDAO L F, AUTORINO R, ZARGAR H, et al. Robotic ileal ureter: a completely intracorporeal technique[J]. Urology, 2014, 83(4): 951-954.

[2] GILL I S, SAVAGE S J, SENAGORE A J, et al. Laparoscopic ileal ureter[J]. Journal of Urology, 2000, 163(4): 1199-1202.

[3] GOODWIN W E, WINTER C C, TURNER R D. Replacement of the ureter by small intestine: clinical application and results of the ileal ureter[J]. Journal of Urology, 1959, 81(3): 406-418.

[4] FAN S, HAN G, LI Z, et al. Robot-assisted laparoscopic ileal ureter replacement with extracorporeal ileal segment preparation for long ureteral strictures: a case series[J]. BMC Surg, 2022, 22: 435.

[5] WANG X, CHEN S, LI X, et al. Robotic-assisted laparoscopic bilateral ileal ureter replacement with extracorporeal ileal segment preparation for bilateral extensive ureteral strictures: the initial experience[J]. Urology, 2023, S0090-4295(23): 00286-000288.

[6] YANG K, WANG X, XU C, et al. Totally intracorporeal robot-assisted unilateral or bilateral ileal ureter replacement for the treatment of ureteral strictures: technique and outcomes from a single center[J]. Eur Urol, 2023, S0302-2838(23): 02784-02787.

# 完全体腔内机器人辅助腹腔镜回肠代输尿管联合膀胱扩大术

## 一、概述

输尿管狭窄伴膀胱挛缩并非一类常见的疾病，多由放疗、泌尿系统结核引起。常见的症状包括腰痛、尿频、尿急等，可显著降低生活质量。长期肾积水可影响肾功能。双侧广泛输尿管狭窄的治疗本就具有挑战性，尤其是当膀胱容量 <50 ml 时，只解决上尿路梗阻并不能改善患者症状，挛缩的膀胱依然可导致上尿路积水。考虑到吻合张力过大或膀胱容量不足，传统的重建技术如腰大肌悬吊和 Boari 膀胱瓣可能并不合适。

1988 年，Hubmer 等首次报道了回肠代输尿管联合膀胱扩大术。然而，目前该技术因操作复杂尚未普及。随着机器人手术平台的推广，重建的难度大大降低。IUPU 开展机器人辅助腹腔镜回肠代双侧输尿管联合回肠膀胱扩大术，效果满意，为患者解决了长期困扰。本章将重点介绍该技术要点和注意事项。

## 二、手术适应证及禁忌证

### （一）手术适应证

1. 双侧长段或多处输尿管狭窄，无法通过其他手术予以修复（如肾盂成形术、输尿管膀胱再植术、输尿管端端吻合术、膀胱瓣、肾盂瓣、口腔黏膜或阑尾补片替代等）。

2. 膀胱容量小于 50 ml。

3. 肾功能尚可，GFR 大于 10 ml/min 或每侧尿量大于 400 ml/d。

### （二）手术禁忌证

1. 肠道自身疾病，如炎症性肠病或放射性肠炎。

2. 血肌酐升高，大于 150 μmol/L。

3. 活动性结核、肿瘤残留或复发。

4. 因自身基础疾病不能耐受麻醉和手术。

## 三、术前检查及评估

1. 常规项目：完善血常规、尿常规、血生化、凝血功能检查及传染病筛查，术前拍胸部 X 线片及做心电图。

2. 合并泌尿感染者需经验性应用抗生素，术前可留尿培养及做药敏试验，可根据培养结果调整抗生素；泌尿系结核患者术前至少需应用抗结核药物 2 周。

3. 影像学检查：泌尿系 B 超，包括膀胱容量及残余尿测量，利尿肾动态检查明确分肾功能，CTU 或 MRU，完善三维重建，肾造瘘造影和（或）逆行输尿管造影。

4. 术前 1 天进流食并进行肠道准备，术前麻醉诱导后留置导尿管。

## 四、手术准备及操作要点

### （一）患者体位

患者取头低脚高截石位。

### （二）套管位置

前正中线脐上切口置入 12 mm 套管作为窥镜通道，两侧腹直肌旁各置入 8 mm 机器人套管，为 1 号和 2 号臂通道。脐上右侧腋前线置入 8 mm 机器人套管，为 3 号臂通道。左侧锁骨中线肋下 2 cm 和脐上左侧腋前线分别置入 12 mm 套管作为助手通道（图 24-1）。

### （三）手术步骤

1. 游离输尿管狭窄段：首先游离右侧输尿管，将升结肠游离至内侧，打开 Gerota 筋膜，于输尿管跨越髂血管处定位输尿管。左侧输尿管的显露笔者习惯经系膜入路，打开后腹膜，可避免游离降结肠和乙状结肠。分别向近端和远端游离，确认病变位置（图 24-2、图 24-3）。

2. 制备替代的回肠：用带刻度的输尿管导管测量需要替代的输尿管长度，额外取 15 cm 肠管用于膀胱扩大成形。距回盲部 15 ~ 20 cm 选取所需长度的末端回肠，使用缝线标记肠管的近端和远端，并使用直线切割闭合器侧侧吻

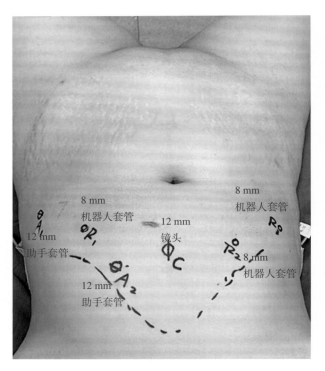

图 24-1　Trocar 布局

合肠管两端，恢复肠道连续性。于所取肠管内注入稀聚维酮碘溶液充分冲洗。回肠内置 F7 D-J 管 2 根，并用 3-0 可吸收缝线将 D-J 管的两端固定于回肠（图 24-4、图 24-5）。

3. 输尿管回肠吻合：根据术中情况将肠管以顺蠕动的顺 7 或反 7 字放置，常规情况下，反 7 字居多，笔者多将右侧输尿管以端侧吻合的方式连续缝合于回肠肠管，左侧输尿管以端

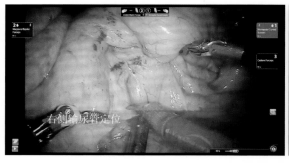
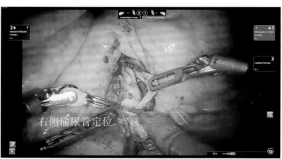

图 24-2　游离显露右侧输尿管

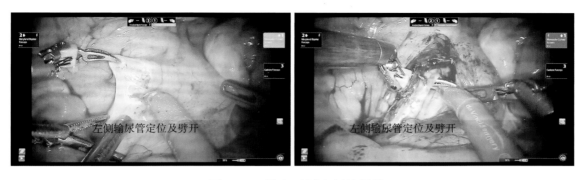

**图 24-3 游离显露左侧输尿管**

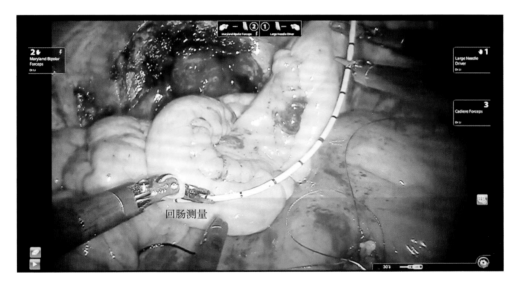

**图 24-4 测量所需肠管长度**

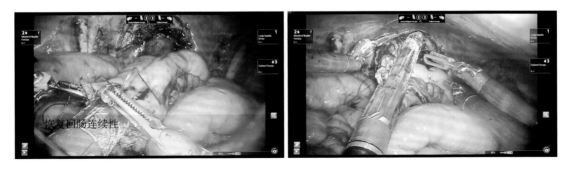

**图 24-5 恢复肠管连续性**

端吻合的方式与所取回肠近端吻合。输尿管远端可纵行切开约 1 cm 以增加吻合口周径，减少吻合口狭窄发生的风险（图 24-6 ~ 图 24-8 ）。

4.回肠膀胱扩大：将远端 15 cm 肠管于对系膜缘纵行裁开。将去管状化的肠管对折并连续缝合形成 U 形补片（图 24-9、图 24-10 ）。

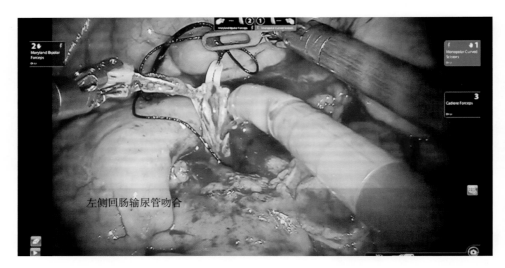

图 24-6 纵行切开输尿管远端以备吻合

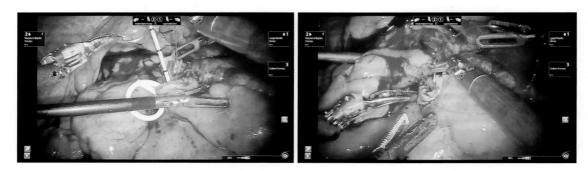

图 24-7 左侧输尿管回肠端端吻合

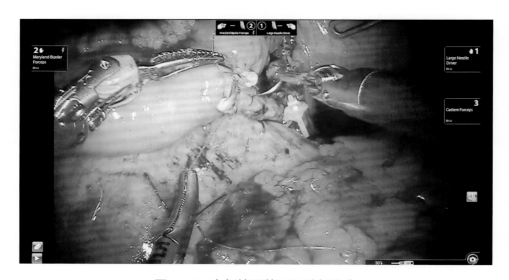

图 24-8 右侧输尿管回肠端侧吻合

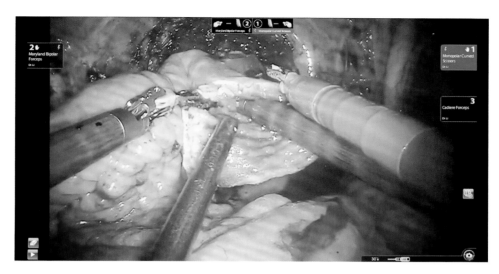

图 24-9　所取回肠远端去管状化

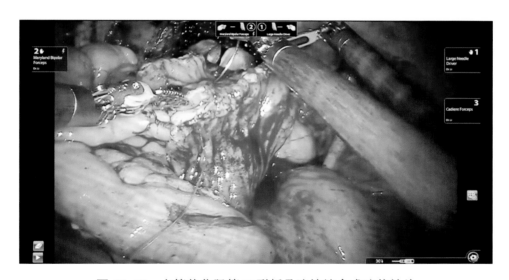

图 24-10　去管状化肠管 U 形折叠连续缝合成碗状补片

在盆底切开膀胱前方腹膜，充分游离膀胱前壁和两侧壁。在膀胱顶壁横向切开膀胱，用 3-0 倒刺线将 U 形回肠补片连续缝合于膀胱顶壁切口上，保证吻合无张力。缝合过程中在膀胱内留置 F24 膀胱造瘘管 1 根，荷包缝合固定造瘘管，检查无渗漏，留置伤口引流管（图 24-11）。

## 五、术后处理及注意事项

1. 术后常规心电监护，对症补液及营养支持；术后常规禁食，待肠道功能恢复后逐渐恢复饮食。

2. 术后常规应用静脉抗生素 3 ~ 7 天。

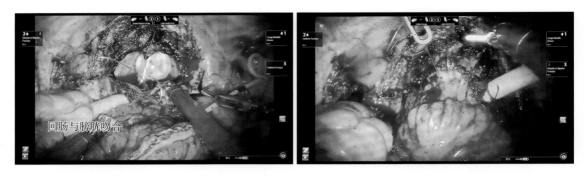

图 24-11　回肠膀胱扩大

3. 术后引流液 <50 ml/d 可拔除引流管。

4. 术后 3 周行膀胱造影，如果没有造影剂外溢，则拔除导尿管，夹闭膀胱造瘘管，让患者自行排尿。术后 4 周拔除膀胱造瘘管。

5. 术后 1~2 个月拔除输尿管支架管。

6. 每 3 个月定期复查，完善尿常规、血常规、肌酐、血气分析、泌尿系 B 超、残余尿、尿动力学、膀胱镜检查。

## 六、术后并发症及处理策略

### 1. 吻合口漏

吻合口漏常发生于术后早期，主要与吻合不确切有关，其次的原因为 D-J 管放置不到位。通过引流液肌酐、增强 CTU、肾造瘘造影可明确。术中尽量保证缝合牢靠，无论连续缝合还是间断缝合，都要保证"不漏水"缝合；同时，也要注意避免张力性吻合，张力过大或者过多钳夹吻合口的黏膜都会影响吻合口的愈合。一旦出现漏尿，要持续开放肾造瘘管，同时适当延长肾造瘘管、输尿管支架管和伤口引流管的留置时间。

### 2. 回肠输尿管梗阻

常由于肠壁水肿或肠管黏液产生过多引起，表现为拔除 D-J 管后原有腰部症状不缓解或患侧肾积水较术前无明显变化甚至加重。通过影像学检查及利尿肾动态检查评估患者是否出现输尿管再梗阻及患侧肾功能，可通过放置肾造瘘管或支架管，缓慢低压冲洗等方式解除梗阻，少数患者需再次手术。

### 3. 肠梗阻

由于手术对小肠组织行切除、吻合，部分患者存在肠梗阻的可能，多数可通过保守治疗的方式缓解，极少数需外科干预处理。

### 4. 电解质紊乱

术后定期复查血气分析，监测 pH 及电解质变化，必要时口服碳酸氢钠片以纠正酸中毒。

## 七、技术特色及评价

双侧输尿管狭窄合并膀胱挛缩是一类复杂的疾病，多由放疗或泌尿系结核引起。由于上述病因常引起非可逆性病变，留置肾造瘘管或输尿管支架管并非长久之计，患者常受困于反复出现的腰痛、尿频等症状，生活质量严重下降。常规的上尿路重建方式无法进行修复，需要进行回肠代双侧输尿管联合回肠膀胱扩大术进行治疗。但由于该技术难度高，应用尚未普及。相较于前几章讲到的体外构建肠管技术，本章介绍的机器人完全体腔内重建技术可避免腹部小切口，并最大限度减少患者受到的损伤，术后恢复快，在肌酐水平允许、肾功能有保留价值、患者意愿强烈且依从性很好的前提下可实施该术式。

（李新飞　杨昆霖　李学松）

## 扩展阅读

[1] MUNEER, A., MACRAE, B., KRISHNAMOORTHY, S. et al. Urogenital tuberculosis - epidemiology, pathogenesis and clinical features[J]. Nat Rev Urol, 2019, 16(10): 573-598.

[2] WIT E M, HORENBLAS S. Urological complications after treatment of cervical cancer[J]. Nat Rev Urol, 2014, 11(2): 110-117.

[3] JEONG I G, HAN K S, JOUNG J Y, et al. The outcome with ureteric stents for managing non urological malignant ureteric obstruction[J]. BJU Int, 2007, 100(6): 1288-1291.

[4] LI Z, WANG X, YING Y, et al. Health-related quality of life (HRQoL), anxiety and depression in patients with ureteral stricture: a multi-institutional study[J]. World J Urol, 2023, 41(1):275-281.

[5] HUBMER G, RING E. Bladder augmentation and synchronous bilateral replacement of the ureter by an Ypsilon-shaped ileal segment[J]. Aktuelle Urol, 1988, 19: 297-300.

[6] YANG K, WANG X, XU C, et al. Totally intracorporeal robot-assisted unilateral or bilateral ileal ureter replacement for the treatment of ureteral strictures: technique and outcomes from a single center[J]. Eur Urol, 2023, S0302-2838(23): 02784-02787.

# 第二十五章

# 腹腔镜或机器人辅助腹腔镜舌黏膜输尿管修复术

## 一、概述

输尿管位于腹膜后，是平滑肌和黏膜组成的管状结构，上起于肾盂，下止于膀胱。输尿管损伤的常见原因包括外伤、腹部盆部手术、体外或内镜碎石手术、放射性损伤等。随着腔内泌尿外科的发展和普及，输尿管损伤的发病数逐渐增多。

输尿管损伤后临床表现多样，如血尿、损伤近端尿路梗阻、腰痛、尿外渗、感染等。泌尿系增强 CT 或排泄性尿路造影是主要的影像学诊断方式。输尿管损伤后，如未得到及时、合理的治疗，局部瘢痕形成可导致管腔狭窄，继而发生肾积水、肾功能损害甚至丧失。

根据输尿管损伤的位置、程度、性质和损伤后间隔时间等，治疗手段有所不同。常见治疗手段包括球囊扩张、内镜下切开、狭窄段切除再吻合、输尿管膀胱再植、回肠代输尿管和自体肾移植等。目前，近端长段输尿管狭窄修复面临着挑战，常用的方法包括自体肾移植、回肠代输尿管等，但往往手术难度较大或术后并发症较多，一定程度上限制了其在临床的广泛应用。2016 年，李兵教授首先报道了舌黏膜用于近端长段输尿管狭窄的修复。2018 年，Beysens M 将机器人辅助腹腔镜下舌黏膜输尿管成形术用于近端长段输尿管狭窄修复。上述报道中手术均顺利完成，未见明显围术期及术后并发症。IUPU 已开展舌黏膜输尿管成形术

修复输尿管狭窄多年，现将相关临床经验总结并分享如下。

## 二、手术适应证及禁忌证

### (一)手术适应证

输尿管近端长段狭窄，无法行输尿管狭窄段切除端端吻合术或肾盂成形术。当术中发现输尿管狭窄段切除后无法实现无张力吻合时，可考虑使用舌黏膜进行输尿管修复。至于多长的狭窄应该选择该术式，目前很难给出一个准确数值，它受输尿管弹性、近端和远端输尿管活动程度等多种因素的影响。根据我们的经验，一般狭窄长度大于 2 cm，可考虑使用本术式。

### (二)手术禁忌证

1. 基础心、肺、肝、肾功能不全失代偿，出血、凝血功能障碍，存在麻醉禁忌证。
2. 急性泌尿系感染未控制。
3. 膀胱功能障碍或膀胱出口梗阻。
4. 可供选择的舌黏膜不足。
5. 舌黏膜取材部位存在局部感染等病变。

## 三、术前检查及评估

全身常规检查包括血、尿、便常规，血生化系列，血糖，出血、凝血功能，胸部 X 线片，

心电图检查等。

术前诊断主要依靠影像学检查。超声、CT、MRU、肾核素显像等检查有助于明确诊断，IVU、逆行肾盂输尿造影有助于明确病变部位及程度，必要时还需行输尿管镜检查，此外三维重建影像技术对明确诊断及指导治疗有一定价值，可以选择应用。

1.口腔准备：检查口腔、舌黏膜有无溃疡，明确舌黏膜可取材范围，保证其能够满足手术需要。手术前3天应用醋酸氯己定漱口液，分别于晨起、三餐后、睡前漱口，每日5次。吸烟者，建议术前1周及术后恢复期减少吸烟或戒烟。

2.泌尿道准备：完善尿培养检查，明确无尿路感染存在，如存在尿路感染需先行抗感染治疗。

3.肠道准备：术前1天无渣流质饮食，术前晚普通灌肠。

4.皮肤准备：常规术区备皮。

5.术前预防性应用抗生素。

## 四、手术准备及操作要点

经腹腹腔镜及机器人舌黏膜修复术（transabdominal lapraroscopic or robotic lingual mucosal graft ureteroplasty）的手术步骤见下。

1.麻醉、体位及 Trocar 位置

选择经鼻气管插管，全身麻醉，留置导尿管、胃管，眼睛、鼻孔、耳孔注意保护，避免面部消毒时损伤。对于腹腔镜手术，患侧70°斜卧位（以左患侧为例），可将患侧适当垫高（图25-1），套管标记参见图25-2，做右侧锁骨中线肋缘下1.0 cm小切口，切开腹壁各层，置入气腹针，注气压力至14 mmHg。脐下3 cm右侧腹直肌旁做1 cm小切口，穿刺12 mm套管（套管1），引入腹腔镜。监视下分别于脐上3 cm右侧腹直肌旁麦氏点做1.0 cm（套管2）和0.5 cm小切口（套管3），另置入2个套管。右

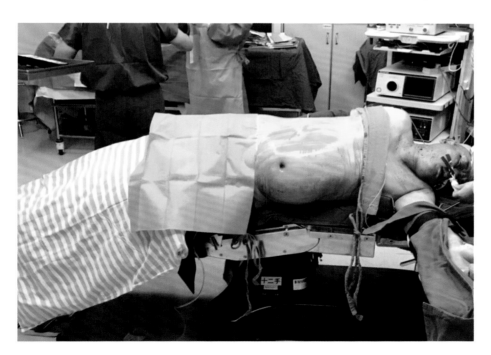

**图 25-1**　患者体位

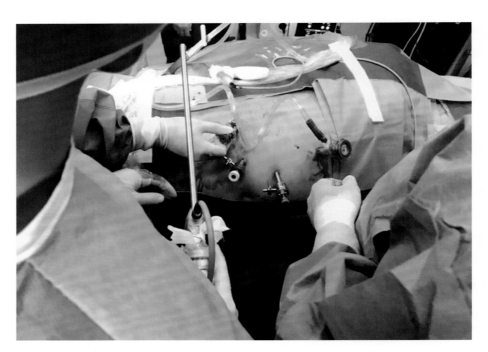

图 25-2　腹腔镜 Trocar 布局

侧锁骨下置入 1 个 1.0 cm 套管（套管 4）。由助手持镜，套管 3 处可置入超声刀，由术者右手操作，套管 1 处置入辅助器械，术者左手操作。

如选择机器人辅助腹腔镜下手术，患者取 45° 斜卧位，常规消毒铺巾，腰部垫起 30°，腹部常规消毒铺无菌巾，面部及口腔常规消毒铺无菌巾。（以左患侧为例）做左锁骨中线肋缘下 1 cm 小切口，切开腹壁各层，置入气腹针，建立腹腔气腹，注气压力选择 14 mmHg，于脐上 3 cm 左侧腹直肌旁置入 12 mm 套管（后续置入镜头臂），引入机器人腹腔镜。监视下，依次在左侧肋缘下穿刺点置入 8 mm 机器人套管（置入 2 臂），反麦氏点处置入 8 mm 机器人套管（置入 1 臂），脐下 4 cm 左侧腹直肌旁置入 8 mm 机器人套管（后续置入 3 臂），脐下 1 cm 处置入 12 mm 套管（助手通道 1），脐正上 5 cm 处置入 5 mm 套管（助手通道 2），将机器人机械臂逐一引入腹腔，调整机械臂位置到位后开始

手术。套管标记见图 25-3。

2. 分离并显露输尿管狭窄段

小心分离肠管粘连。在肾下极水平游离结肠，并从结肠旁沟向上游离肝结肠韧带处，将结肠翻至内侧。在肾下极水平游离显露输尿管及肾盂，锐性及钝性分离暴露肾门周围结构。在肾下极水平游离显露输尿管及肾盂，狭窄部位近端尿路可见扩张，粘连较重部位提示病变位置，仔细游离，剪除周围瘢痕组织（图 25-4），完全游离狭窄段及上下 2 cm 正常输尿管，注意保留滋养血管及输尿管鞘。纵行剪开僵硬狭窄输尿管管壁，可采用可弯剪刀进行裁剪，操作较普通剪刀更便捷（图 25-5）。通过观察输尿管弹性、黏膜色泽及血运情况有助于判断输尿管活性，如遇到狭窄处管腔闭锁，预计长度在 2 cm 以内可予以离断，切除闭锁管腔段，将输尿管后壁以 4-0 可吸收线连续缝合，腹腔镜下置入 F6 或 F7 D-J 管，放置输尿管导管测量缺损输尿管范围，以此判断所需舌黏膜

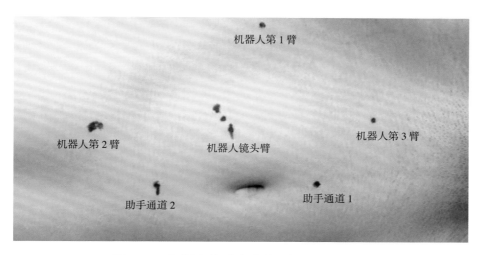

**图 25-3**　机器人辅助腹腔镜下的 Trocar 布局

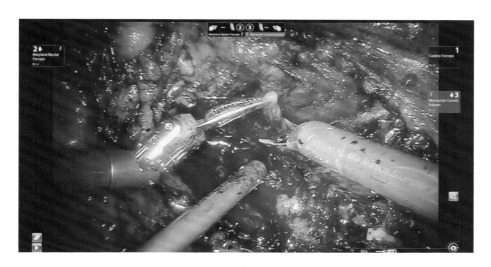

**图 25-4**　剪除瘢痕组织

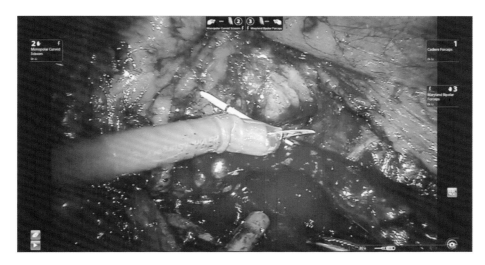

**图 25-5**　纵行剪开输尿管狭窄段

的取材长度（图 25-6）。

3. 取材并修剪自体舌黏膜组织

开口器撑开口腔，以 0.5% 活力碘消毒面部及口腔，3-0 可吸收线在舌尖及舌两侧牵引，根据实际情况以记号笔标记所需取材范围，注意两端呈卵圆形取材，以生理盐水 1：100 000 稀释肾上腺素沿切缘注入舌黏膜下，以小圆刀沿标记线切开舌黏膜深达黏膜下组织，可应用丝线牵拉分离的舌黏膜组织，避免用力，仔细沿黏膜下分离，避免取材过厚或离断，所取的新鲜舌黏膜组织需置入 4 ℃ 生理盐水中保存，以 4-0 可吸收线缝合舌部创面，用眼科剪小心修剪取材舌黏膜上多余的皮下脂肪及肌肉组织，将舌黏膜置于生理盐水中备用，见图 25-7。

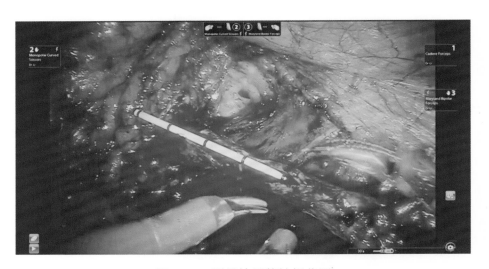

**图 25-6　测量输尿管缺损范围**

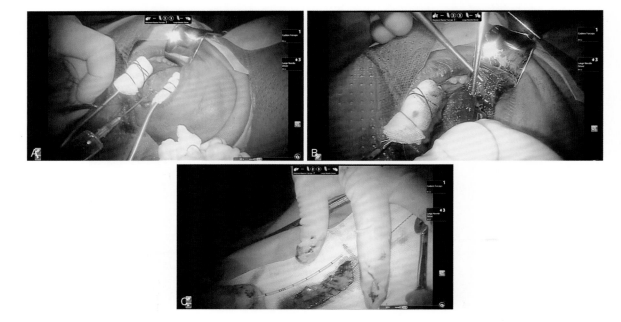

**图 25-7　取材舌黏膜补片**

**4. 补片式重建输尿管**

将舌黏膜经12 mm Trocar引入体内，以4-0微乔线将舌黏膜两端与劈开输尿管开口上下两顶点缝合固定，注意将黏膜面面向管腔。舌黏膜未充分固定期间避免使用吸引器，以防误将舌黏膜吸入吸引器内。而后用5-0微乔线连续全层缝合舌黏膜和输尿管管壁，确保无张力，修补输尿管前壁（图25-8）。

**5. 大网膜包裹技术在上尿路修复中的应用**

取宽4~7 cm（根据修复段长度，要求完全覆盖修复的输尿管）血供良好的带蒂大网膜，将大网膜从输尿管后方穿过，继而向前方环绕包裹该段输尿管，并用3-0可吸收线缝合固定游离大网膜远、近端（图25-9），后将该部分网膜外与腰大肌缝合固定，缝合过程中应避免损伤网膜血管，固定后观察大网膜有无局部出

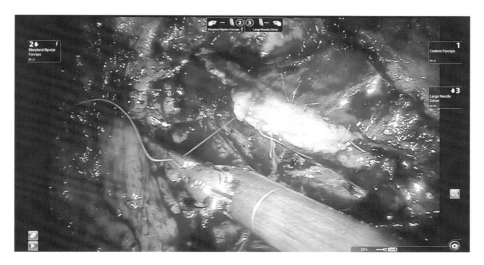

图25-8　补片式舌黏膜输尿管成形

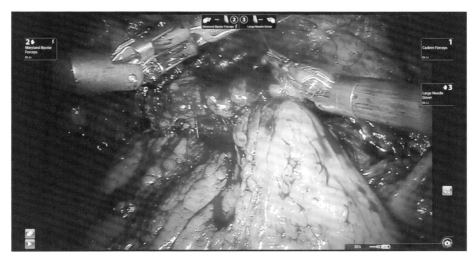

图25-9　网膜包裹技术

血、缺血改变。生理盐水冲洗创面，于吻合口附近留置 F20 腹膜后引流管 1 根。

## 五、术后处理及注意事项

术后第 2 天可鼓励患者下床适度活动，以减少下肢静脉血栓形成的风险。注意避免患者过度活动，以免引起出血或吻合口漏。

术后第 2 天可适量引水，后根据舌黏膜取材部位愈合情况恢复流食、半流食，再逐步过渡到普通饮食。推荐使用口腔清洁药品清洁口腔，避免伤口局部感染。

术后应保持伤口敷料干燥，按时换药并观察有无渗液，直至拔管后伤口愈合。一般引流管留置 2 天，若引流液过多，颜色变浅或为血性液体，应警惕漏尿或术后出血。正确应用抗生素预防术后感染。

1 周后可拔除导尿管，术后 2～3 个月拔除D-J 管。拔管后定期复查随诊。

## 六、术后并发症及处理策略

术后常见并发症包括漏尿、感染、吻合口狭窄、舌头麻木、吐字不清等。漏尿的出现与黏膜对合不佳、缝合间距大、尿液反流等因素相关，表现为术后腹腔引流液突然增多，且漏尿会导致术后感染发生的概率增加。吻合口狭窄与局部缺血、瘢痕形成等有关，漏尿及局部感染会增加术后吻合口狭窄的风险。术后常规留置 D-J 管，保持尿管及引流管通畅可减少反流及吻合口漏尿的风险。对于已经发生的漏尿，应首先排除吻合口远端梗阻的因素，积聚在吻合口周围的尿液一般可经引流管引流或者逐渐吸收。同时应加强抗感染治疗。留置 D-J管，可一定程度上减少术后吻合口狭窄的风险。术后吻合口狭窄，应具体情况具体分析，

一般可首先考虑行腔内治疗，如球囊扩张等。必要时候可行二次肾盂成形术。术后取材部位可出现水肿疼痛，注意进流食、半流食，逐渐过渡到普通饮食，注意口腔卫生，可选用口腔含漱液等清洁口腔。大多数口腔并发症在术后 1 年内消失。

## 七、技术特色及评价

近端长段输尿管狭窄的治疗在泌尿外科领域仍是一项严峻的挑战，目前尚无统一的治疗手段。舌黏膜补片技术为近端长段输尿管狭窄提供了一种安全有效的选择，围术期风险低且术后并发症少，一定程度上避免了更具侵入性的手术方式。在黏膜选择方面，舌黏膜与颊黏膜均可以应用于输尿管狭窄的修复。相比较而言，舌黏膜取材方便且取材部位并发症相对较少。二者应用于输尿管狭窄修复的临床效果方面仍需进一步研究。在平台选择方面，此项技术对于输尿管狭窄部位缝合技术要求较高，机器人辅助腹腔镜手术可以提供更加清晰立体的视野，更加灵活精准的操作，在有限的操作空间里优势更加明显，从这个角度来讲，机器人平台更加有利于舌黏膜补片式输尿管狭窄修复。

（樊书菠　李学松）

## 扩展阅读

[1] ARORA S, CAMPBELL L, TOUROJMAN M, et al. Robotic buccal mucosal graft ureteroplasty for complex ureteral stricture[J]. Urology, 2017, 110: 257-258.

[2] LI B, XU Y, HAI B, et al. Laparoscopic onlay lingual mucosal graft ureteroplasty for proximal ureteral stricture: initial experience and 9-month follow-up[J]. International Urology & Nephrology, 2016, 48(8): 1275-1279.

[3]　MAAROUF A M, ELSAYED E R, RAGAB A, et al. Buccal versus lingual mucosal graft urethroplasty for complex hypospadias repair[J]. Journal of Pediatric Urology, 2012, 9(6): 754-758.

[4]　XU Y M, XU Q K, QIANG F, et al. Oral complications after lingual mucosal graft harvesting for urethroplasty in 110 cases[J]. BJU International, 2010, 108(1): 140-145.

[5]　YANG K, FAN S, WANG J, et al. Robotic-assisted lingual mucosal graft ureteroplasty for the repair of complex ureteral strictures: technique description and the medium-term outcome. Eur Urol, 2022, 81: 533-540.

[6]　FAN S, YIN L, YANG K, et al. Posteriorly augmented anastomotic ureteroplasty with lingual mucosal onlay grafts for long proximal ureteral strictures: ten cases of experience[J]. J Endourol, 2021, 35(2): 192-199.

# 第二十六章

# 腹腔镜或机器人辅助腹腔镜
# 阑尾补片输尿管修复术

## 一、概述

输尿管位于腹膜后腔，因位置较深，一般不易受外力损伤。随着内镜手术的发展，相应的医源性损伤所致的输尿管狭窄开始增多。对于轻微的输尿管损伤，可尝试通过放置D-J管、输尿管镜下球囊扩张等微创方式治疗，但其远期成功率尚待进一步验证。而复杂的、长段的输尿管损伤，是目前临床治疗的重点和难点，采用何种治疗方式需根据受损的部位、受损后的狭窄程度等因素综合考虑，采用的手术方式包括肾盂成形术、输尿管端端吻合术、输尿管膀胱再植术以及自体肾移植术等。除此之外，自体组织替代修补也是重要的修复手段，常用的替代物包括回肠组织、口腔黏膜、阑尾。1912年，国外学者首次报道使用阑尾进行输尿管管腔替代，随着替代技术的成熟，这种手术逐渐从单纯的管腔端端吻合演变出阑尾补片式修补技术，本章将重点介绍采用自体阑尾修复输尿管狭窄的关键技术。随着此类技术的不断开展和推广，阑尾作为自体材料修复输尿管狭窄的疗效也逐渐受到肯定。

## 二、手术适应证及禁忌证

### （一）手术适应证

成人右侧的中上段输尿管狭窄，长度2~6 cm，无法采用腔内微创治疗或输尿管狭窄切除端端吻合术式治疗者，可考虑该术式。由于阑尾系膜牵拉的原因，在成人，一般选择右侧输尿管进行修复。

### （二）手术禁忌证

1. 心肺基础疾病失代偿，严重出血倾向疾病等麻醉或手术禁忌证。

2. 严重的泌尿系感染。

3. 既往合并阑尾炎或存在其他阑尾病变情况。

4. 无手术备选方案（如无法使用口腔黏膜或小肠替代等情况），不可贸然尝试使用阑尾，因为是否选择阑尾最后还需术中探查阑尾长度和质量而定，有时因阑尾较细、管腔极窄，阑尾剖开后无法使用。

## 三、术前检查及评估

### （一）心理准备

了解患者对于此种复杂尿路修复手术效果的心理预期，以适当的语言告知其手术必要性、实施过程、风险与获益、术中备选方案、输血可能性、术后随访及失败后的补救措施等情况，鼓励安慰患者以正常心态面对手术。签署手术相关的医疗文书。填写生活质量调查问卷。

### （二）生理准备

术前常规进行血、尿等实验室检查及基础

疾病评估的检查，排除手术禁忌证。完善必要的影像学检查（如 IVP、CT 等），定位输尿管狭窄部位并评估狭窄程度，指导手术实施。控制已存在的上尿路感染，同时按外科手术预防性应用抗生素原则于术前 30 分钟使用抗生素。术前 1 天开始进流食并服用泻药清理肠道，术前 12 小时禁食、禁水。腹部及患侧腰部备皮，检查肾造瘘管并连接三通管路以备术中注水用。术前留置导尿管。

## 四、手术准备及操作要点

阑尾补片输尿管成形术可经腹腔镜或机器人辅助腹腔镜下完成。相比于机器人，传统腹腔镜器械对于组织的快速游离有优势，且除视觉外还可利用触觉反馈判断组织性质，但是对于此类尿路修复手术，机器人拥有超大的三维视野以及精细的缝合优势。

### （一）手术步骤

以机器人手术为例。患者取左侧卧位，右侧垫高 45°~60°。于右锁骨中线肋缘下 2 cm 处插入 Veress 针，建立气腹，并于此处（A 点）置入一个 8 mm 的套管。于右腹直肌外缘 A 点下方 10 cm 处置入 12 mm 腹腔镜套管（B 点），通过此处置入腹腔镜系统。在腹腔镜直视下，于右腋前线 B 点下方 10 cm 处（C 点）和右锁骨中线 B 点下方 10 cm 处（D 点）分别置入 8 mm 套管，这是机器人最主要的两个操作臂。最后，将两个 12 mm 套管分别放置在 E 点（距 A 点和 B 点的距离相等，且均 >5 cm）和 F 点（距 B 点和 D 点的距离相等，且均 >5 cm）（图 26-1）。

打开后腹膜，于肾下极游离升结肠，游离显露出输尿管狭窄段（图 26-2）。

探查阑尾，观察阑尾形态，测量长度后

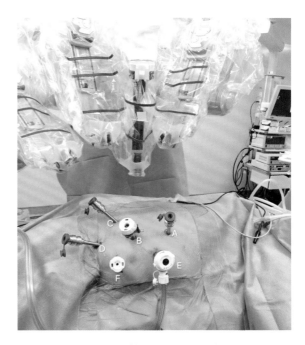

图 26-1 体位和 Trocar 布局

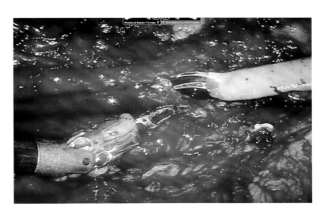

图 26-2 游离输尿管狭窄段

于其根部离断，注意保持阑尾系膜完整（图 26-3）。

沿腹侧剖开狭窄段输尿管并准确测量狭窄段长度（图 26-4），根据所需长度将阑尾沿其对系膜缘剖开（图 26-5）。

将阑尾补片式覆盖于剖开的输尿管，以扩大输尿管管腔，留置 D-J 管后将两者吻合（图 26-6），吻合完成后使用大网膜包裹吻合口，最后留置吻合口周围引流管。

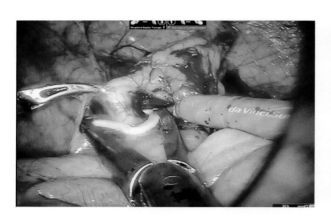

图 26-3　截取阑尾

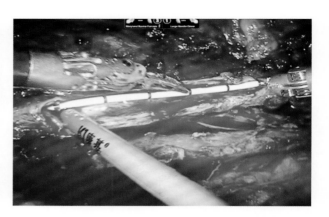

图 26-4　沿腹侧剖开输尿管狭窄段并准确测量长度

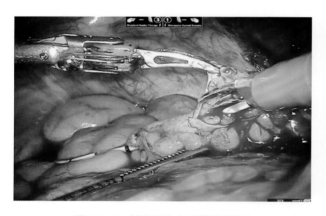

图 26-5　沿阑尾对系膜缘剖开

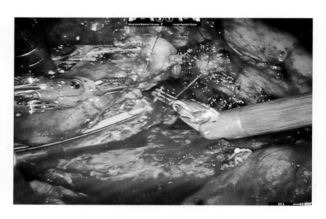

图 26-6　阑尾补片与输尿管狭窄段吻合

腹腔镜阑尾补片式输尿管成形术，除 Trocar 布局采用四点钻石形布局（four-point diamond pattern）（图 26-7）外，其余步骤同机器人手术。

（二）操作要点

1. 输尿管狭窄段与周围组织粘连，难以游离显露。可通过以下几种方法确定狭窄段：①根据术前尿路造影及三维重建判断其位置；②术中从肾造瘘管滴注生理盐水，可使狭窄段上方的输尿管扩张，便于显露及辨别；③术中使用腹腔镜器械夹持狭窄段，狭窄段通常比正常输尿管质地更硬（机器人手术因无触觉反馈

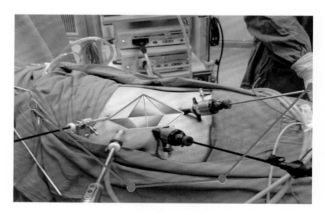

图 26-7　四点钻石形布局

功能，此办法不太适合，可通过观察组织形变难易程度判断）；④静脉注射或肾造瘘管内注入吲哚菁绿，使用近红外荧光成像观察以确定

狭窄段范围。

2.后壁加强重建技术：对于输尿管完全闭锁的病例，若闭锁段长度为 2～3 cm，可行闭锁段切除，在张力适中的前提下行输尿管背侧断端连续缝合（又称"后壁重建技术"）（图26-8），再将阑尾补片覆盖于前壁完成吻合。注意在完全切断后壁之前，应在张力适中的情况下对合牵拉两断端并缝合一针，避免离断后输尿管断端皱缩、无法完成吻合。

3.提前探查阑尾是必要的，若发现阑尾长度不够或炎症较重，则果断放弃阑尾补片，改用口腔黏膜补片或回肠代输尿管术。

4.关于吻合的一些注意事项：①保留阑尾系膜，保护输尿管血供；②尽量无张力，保持吻合口宽大不漏水；③使用较细的可吸收线吻合，一般采用 4-0 或 5-0 的微乔线或单乔线吻合。

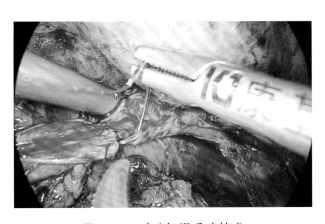

**图 26-8　后壁加强重建技术**

## 五、术后处理及注意事项

术后患者通常会佩戴 3～4 根管路：D-J 管、尿管、肾造瘘管（术前已行者则继续保留，术前未造瘘者无须留置）和吻合口周围引流管。

### 术后注意事项

1.术后第 1 天，鼓励患者下床活动，增加肠道蠕动，循序渐进恢复饮食。

2.术后保证足够热量供应，饮食不佳者注意补液，术后 3 天内常规静脉应用抗生素，有感染征象或存在高危因素者可酌情增加使用天数。

3.尿管保留 1～2 周后拔除。

4.引流量小于 50 ml 则拔除引流管，一般保留 4～6 天。如果引流液持续较多，怀疑漏尿时可查引流液肌酐值，并延长保留引流管的时间。

5.出院前行 KUB 检查，确定 D-J 管位置合适。

6.术后 2 周可尝试夹闭肾造瘘管。

7.术后 2 个月复查输尿管镜，根据吻合口愈合情况决定拔除 D-J 还是更换 D-J 管。

8.术后 3～4 个月，拔除 D-J 管后，若有肾造瘘管，则经肾造瘘行顺行尿路造影及上尿路影像尿动力学检查、CTU 及动态 MR 等检查，观察尿路通畅性。术后半年进行利尿肾动态检查以了解患侧肾功能情况。

## 六、术后并发症及处理策略

阑尾补片输尿管成形术后常见的并发症包括：泌尿系感染、吻合口漏、吻合口狭窄、膀胱刺激症状等，其他意外情况包括：肾造瘘管意外脱落等。处理措施如下：

1.泌尿系感染

比较常见，与手术破坏尿路完整性、留置管路有关，多数患者感染不重，对静脉或口服抗生素反应良好。感染反复且较重者需行尿培养及药敏检测，必要时请抗感染科会诊，指导使用抗生素，必要时更换 D-J 管。

### 2.吻合口漏

吻合口漏通常因为吻合不严密或局部组织缺血坏死所致，会引起尿囊肿，行 CTU 检查可见造影剂外溢，此种情况若发生于术后早期需延长引流管保留时间及肾造瘘管留置时间。复查肾造瘘管造影或 CTU，漏口愈合后可拔除管路，若保守治疗无效者可需考虑再次手术。

### 3.吻合口狭窄

术中常规留置 D-J 管，术后 2 个月行输尿管镜检查评估吻合口愈合情况，若存在狭窄，可同期行狭窄部位内切开或球囊扩张，更换 D-J 管后继续留置观察，择期行尿路造影评估输尿管通畅性。

### 4.膀胱刺激症状

因下尿路感染或 D-J 管末端刺激膀胱所致，一般口服抗生素或拔除 D-J 管后可缓解。

## 七、技术特色及评价

1.相对于阑尾输尿管端端吻合技术，阑尾补片技术可降低术后吻合口狭窄的发生率。相比于口腔黏膜补片，阑尾系膜提供丰富的血供，理论上可降低因组织缺血坏死而致吻合口狭窄及吻合口漏的风险，但仍需未来多中心研究的大宗数据验证。

2.输尿管后壁加强重建技术可有效地解决输尿管管腔完全闭锁的问题，避免被迫采用回肠替代技术，减少手术创伤。

3.阑尾修复输尿管可在腹腔镜下实施，也可在机器人辅助腹腔镜下完成，相比较而言，在机器人辅助腹腔镜下完成时术者较为轻松，且吻合效率也更高。

（樊书菠　李学松）

## 扩展阅读

[1] DUTY B D, KRESHOVER J E, RICHSTONE L, et al. Review of appendiceal onlay flap in the management of complex ureteric strictures in six patients[J]. BJU International, 2015, 115(2):282-287.

[2] ENGEL O, RINK M, FISCH M. Management of iatrogenic ureteral injury and techniques for ureteral reconstruction[J]. Current Opinion in Urology, 2015(4): 331-335.

[3] RAZDAN S, SILBERSTEIN I K, BAGLEY D H. Ureteroscopic endoureterotomy[J]. BJU International, 2005, 95(S2): 94-101.

[4] REGGIO E, RICHSTONE L, OKEKE Z, et al. Laparoscopic ureteroplasty using on-lay appendix graft[J]. Urology, 2009, 73(4): 640-647.

[5] ZHONG W, DU Y, YANG K, et al. Ileal Ureter Replacement Combined With Boari Flap-Psoas Hitch to Treat Full-Length Ureteral Defects: Technique and Initial Experience[J]. Urology, 2017, 108: 201-206.

[6] WANG J, XIONG S, FAN S, et al. Appendiceal onlay flap ureteroplasty for the treatment of complex ureteral strictures: initial experience of nine patients[J]. J Endourol, 2020, 34: 874.

# 第二篇

# 经尿道内镜手术

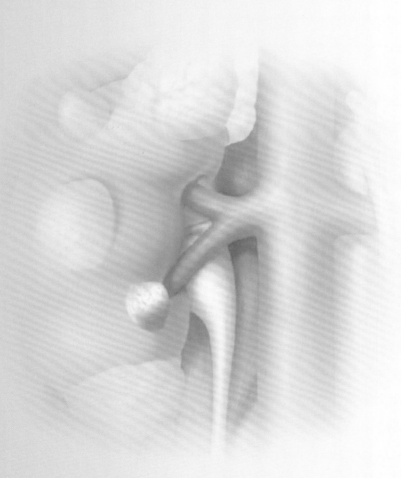

# 第二十七章

# 经尿道柱状水囊前列腺扩开术

## 一、概述

良性前列腺增生（benign prostate hyperplasia，BPH）是泌尿外科最常见的疾病之一，常见于 50 岁以上的中老年男性。随着老龄化社会的到来，前列腺增生的发病率逐年上升，严重影响患者的生活质量。长期以来，经尿道前列腺切除术（transurethral resection of prostate，TURP）被认为是治疗 BPH 的金标准。然而，一些患者由于高龄和合并多重基础疾病，如心脏和肺部等疾患，无法耐受较长时间的麻醉和手术，从而无法施行 TURP；经尿道前列腺柱状球囊扩张术（transurethral balloon dilation of the prostate，TUDP）操作简单，手术时间短，对性功能的影响较小，因此被认为是这些患者较好的治疗选择。

近年来，国内自主研发的 TUDP 逐渐成为治疗前列腺增生的一种选择，并提供了不同于传统手术的新概念和新思路。该技术简单易学，既能完整保存前列腺，又具有创伤小、手术时间短、术中出血量少、术后恢复快等优点。

## 二、手术适应证及禁忌证

### （一）手术适应证

1. 尿动力学检查明确为膀胱出口梗阻。
2. IPSS 评分≥8 分，QOL 评分≥3 分。
3. 经保守治疗、药物治疗和其他治疗无效

并需要手术治疗的 BPH 患者。

4. PSA<4 ng/ml，PSA 水平异常者术前排除前列腺癌。

### （二）手术禁忌证

1. 诊断为前列腺癌、膀胱癌和尿道癌的患者。
2. 严重心、肺、脑疾病患者，凝血功能异常或其他严重全身性疾病患者，以及不能耐受麻醉和手术的患者。
3. 前列腺中叶增生，超声检查显示前列腺突入膀胱距离超过 2 cm。
4. 有尿道结石或尿路感染的患者。

## 三、术前检查及评估

1. 常规项目：完善血常规、尿常规、血生化、凝血功能检查及传染病筛查，术前拍胸部 X 线片及做心电图。
2. 血清前列腺特异性抗原（PSA）测定：PSA 测定可以筛查前列腺癌，对前列腺质地较硬或有结节的患者有重要价值。
3. 影像学检查：超声检查可清晰显示前列腺体积，能观察增生腺体是否突入膀胱，还可以测定膀胱残余尿量；CT 及 MRI 可以了解患者有无结石、肿瘤等病变。
4. 术前 1 天进流食，当晚行灌肠，手术日预防性应用抗生素。

5.做好患者的心理护理及术前沟通，讲解麻醉、手术相关知识及术后康复过程。

## 四、手术准备及操作要点

1.患者体位：截石位。

2.必要的手术器械：柱状水囊前列腺扩裂导管。

按照主要手术步骤，可将该术式概述为"三步法"完成：①探查尿道是否通畅。②定位球囊放置位置。③进行球囊扩张。

第一步：探查尿道是否通畅

自尿管将 400 ml 的 0.9% 氯化钠溶液注入膀胱，拔除导尿管。以 F24 尿道探子探查尿道，检查尿道通畅后，将水囊扩张导管插入膀胱。

第二步：定位球囊放置位置

左手外牵导管。右手示指于直肠内触及定位突，使之位于前列腺尖部外 2.5 cm 处，内囊充压扩张，左手牵住适当调整，使内囊自前列腺尖部外露 2.5 cm，压力调至 0.4 MPa（3040 mmHg，1 mmHg=0.133 kPa）。可置入经直肠超声探头检查，确定内囊充分扩开前列腺尖部及膜部尿道。

第三步：进行球囊扩张

内囊放水保留 10 ml，内送导管 2.5 cm 后将外囊充压扩张，压力调至 0.3 MPa（2280 mmHg）；经直肠超声探头检查确定外囊扩开前列腺部尿道及膀胱颈部。保持5分钟，内囊放净水，外囊放水至压力为0.1 MPa（760 mmHg）后保留，膀胱冲洗。术后 6 小时外囊间断放水，术后 24 小时外囊保留水 15 ml（图 27-1、图 27-2）。

## 五、术后处理及注意事项

1.术后予镇痛泵止痛 24 小时。

2.术后 48 小时内预防性应用抗生素。

3.术后 6 小时可饮水，术后第 1 天即可进流食。

4.口服 α- 受体阻滞剂至术后 1 个月。

5.口服 5α- 还原酶抑制剂至术后 3 个月。

6.术后 5 天拔除扩张导管，拔除导管后即开始提肛练习。

7.定期复查泌尿系超声、尿常规和尿流率。

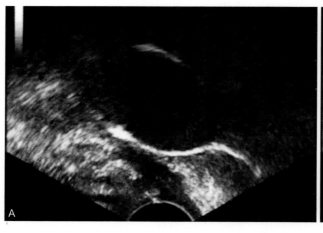 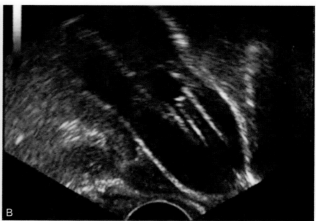

图 27-1 A.内囊扩开前列腺尖部及膜部尿道；B.外囊扩开前列腺部尿道及膀胱颈

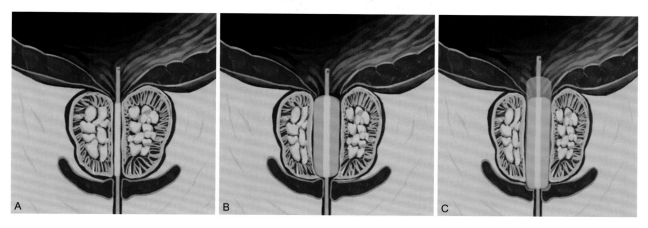

图 27-2　A.球囊放置；B.扩张内部球囊；C.扩张外部球囊

## 六、术后并发症及处理策略

### 1.尿失禁

尿失禁大多数为一过性尿失禁，由于手术创面未愈，待创面愈合后症状可逐渐改善，预防感染及做好局部护理即可。术中损伤尿道括约肌导致的尿失禁，轻症者可尝试保守治疗，重症者可能需要手术干预。保守治疗通过盆底肌训练，手术治疗可通过膀胱尿道悬吊术或者人工尿道括约肌植入术。

### 2.附睾炎

扩张使精阜受压变形，拔除导尿管后排尿不适致后尿道痉挛，从而导致尿液逆流及细菌逆行感染所致。可采用抗感染治疗。

## 七、技术特色及评价

随着就诊患者的高龄化及伴随疾病的增多，临床上需要一种风险小、操作简单、费用低廉的方法来治疗高龄 BPH 患者。TUDP 较 TURP 操作更简单，风险更小。

北京大学泌尿外科研究所郭应禄教授深入研究发现，水囊扩张可使腺体被膜裂开，从而使腺体张开，尿道阻力降低。并通过实验研究证实了 TUDP 可有效扩张前列腺部尿道和膜部尿道，而尿道括约肌未出现器质性损伤，提示 TUDP 安全可行。

但对于腺体巨大及中叶明显突入膀胱者，TUDP 仍有一定局限性。拔除扩张导管后，向外扩开的前列腺两侧叶仍会向尿道挤压，而且突入膀胱的中叶会形成一活瓣，影响排尿。

（高文治　谷亚明　刁英智）

## 扩展阅读

[1] YIP SK, CHAN NH, CHIU P, et al. A randomized controlled trial comparing the efficacy of hybrid bipolar transurethral vaporization and resection of the prostate with bipolar transurethral resection of the prostate [J]. J Endourol, 2011, 25(12): 1889-1894.

[2] ZHOU G, HE J, HUANG G, et al. Efficacy and safety of transurethral columnar balloon dilation of the prostate for the treatment of benign prostatic hyperplasia: a multicenter trial[J]. Comput Math Methods Med, 2022, 2022: 7881247.

[3] 刁英智, 任向宏, 张明华, 等. 超声引导下经尿道前列腺水囊扩开术治疗良性前列腺增生的1年疗效分析[J]. 中华泌尿外科杂志, 2014, 35(6): 457-460.

# 第二十八章

# "双沟双环法"经尿道铥激光前列腺剜除术

## 一、概述

良性前列腺增生（BPH）是中老年男性常见疾病。近年来，经尿道铥激光前列腺剜除术（thulium laser enucleation of the prostate，ThuLEP）已成为治疗 BPH 的重要手段之一，受到国内外主要指南的推荐，并有望替代经尿道前列腺电切术（transurethral resection of the prostate，TURP）。但该手术被认为不易掌握，一般要求术者有 TURP 经验，且学习曲线较长，研究认为，掌握该手术需积累 50 例以上的经验。北京大学第一医院泌尿外科建立了"双沟双环法"ThuLEP，无 TURP 或经尿道激光前列腺手术经验的医师经过"双沟双环法"ThuLEP 培训 14 例后可稳定掌握该手术技术。该手术安全，并发症少见，为 ThuLEP 的培训和推广提供了一定经验。

## 二、手术适应证及禁忌证

### （一）手术适应证

1.反复尿潴留（至少有一次留置导尿管病史）。

2.前列腺增生导致的反复肉眼血尿。

3.非手术治疗无效或症状加重，前列腺增生导致梗阻症状进行性加重。

4.前列腺增生导致的反复发作的泌尿系感染。

5.前列腺增生导致的并发症，如双侧输尿管扩张、双肾积水、肾功能不全、膀胱结石、膀胱憩室等。

### （二）手术禁忌证

1.心脑血管系统疾病：难以控制的高血压、急性心肌梗死、未控制的心力衰竭、新发脑血管意外导致的偏瘫患者。

2.呼吸系统疾病：严重支气管哮喘、肺气肿、肺部感染等。

3.凝血功能障碍或无法耐受麻醉及手术者为绝对禁忌证。

4.合并影响手术的内科疾病者需内科及麻醉科进行术前评估。

## 三、术前检查及评估

1.常规项目：完善血常规、尿常规、血生化、凝血功能检查及传染病筛查，术前拍胸部 X 线片及做心电图。

2.影像学检查：常规泌尿系 B 超及残余尿、尿流率、尿动力学检查（可选项目）。

3.合并泌尿感染者，术前可留尿培养及做药敏试验，可根据培养结果针对性应用抗生素。

4.术前 1 天正常饮食，当晚行灌肠，手术当日禁食、禁水。

5.做好患者的心理护理及术前沟通，讲解麻醉、手术相关知识及术后康复过程。

## 四、手术准备及操作要点

### （一）患者体位

截石位，建议该截石位为超截石位，即腿架升高要架于小腿窝，尽量外展，臀部与床边平齐或略超过床边，该体位便于左右摆动激光剜除镜。

### （二）麻醉方式

一般采用喉罩全麻，对一般状态较差、无法耐受全麻的患者可采用腰麻联合硬膜外麻醉或腰麻。

### （三）设备情况

激光剜除镜套装、粉碎镜、铥激光机器（术者常用瑞柯恩优路激光）、组织粉碎器。

### （四）手术步骤

1. 直视下缓慢进镜，观察尿道外括约肌、精阜、前列腺、膀胱及双侧输尿管口等解剖标志。直视下进镜优势在于：①可明确有无尿道狭窄；②避免损伤尿道黏膜，保持视野清晰；③可观察精阜、尿道外括约肌、前列腺等解剖标志。在精阜近端尿道黏膜做倒 U 形切开（图 28-1A）。

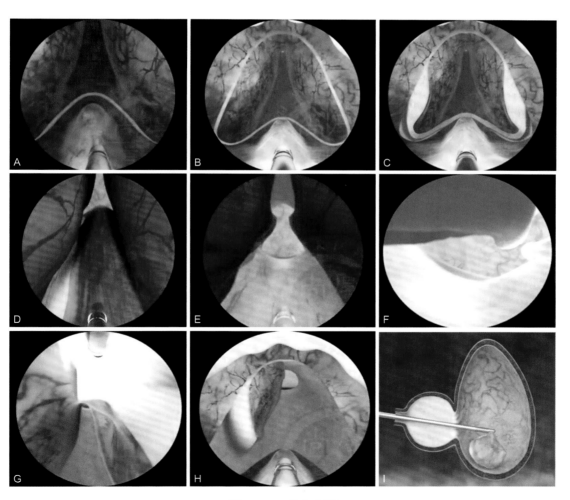

**图 28-1**　手术步骤

2. 在 12 点外括约肌内侧 1 cm 处尿道黏膜做弧形切开；切开上述两个切口间的尿道黏膜，形成 "尖部的环"（尖环）（图 28-1B）。

3. 在精阜的一侧拨出前列腺外科包膜层次并扩大，将尖部撬起到 4 点处，同法处理另一侧到 8 点处（图 28-1C）。前列腺外科包膜平面的辨识：包膜表面光滑、附着大量血管，如 "丝绸" 状。

4. 在精阜近侧扩大平面剜除中叶，直到膀胱颈下方，可以看到表面平铺的血管变成垂直样，表示即将到达膀胱颈，此时不突破膀胱颈，在 5 点或（和）7 点处切开膀胱颈，形成 "6 点的沟"（底沟），中叶被完全分割开来，可顺势剜除中叶（图 28-1D）。

5. 从外向内扩大 12 点处的弧形切口，在膀胱颈处深及环形纤维，向两侧扩大至少达到 2 点和 10 点处，形成 "12 点的沟"（顶沟）（图 28-1E）。

6. 沿底沟向左叶扩展平面，从 3 点处突入膀胱，沿 "膀胱颈环形纤维"（颈环）向下、向上切开膀胱颈，使左叶下半、上半部分先后游离（图 28-1F）。

7. 将激光镜退至尖部以外，观察 12 点仅剩的黏膜和组织，切开并保留一部分黏膜，切断剩余的组织，使左叶脱落（图 28-1G）。

8. 同法处理右侧叶（图 28-1H）。

9. 止血，修整创面，粉碎、吸出剜除的前列腺组织（图 28-1I），并称重、记录质量（克）。

## 五、术后处理及注意事项

1. 术后 6 小时可饮水，术后第 1 天即可正常饮食。

2. 术后 24 小时内预防性应用抗生素。

3. 根据冲洗颜色决定冲洗时间，一般冲洗至术后第 1 天即可停止膀胱冲洗，保留导尿管 3 天后可拔除导尿管。

4. 术后 1 个月复查尿常规、泌尿系超声及尿流率。

## 六、术后并发症及处理策略

术后并发症一般同前列腺电切术后处理及应对。

## 七、技术特色及评价

初学者经过 "双沟双环法" ThuLEP 培训 14 例后即可稳定掌握手术技术，且手术安全，并发症少见。以 "双沟双环法" ThuLEP 手术步骤为核心，通过理论学习、手把手教学、手术后录像复盘分析等，可以让无相关手术经验的初学者循序渐进地掌握手术，与 TURP 及其他激光剜除手术方法相比学习曲线缩短，更有利于向基层医院推广。

（左　超　孟一森　张　凯）

## 扩展阅读

[1] GRAVAS S, CORNU J N, GACCI M, et al. EAU guidelines on management of non-neurogenic male lower urinary tract symptoms (LUTS), incl. benign prostatic obstruction (BPO) [M]. Milan: European Association of Urology, 2022.

[2] LERNER L B, MCVARY KT, BARRY M J, et al. Management of lower urinary tract symptoms attributed to benign prostatic hyperplasia: AUA guideline[EB/OL]. (2021-10-01)[2023-06-12] https://www.auajournals.org/doi/10.1097/JU.0000000000002183

[3] 黄健. 中国泌尿外科疾病诊断治疗指南: 2019版[M]. 北京: 人民卫生出版社, 2019: 205-236.

[4] CASTELLANI D, PIROLA G M, PACCHETTI A, et al. State of the art of thulium laser enucleation and

vapoenucleation of the prostate: a systematic review[J]. Urology, 2020, 136: 19-34.

[5] RICE P, SOMANI B K. A Systematic review of thulium fiber laser: applications and advantages of laser technology in the field of urology[J]. Research & Reports in Urology, 2021, 13: 519-527.

[6] 左超, 杨昆霖, 李志存, 等. "双沟双环法"经尿道铥激光前列腺剜除术单一术者学习曲线分析[J]. 中华医学杂志, 2023, 103(20):1563-1567.

# 第二十九章

# "整叶法"经尿道前列腺剜除术

## 一、概述

前列腺增生是中老年男性泌尿系统最常见的良性疾病。前列腺增生作为一种良性、进展性疾病，部分患者不可避免地需要接受手术治疗。经尿道前列腺剜除术作为开放前列腺单纯切除术腔内治疗的延续，具有出血少、康复快、切除彻底、复发率低、各种大小的前列腺均适用等优点，已成为前列腺增生外科治疗的重要选择。

经尿道前列腺剜除术可以采用"三叶法""两叶法"和"整叶法"技术进行手术操作。"三叶法"在前列腺顶端12点处做标志沟，在顶端将左、右侧叶分开，在中叶两侧5、7点处分别做标志沟，将中叶和两侧叶分开，把前列腺分为中叶、左侧叶和右侧叶三个区域，分别剜除。"两叶法"在前列腺顶端12点处做标志沟，在顶端将左、右侧叶分开，如果中叶增生不明显，则在6点处做标志沟，在底部将左、右侧叶分开；如果中叶增生明显，则在中叶两侧5点或者7点处做另外一条标志沟，将中叶和侧叶分开，最终把前列腺分为两侧叶或把中叶作为一侧叶的一部分剜除。"整叶法"将增生的前列腺腺体作为一个整体整块去除，无须人为划定标志沟，操作起来更加快速，但是缺少人为划定沟槽作为解剖标志，对术者技术要求较高。

## 二、手术适应证及禁忌证

### （一）手术适应证

同本书前述前列腺增生手术适应证。

### （二）手术禁忌证

同本书前述前列腺增生手术禁忌证。

## 三、术前检查及评估

同本书前述前列腺增生术前检查及评估。

## 四、手术准备及操作要点

患者体位：与本书前述前列腺增生相同。

按照主要手术步骤，可将该改良术式概述为"六步法"完成：①"标志圆"预离断尖部尿道。②寻找定位膀胱颈。③分离前列腺左侧叶。④分离前列腺右侧叶。⑤整块剜除前列腺增生组织。⑥止血及组织粉碎。

第一步："标志圆"预离断尖部尿道

以精阜为标志，做倒 V 形切口，切开前列腺底部尿道（图 29-1）。括约肌环内方、精阜正上方做倒 V 形切口，切开前列腺顶部尿道（图 29-2）。连接两个 V 形切口形成"标志圆"（图 29-3），预先离断尖部尿道。

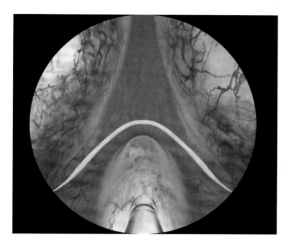

图 29-1　精阜前方倒 V 形切口示意图

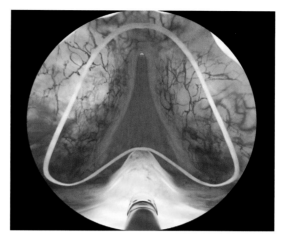

图 29-3　前列腺尖部"标志圆"示意图

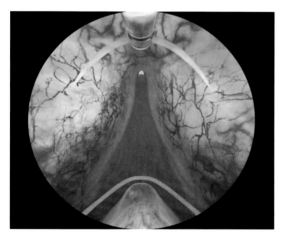

图 29-2　精阜上方 12 点处倒 V 形切口示意图

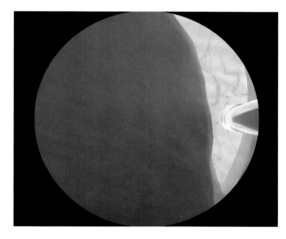

图 29-4　3 点处侧方入路寻找膀胱颈示意图

**第二步：寻找定位膀胱颈**

精阜前方倒 V 形切口处，采用镜鞘左右钝性分离，寻找到光滑的外科包膜层面，沿前列腺尖部向 12 点处和膀胱颈处推进，并于膀胱颈 3 点方向寻找膀胱颈环状纤维，钝性突破进入膀胱（图 29-4、图 29-5）。沿膀胱颈环状纤维离断增生腺体和膀胱颈之间的连接组织，上方向对侧超过 12 点处，下方向对侧超过 6 点处。

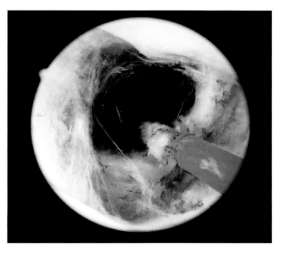

图 29-5　3 点处侧方入路寻找膀胱颈手术图

### 第三步：分离前列腺左侧叶

沿前列腺尖部"标志圆"标记，深入外科包膜层面，钝性分离结合锐性切割向膀胱颈方向逆行扩大间隙，直至将左侧叶和中叶左侧部分完全分离。

### 第四步：分离前列腺右侧叶

沿右侧外科包膜层面分离，于9点方向突破膀胱颈进入膀胱（图29-6、图29-7）。沿膀

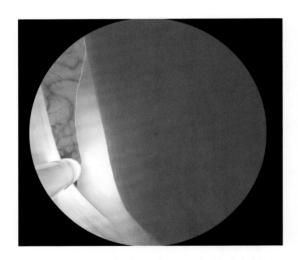

**图29-6　9点处侧方入路寻找膀胱颈示意图**

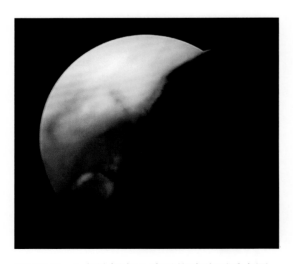

**图29-7　9点处侧方入路寻找膀胱颈手术图**

胱颈环状纤维离断增生腺体和膀胱颈之间的连接组织，上方和下方均与左侧叶切口汇合。

### 第五步：整块剜除前列腺增生组织

沿前列腺尖部"标志圆"标记，深入外科包膜层面，钝性分离结合锐性切割向膀胱颈方向逆行扩大间隙，并于左侧叶层面汇合，直至将增生前列腺组织从外科包膜上整块分离下来，推入膀胱。

### 第六步：止血及组织粉碎

将进水灌注环关小，降低膀胱内压力，对创面进行仔细止血，尤其是膀胱颈黏膜处。待无活动性出血时，更换粉碎镜，将膀胱内剜除的增生前列腺组织粉碎。

## 五、术后处理及注意事项

同本书前述前列腺增生术后处理及注意事项。

## 六、术后并发症及处理策略

同本书前述前列腺增生术后并发症及处理策略。

## 七、技术特色及评价

IUPU采用的"整叶法"前列腺剜除术用"标志圆"技术预先离断前列腺尖部尿道，尖部"标志圆"有很好的指示作用，提前划定手术范围，避免剜除过程中超过尖部、损伤括约肌、形成真性尿失禁。此外，"标志圆"预先离断了尖部尿道，防止剜除过程中钝性分离增生前列腺组织对于尿道组织的机械性牵拉，减少术后早期尿失禁的发生率。

"整叶法" 前列腺剜除术无须人为将前列腺分为不同的区域进行分区剜除, 将增生的前列腺组织作为一个自然的整体去除, 节省了将前列腺划分区域进行打沟所需的时间, 缩短了手术时间, 尤其适用于前列腺体积较大的患者。

（孟一森　张　凯）

## 扩展阅读

[1] AGOSTINO T, ANTONIO AG, FRANCESCO S, et al. En-Bloc holmium laser enucleation of the prostate with early apical release: Are we ready for a new paradigm[J]? J Endourol, 2021, 35(11): 1675-1683.

[2] BENJAMIN P, ERIC G, DAVID D K, et al. "En-Bloc" enucleation with early apical release compared to standard holmium laser enucleation of the prostate: a retrospective pilot study during the initial learning curve of a single surgeon[J]. Urology, 2022, 165: 275-279.

[3] 李志存, 车新艳, 张喆楠, 等. 单一术者经尿道铥激光前列腺剜除术学习曲线分析[J]. 微创泌尿外科杂志, 2022, 11(1): 52-56.

# 第三十章

# 气膀胱镜辅助膀胱憩室切除术

## 一、概述

膀胱憩室是由于膀胱逼尿肌纤维局部发生缺陷所导致的膀胱黏膜疝出，其病因一般分为先天性和后天获得性两种。后天获得性膀胱憩室多由膀胱出口梗阻所致，包括前列腺增生、膀胱颈挛缩、尿道狭窄等；先天性膀胱憩室一般是单发的，且多合并其他一些先天性发育缺陷。成人和儿童均会发病，成人占约90%，男性多于女性，大部分患者因血尿、排尿困难或泌尿系感染时进行相应检查而发现。对于需要治疗的膀胱憩室，传统治疗方法为开放手术切除膀胱憩室，包括经膀胱外和经膀胱内途径。随着内镜技术的发展，腹腔镜下膀胱憩室切除、机器人辅助腹腔镜膀胱憩室切除以及内镜引导下的膀胱憩室切除均有报道。本章将讲解笔者采用气膀胱镜辅助下经膀胱途径的腹腔镜膀胱憩室切除术治疗良性膀胱憩室的技术要点。

## 二、手术适应证及禁忌证

### （一）手术适应证

1. 膀胱憩室引起反复的泌尿系感染。
2. 膀胱憩室结石及结石所致血尿。
3. 反复排尿困难。

4. 当合并膀胱出口梗阻时可同期治疗。

### （二）手术禁忌证

不符合麻醉及手术要求者；尿道狭窄者。

## 三、术前检查及评估

对于需要治疗的膀胱憩室，大多合并临床症状，初始的评估包括详细的病史询问及体格检查，需要了解患者的下尿路症状，并进行必要的直肠指诊检查，需要注意询问患者是否进行过下尿路手术及脊柱手术，并收集外伤史等信息，以鉴别神经源性致病原因。

实验室检查包括：除术前血液常规检查外，还需尿常规检查、尿培养，若怀疑合并肿瘤时可增加尿液细胞学检查。对于存在明确泌尿系感染的患者，需注意尿培养结果及抗生素药敏结果以便指导用药。

影像学检查主要包括：泌尿系B超、泌尿系增强CT或泌尿系增强核磁，膀胱造影有助于憩室位置及大小的判断。

其他检查还包括：尿动力学检查适用于合并膀胱出口梗阻的患者，对于判断膀胱功能是必要的；膀胱镜检查有助于明确憩室开口及膀胱憩室内情况。

## 四、手术准备及操作要点

### （一）患者体位及器械摆放位置

高抬腿截石位，术者站于患者两腿之间，显示器置于患者头侧并正对术者，助手坐术者右侧可单手扶膀胱镜（图30-1）。

### （二）套管位置

2枚5 mm套管分别置于耻骨联合旁约6 cm处，必要时还可增加1枚5 mm套管作为辅助（图30-2）。

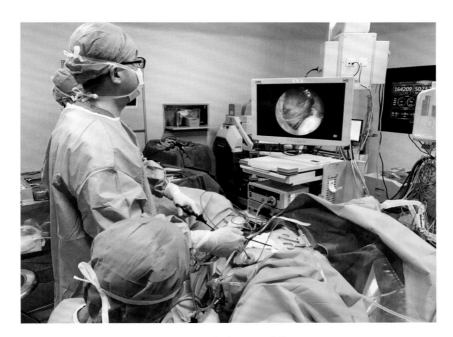

图 30-1　术者及助手位置

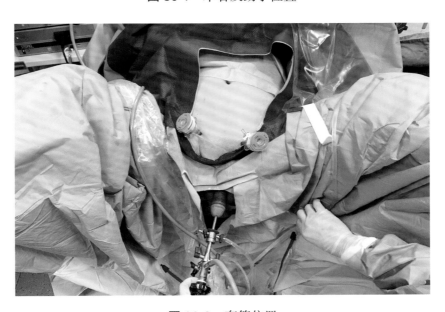

图 30-2　套管位置

**（三）手术器械**

常用器械主要为腹腔镜分离钳、双极电凝（也可超声刀替代）吸引器及持针器。

**（四）手术步骤**

1. 膀胱镜下对尿道、膀胱及膀胱憩室进行全面检查，确认双侧输尿管开口，距离膀胱憩室开口较近的一侧输尿管放置 D-J 管，以便术中确认输尿管开口，避免损伤。对于合并前列腺增生需同期实施前列腺手术的患者，可先实施前列腺手术，再进行膀胱憩室切除。

2. 膀胱镜直视下经耻骨上置入操作套管，先采用较细的穿刺针或气腹针刺入膀胱，在观察好穿刺方向后，选择理想的穿刺方向及套管位置置入两枚 5 mm 操作套管。

3. 经膀胱镜放空膀胱液体，接入气腹管，维持气腹压力于 10 ~ 14 mmHg。

4. 采用单极电钩，切开膀胱憩室开口边缘的膀胱黏膜直至膀胱深肌层（图 30-3）。

5. 术者左、右手交替采用分离钳钝性分离膀胱憩室黏膜与周围组织，将膀胱憩室黏膜从周围组织上剥离下来（图 30-4）；若遇较粗的血管，则采用双极钳进行凝闭后再将其切断；对于膀胱憩室与输尿管关系密切者，分离憩室时尽量采用钝性分离，以避免过多锐性切割造成的损伤风险，且钝性分离可提高手术效率。

6. 完整剥离膀胱憩室后，将其置入膀胱内，对分离创面进行仔细检查、止血。

7. 采用 2-0 可吸收线或 3-0 倒刺线将膀胱憩室切口进行全层缝合，缝合所用的针可在体外将其掰直后以便通过 5 mm 套管置入膀胱，但其针尖需保持稍许弯曲以方便缝合。

8. 将切除的膀胱憩室取出，若憩室较大，可将套管切口适当扩大，从套管切口处将其拉出（图 30-5），或将憩室剪切后分块取出。

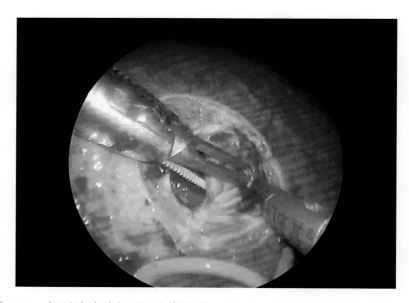

**图 30-3** 切开膀胱憩室开口边缘黏膜，钝性分离膀胱憩室黏膜与周围组织

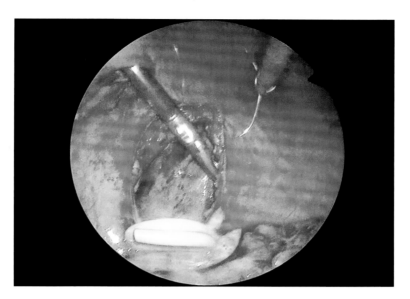

**图 30-4　缝合膀胱憩室切口**

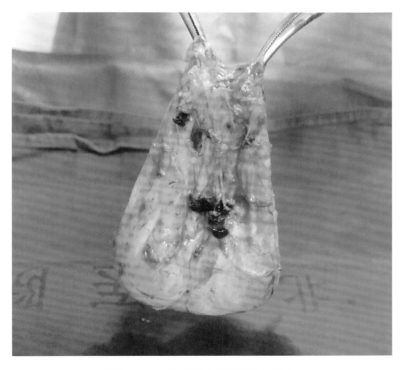

**图 30-5　完整取出膀胱憩室标本**

9.导丝引导经其中一处套管置入 F14 膀胱造瘘管，缝合切口（图 30-6）。

10.排空膀胱，退出膀胱镜，尿道内留置导尿管。

## 五、术后处理及注意事项

1.术后保留膀胱造瘘管 1～2 天后即可拔除；若合并前列腺手术者，可通过膀胱造瘘管进行膀胱冲洗，待膀胱冲洗停止后则将其拔除。

2.术后 2 周经尿管行膀胱造影检查，若膀胱造影未见吻合口渗漏，则将尿管拔除；若出现吻合口渗漏，则继续保留导尿管后续再进行造影评估。

3.对于输尿管留置 D-J 管的患者，可术后 1～2 个月于膀胱镜下将其拔除，同时观察膀胱黏膜愈合情况（图 30-7）。

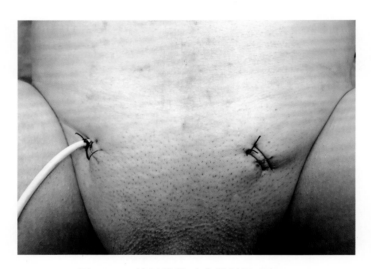

**图 30-6**　放置膀胱造瘘管并缝合切口

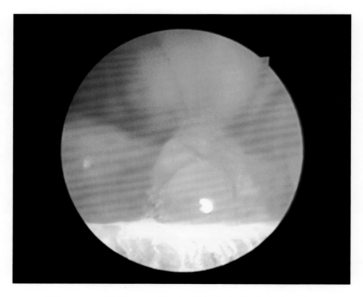

**图 30-7**　拔除 D-J 管时可见膀胱黏膜愈合良好

4.术后3个月进行泌尿系B超及残余尿检查。

## 六、术后并发症及处理策略

术后出血：由于创面通常较大，多因术中止血不彻底所致，注意需采用双极电凝对出血点进行止血。

## 七、技术特色及评价

关于膀胱憩室切除手术的方法，文献报道众多，笔者报道的这种方法，相比传统开放手术，大大减少了创伤。经尿道膀胱镜引导，相比较文献报道的腹腔镜技术，可节省经耻骨上的一个切口，减少了患者的创伤。该方法与机器人手术相比，医疗成本大大降低。然而本章所述方法也有一些局限性，比如当输尿管开口于膀胱憩室内时，该方法实施较为困难。另外，对于尿道较狭窄不可用膀胱镜者，该方法不适用。

（杨昆霖　孟一森）

## 扩展阅读

[1] ASHTON A, SOARES R, KUSUMA V R M, et al. Robotic-assisted bladder diverticulectomy: point of technique to identify the diverticulum[J]. J Robot Surg, 2019, 13(1): 163-166.

[2] DEVELTERE D, MAZZONE E, BERQUIN C, SINATTI C, et al. Transvesical approach in robot-assisted bladder diverticulectomy: surgical technique and outcome[J]. J Endourol, 2022, 36(3): 313-316.

[3] GIANNARINI G, ROSSANESE M, MACCHIONE L, et al. Robot-assisted bladder diverticulectomy using a transperitoneal extravesical approach[J]. Eur Urol Open Sci, 2022, 44: 162-168.

[4] MAGDY A, DRERUP M, BAUER S, et al. Natural orifice transluminal endoscopic surgery-assisted laparoscopic transvesical bladder diverticulectomy: feasibility study, points of technique, and case series with medium-term follow-up[J]. J Endourol, 2016, 30(5): 526-531.

[5] TONZI M, WATSON M J, SINGH A. Bladder diverticulectomy using a pre-peritoneal, trans-vesicle approach with the SP platform: a novel approach[J]. Urol Case Rep, 2021, 39: 101753.

# 第三十一章

# 输尿管镜直视下输尿管狭窄球囊扩张术

## 一、概述

输尿管球囊扩张术是治疗良性输尿管狭窄的常用内镜手术方式。通常情况下，该术式需要 X 线引导。本章介绍了使用 F4.5 输尿管镜直视下进行的球囊扩张术，完全避免了术中 X 线暴露。

输尿管镜直视下输尿管狭窄球囊扩张术主要分为评估病变（预扩张）、准确放置球囊、球囊扩张、扩张后处置四个步骤。

## 二、手术适应证及禁忌证

### （一）手术适应证

小于 2 cm 的良性输尿管狭窄。

### （二）手术禁忌证

1. 未控制的泌尿系统感染。
2. 肿瘤性质的输尿管狭窄。

## 三、术前检查及评估

泌尿系统增强 CT（若患者肾功能不全可用 MRI 替代）、肾动态检查（利尿）、尿培养、尿常规、其他术前常规检查和准备。

## 四、手术准备及操作要点

患者体位：截石位。

特殊器械准备：F4.5 硬式输尿管镜；输尿管扩张球囊。

按照主要手术步骤，可将该术式概述为"四步法"完成：①评估病变（预扩张）。②准确放置球囊。③球囊扩张。④扩张后检查和置管。

**第一步：评估病变（预扩张）**

术前评估：依据术前影像资料，严格把握手术适应证（不超过 2 cm 的良性输尿管狭窄），术前测量狭窄段到输尿管口的位置。

术中评估狭窄段：连接 F4.5 硬式输尿管镜，首先经患侧输尿管口置入导丝，沿导丝上行探查输尿管，到达狭窄处。导丝通过狭窄段后（图 31-1），使用镜身预扩张狭窄段（图 31-2），完全通过狭窄段后可看到明确的积水扩张区域（图 31-3）。保留导丝，非持镜手固定在尿道外口，往回撤镜至狭窄段下方，依据持镜手离开尿道外口的距离大致评估狭窄段长度。

**第二步：准确放置球囊**

球囊的准确放置是本术式成功的关键。

保留导丝于输尿管内，将输尿管镜完全撤出尿道外口，将导丝和输尿管镜分离。再次进镜，经输尿管口置入输尿管镜，沿着镜体外的

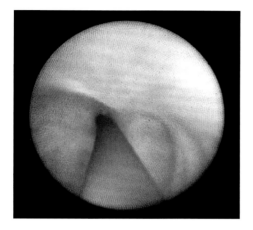

图 31-1 导丝通过输尿管狭窄段

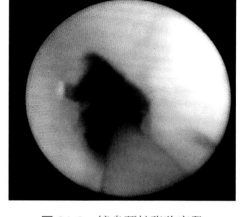

图 31-2 镜身预扩张狭窄段

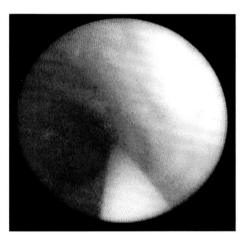

图 31-3 狭窄上方扩张的输尿管

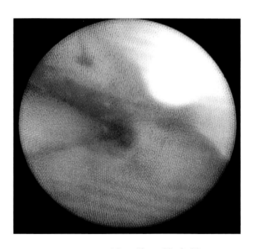

图 31-4 导丝位于镜身外

导丝上行直达狭窄处（图 31-4、图 31-5）。将准备好的球囊经导丝上推，在输尿管镜直视下通过狭窄段，保留狭窄段下方球囊约 2 cm（本病例所用球囊总长度为 6 cm）。

**第三步：球囊扩张**

输尿管镜直视下，将球囊加压至 30 atm，保持 3 分钟（图 31-6）。狭窄扩张过程中，球囊压力若下降，应再次加压，维持 30 atm 的压力直至 3 分钟。

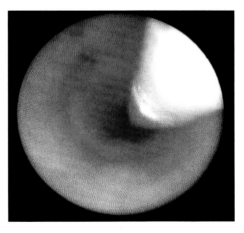

图 31-5 准确放置球囊

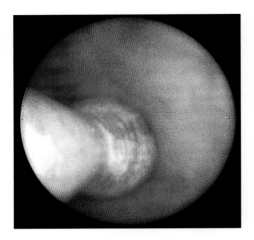

图 31-6　直视下球囊扩张

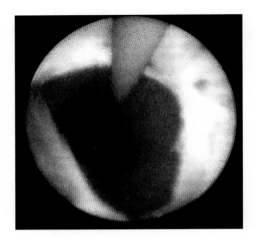

图 31-8　球囊扩张后

### 五、术后处理及注意事项

行 KUB 检查明确输尿管支架管位置。

3 个月后拔除输尿管支架管，行泌尿系统增强 CT 检查及利尿肾动态检查评估疗效。

**第四步：扩张后检查和置管**

抽吸球囊内全部盐水减压（图 31-7），将球囊撤至输尿管镜头下方，使用输尿管镜探查扩张的狭窄段。若部分狭窄段未完全扩张，可调整球囊位置再次扩张。效果满意后（图 31-8），完整撤出球囊，导丝引导下留置输尿管支架管；必要时，为维持扩张效果，可同时留置两根输尿管支架管。

### 六、术后并发症及处理策略

该手术首先应当警惕术后泌尿系统感染，若出现尿源性脓毒血症的表现，及时留取培养并给予广谱抗感染治疗。

### 七、技术特色及评价

IUPU 采用的输尿管镜直视下输尿管狭窄球囊扩张术，完全避免了术中 X 线的暴露，可以简单有效地处理小于 2 cm 的良性输尿管狭窄。

（熊耕砚　王　刚）

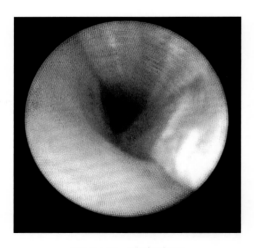

图 31-7　球囊减压

### 扩展阅读

PENG Y, LI X, LI X, et al. Fluoroscopy-free minimally invasive ureteral stricture balloon dilatation: a retrospective safety and efficacy cohort study[J]. Transl Androl Urol, 2021, 10(7): 2962-2969.

# 第三篇

# 其他手术

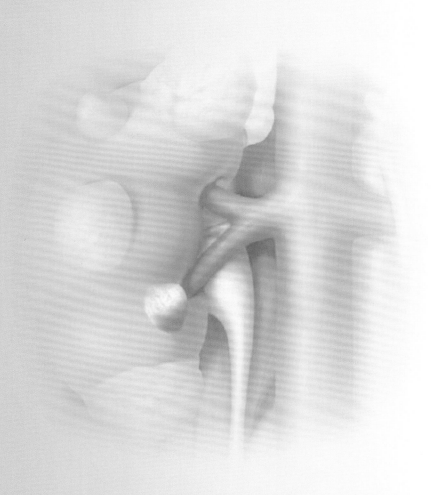

# 第三十二章

# 尿道狭窄球囊扩张术

## 一、概述

尿道狭窄是指发生在尿道任何部位的狭窄性病变继而产生排尿费力、困难，可由外伤、感染、医源性损伤等多种原因导致。尿道狭窄好发于中青年男性，通常初始表现为尿线变细、无力，可伴排尿疼痛、尿失禁、勃起障碍等症状，严重者完全不能自主排尿。该病病程迁延难愈，极大地降低了患者的生活质量，且对社会造成严重的经济负担。

除少数尿道损伤初始阶段的患者可采用留置导尿管配合抗生素药物等保守治疗外，多数尿道狭窄需要通过手术治疗才能改善。当前治疗尿道狭窄的手术方法及策略多样，需要术者结合患者的情况审慎地加以选择。通常对于初次治疗的短段（<2 cm）、单发的前尿道狭窄患者，腔内手术可以作为首选治疗方案。传统的腔内手术包括尿道探条扩张、尿道镜下冷刀内切开、激光内切开术等。与开放性手术相比，腔内手术的安全性较高，患者所感知的创伤较少，且操作简便，易于在临床推广，但往往会伴随较高的复发风险，需要配合术中局部应用药物及术后规律的尿道扩张等才能够获得稳定的治疗疗效。

球囊扩张术是利用液压式球囊置于尿道狭窄部位对其进行扩张的技术。Russinovich等学者首次报道将扩张性球囊用于7例尿道狭窄患者的治疗，术后疗效较为满意。与传统探条扩张相比，球囊扩张具有受力均匀、作用精准、术后患者不适感较少等优势。更多的研究发现，球囊扩张术后的无复发生存时间较传统扩张、尿道内切开等术式显著延长。搭载抗炎性药物涂层的新型药物球囊可能是该技术未来发展的方向。

## 二、手术适应证及禁忌证

### （一）手术适应证

1.完善体格检查、尿道造影、泌尿系彩超、尿道镜检等以明确尿道狭窄的诊断，包括前尿道狭窄及后尿道狭窄、膀胱颈挛缩等；狭窄段长度<2 cm。

2.既往有明确的外伤史（骑跨伤、骨盆骨折等）、医源性损伤史、反复的尿道感染病史等，合并反复发作或持续的排尿困难症状（尿流率 $Q_{max}<15$ ml/s，严重者 $Q_{max}<10$ ml/s）或伴有急、慢性尿潴留（残余尿量>50 ml）、无法自行排尿的患者。

3.对于未达到上述"2."中症状或检查标准，但同时伴随反复的泌尿系感染、膀胱结石、较为严重的疝等的患者也可考虑采用该手术方案进行治疗。

### （二）手术禁忌证

1.合并活动期、严重的泌尿系感染或合并全身性凝血功能异常、发热、严重的营养不良或器质性疾病的患者，难以接受麻醉或截石体位的患者。

2.狭窄段较长（≥2 cm）、多发狭窄、尿道完全闭锁或合并苔藓性瘢痕性硬化、尿道肿瘤、漏尿等的复杂性尿道狭窄，通常采取腔内手术疗效欠佳，需术者结合患者的实际情况审慎地选择手术方案。

## 三、术前检查及评估

1.常规项目：完善血常规、尿常规、血生化、凝血功能检查及传染病筛查，术前拍胸部X线片及做心电图。

2.合并泌尿系感染者，术前可留尿培养及做药敏试验，可根据培养结果有针对性地应用抗生素。

3.体格检查：尿道口及阴茎外形的视诊、触诊，评价有无漏尿、尿道外口闭锁或阴茎硬结等，并初步评价尿道狭窄长度。

4.影像学检查：拟行尿道造影、泌尿系彩超（含膀胱残余尿检测）明确尿道狭窄的数量、部位、长度及膀胱残余尿液情况。复杂性尿道狭窄及可能合并尿道复杂感染或尿道肿瘤、膀胱颈挛缩等，可结合盆腔MRI提高诊断的灵敏度和准确性。

5.功能性检查：尿流率、排尿及生活治疗评分量表（IPSS、QoL、PROM量表等），长期带尿管的患者可术前完善尿动力学检查以评价膀胱功能。

6.尿道镜检：对于可能难以通过一期手术完成治疗的较为复杂的尿道狭窄患者可于术前完善尿道-膀胱镜检探查以充分了解狭窄部位、尿道全程及膀胱、输尿管口情况，以便于术者更好地制订手术方案。

7.做好患者的心理护理及术前沟通，讲解麻醉、手术相关知识及术后康复过程。如果存在感染在手术日预防性应用抗生素。

## 四、手术准备及操作要点

1.患者体位：平卧截石体位。

2.必要的手术器械：F8/9.8 0° 硬式输尿管镜、导丝、扩张球囊。

3.手术步骤：经改良后的尿道球囊扩张可分为以下步骤：①输尿管镜下沿导丝探查。②球囊扩张。③重复探查满意后留置导尿管。

第一步：输尿管镜下沿导丝探查，明确狭窄段

F8/9.8输尿管镜头端引出约0.5 cm长的导丝（质软端）自尿道外口进入，轻柔地递进，自尿道外口、前尿道、球部、膜部、膀胱颈及膀胱全程探查，遇到狭窄段后，如管腔较为狭窄则先将导丝置入，确认可通过且无较大阻力后再适当施加力量使镜身通过，这一步骤的关键在于准确评估尿道狭窄的部位、数量、长度以及其他部分尿道及膀胱有无假道、挛缩等，记录自尿道外口进镜深度（图32-1）。

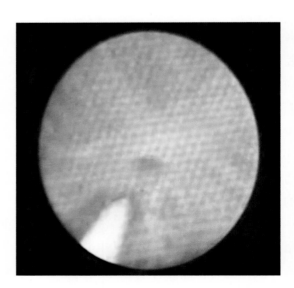

**图32-1**　斑马导丝引导下探查找到尿道狭窄部位

第二步：置入球囊，扩张狭窄段

确认导丝进入膀胱后留置导丝，撤出膀胱镜。检查球囊完整性并提前完成注射器注水和测压。应用巴德公司生产的 F8 ~ 24 30 atm 输尿管扩张球囊，根据上一步测量中明确的狭窄距尿道外口深度及狭窄段长度，沿导丝置入球囊到尿道内，迅速使球囊加压至 30 atm，持续 3 ~ 5 分钟，可重复 1 ~ 2 次，留置导丝并撤出球囊（图 32-2、图 32-3）。

第三步：重复探查，留置导尿管

沿导丝再次使用输尿管镜探查全程尿道，重点观察狭窄段及其前后尿道扩张情况，需达到的目标为：扩张后管径满意，输尿管镜身可

顺利通过，无阻力，未观察到新发假道、尿道穿孔等。撤镜，视情况沿导丝置入 F16 ~ 20 的导尿管，感受置入过程有无明显阻力，如阻力过大可更换导尿管或重复扩张操作，观察引流尿色，确认无较为严重的活动性出血后，停止手术（图 32-4）。

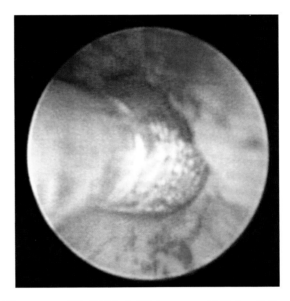

图 32-3　于狭窄处加压至 30 atm，持续 3 ~ 5 分钟

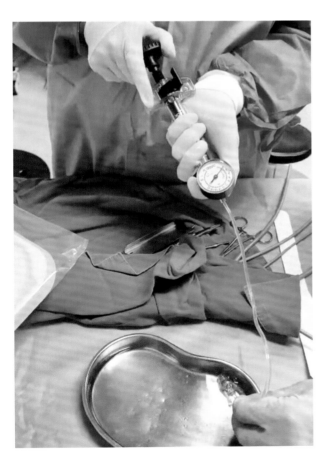

图 32-2　球囊的准备

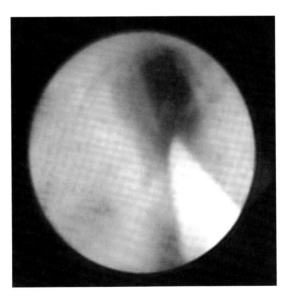

图 32-4　再次观察扩张后尿道狭窄段

## 五、术后处理及注意事项

1. 术后抗生素治疗 1 周。

2. 尿管留置 8 ~ 12 周，4 ~ 6 周更换。

3. 术后 3 个月拔除导尿管后首次复查尿常规、尿流率，视情况行重复尿道扩张治疗。

## 六、术后并发症及处理策略

### 1. 尿道狭窄复发

术后尿道狭窄复发是尿道狭窄术后最常见的并发症，其诊断需结合患者的自我症状评价以尿流率、尿道镜检等指标综合评估，通常术后无须再次手术即可恢复排尿且 F16 导尿管可顺利置入的患者可判定为无狭窄复发。反之，术后再发排尿困难或 <F14 的尿管置入困难的患者多数经尿道镜检、尿道造影提示存在尿道狭窄复发。对于症状较轻、间断发作排尿困难或可自行缓解的患者，抗生素药物治疗配合周期性的尿道扩张通常可以有效地预防和缓解再狭窄的发生，对于狭窄较为严重、可能存在假道、无法行单纯扩张的患者，建议再次于尿道镜直视下行腔内手术治疗；对于短期内接受 2 次及以上腔内治疗仍效果不佳的患者不推荐重复腔内手术，可考虑通过尿道狭窄段切除再吻合、尿道重建等术式治疗。

### 2. 尿失禁

通常单纯尿道狭窄球囊扩张不会造成膀胱颈逼尿肌的损伤，极少数患者会出现术后尿失禁。但部分患者可能会因留置导尿管期间的膀胱痉挛症状出现反复的急迫性尿失禁表现，多数可以通过适当的生活行为指导、口服抗生素及缓解膀胱痉挛药物对症治疗。对于术中明确存在膀胱颈压迫后出现缺血进而出现排尿不能自控的患者，可在医师指导下通过盆底肌锻炼（如凯格尔运动等）加强对盆底肌的控制性，进而改善这一症状。

## 七、技术特色及评价

与传统的尿道腔内治疗如尿道内切开、探条扩张等相比，球囊扩张具有创伤小、术后疗效持久等优势，未来可能成为短段尿道狭窄微创治疗的主要手段之一。术者在术中首先需完整、确切地对尿道全程及狭窄部位进行探查，之后方可实施该术式。此术式整体的手术过程操作较为简便，安全可控，值得被推广和广泛应用。

该术式的不足主要是当前的研究数据表明球囊扩张对于较长段、合并感染等复杂情况的尿道狭窄的疗效仍欠佳，且部分患者在术后仍需配合规律的探条扩张以达到更加稳定的疗效。目前多项新型搭载药物（如紫杉醇、丝裂霉素等）的药物球囊已在多项临床试验中表现出出色的疗效和安全性，相信在不久的将来会有更加全面的复合球囊能够应用于临床，为更多的患者带去福音。

（徐纯如　林　健）

## 扩展阅读

[1] SANTUCCI R A, JOYCE G F, WISE M. Male urethral stricture disease[J]. The Journal of Urology, 2007, 177: 1667-1674.

[2] LUMEN N, HOEBEKE P, WILLEMSEN P, et al. Etiology of urethral stricture disease in the 21st century[J]. The Journal of Urology, 2009, 182:983-987.

[3] VERLA W, OOSTERLINCK W, SPINOIT A F, et al. A comprehensive review emphasizing anatomy, etiology, diagnosis, and treatment of male urethral stricture disease[J]. BioMed Research International, 2019, 2019: 9046430.

[4] LUMEN N, CAMPOS-JUANATEY F, GREENWELL

T, et al. European Association of Urology guidelines on urethral stricture disease (part 1): management of male urethral stricture disease[J]. European Urology, 2021, 80:190-200.

[5] XU C, ZHU Z, LIN L, et al. Efficacy of mitomycin c combined with direct vision internal urethrotomy for urethral strictures: a systematic review and meta-analysis[J]. Urol Int, 2023, 107(4): 344-357.

[6] RUSSINOVICH N A, LLOYD L K, GRIGGS W P, et al. Balloon dilatation of urethral strictures[J]. Urologic Radiology, 1980, 2:33-37.

[7] ELLIOTT S P, COUTINHO K, ROBERTSON K J, et al. One-year results for the ROBUST III randomized controlled trial evaluating the Optilume® drug-coated balloon for anterior urethral strictures[J]. The Journal of Urology, 2022, 207:866-875.

[8] FUJITA-ROHWERDEr N. One-year results for the ROBUST III randomized controlled trial evaluating the Optilume® drug-coated balloon for anterior urethral strictures. Letter[J]. The Journal of Urology, 2022, 207:941-942.

# 第三十三章

# 女性尿道憩室的手术治疗

## 第一节　流行病学

女性尿道憩室（urethral diverticulum，UD）指的是尿道周围充满尿液的囊性结构，囊腔通过开口与尿道相通（Alan 等，2016）。本病最早于 19 世纪被报道，现代医学领域对尿道憩室的描述出现于 20 世纪 50 年代，由 Davis 和 Cian 描述。在过去的几十年中，文献中对于女性尿道憩室的报道日渐增多。但总体来讲，因其非特异性的临床表现，本病的发现率和诊断率仍较低。女性尿道憩室的确切发病率尚不清楚，文献报道为 1%～6%。相关辅助检查手段的进步，尤其是超声和 MRI，为人们更加深入地理解尿道憩室做出了很大贡献。

## 第二节　病因学

### 一、女性尿道解剖

正常女性尿道是连接膀胱颈和尿道外口的肌肉筋膜构成的管状结构，长度 3～4 cm。尿道结构的稳定由盆侧壁和盆筋膜通过结缔组织的尿道骨盆韧带实现。尿道骨盆韧带由两层融合的盆筋膜融合而成，向两侧骨盆侧壁延续开来。尿道骨盆韧带分为腹侧面（盆底筋膜）和阴道侧面（尿道旁筋膜），在这两层之间容纳着尿道和大部分的尿道憩室。

尿道近心端表面覆盖尿路上皮、远端被覆非角化鳞状上皮。尿道周围由平滑肌、骨骼肌和纤维弹性组织包绕。在尿道血管固有层 / 黏膜下层中存在尿道周围腺体。管泡状的尿道周围腺体存在于尿道背外侧的全长，但大多数存在于尿道远端的 2/3，并且主要腺体引流进入尿道远端的 1/3。Skene 腺体是尿道周围腺体中最大并且位于最远端的腺体。

尿道肌层包括内部纵行的平滑肌层、外层环状平滑肌层和骨骼肌层。骨骼肌层在尿道全长都有，主要位于尿道中段，呈现 U 形结构，背侧缺损。充分了解尿道内括约肌的解剖非常重要，因尿道憩室的修复范围与尿道括约肌有交叉，对术后并发症的出现有重要影响。

尿道的血供来自两个部分：近端尿道血供与邻近膀胱的血供相仿，远端尿道的血供来自膀胱下动脉穿过阴道供应动脉的终支。近端尿道的淋巴引流至髂内、髂外淋巴结，远端尿道的淋巴引流至浅腹股沟和深腹股沟淋巴结。尿道神经支配来自 S2～S4 的阴部神经，传入神经通过盆腔内脏神经。

## 二、尿道憩室的病理生理学及病因

尿道憩室的确切起源仍然没有定论，主要的争论发生在 20 世纪前半叶，焦点在于争论尿道憩室是先天性的还是后天获得性的病变。尽管本病在儿童中也有存在，但与成人的临床表现完全不同。Marshall 在 1981 年报道了 5 例小儿女性尿道憩室，其中 3 例出现自发持续退变。遗传性小儿男性前尿道囊肿相关报道很多，但此病与女性尿道憩室完全不同。遗传性 Skene 腺体囊肿也有报道，但发生率极低。儿童尿道憩室往往伴随其他一系列先天发育异常，包括重复肾输尿管及异位开口。绝大部分尿道憩室仍然被归为后天获得性的尿道憩室，发生于成年女性。在早期的 2 项报道中均无小于 10 岁的患者（Davis 等，1958），支持了后天获得的理论。产伤被认为可能与尿道憩室形成相关，此假说认为在生产过程中因阴道分娩中的压迫导致尿道黏膜层血管中产生血栓，导致黏膜的损伤，进而逐步发展成为尿道憩室。但有 20%～30% 的患者为未经产的女性。生产过程中应用产钳、经尿道注射物质导致尿道憩室都有文献报道（Castillo-Vico 等，2007）。

尿道周围腺体感染，形成尿道周围脓肿，脓肿破溃入尿道，这是目前对尿道憩室的主流成因假说之一。尿道周围腺体（图 33-1）被认为很可能是尿道憩室的形成位置，既往解剖学研究发现尿道周围腺体主要位于尿道背外侧，引流入尿道远端 1/3 处开口（Huffman 等，1948）。引流的腺管周围和腺管内的炎症表现很常见，因此尿道周围腺体感染可能是导致尿道憩室的原因。致病菌可能包括奈瑟菌、大肠埃希菌等。反复发作的感染、炎症、反复憩室开口的梗阻最终导致患者出现临床症状，憩室不断增大。当憩室逐渐向腹侧扩大，最终会出

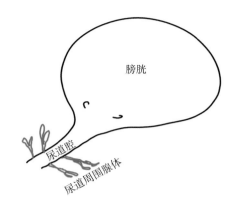

**图 33-1　尿道及尿道周围腺体模式图**

现环形包绕尿道或马鞍状围绕尿道的情况，在阴道前壁检查时可以被触及。在某些憩室颈出现梗阻的患者中，憩室可能出现与尿道完全不相通的情况。这一假说虽然可以解释尿道憩室的很多临床情况，但仍然存有争议。

尿道憩室腔内表面可能为尿道上皮、鳞状上皮、柱状上皮或立方上皮，或混合上皮。一些病例中憩室内壁上皮缺失而仅有纤维组织。2/3 尿道憩室病理学存在炎性改变。大多数尿道憩室表现为组织病理学良性，但恶性尿道憩室或伴随恶性改变的尿道憩室也有报道。大约 1/10 的尿道憩室病理学能发现异常改变，包括恶变、蜕变或肿瘤。目前英语文献中有报道的尿道憩室伴随恶变的病例不超过 100 例。最常见的恶性病例表现为腺癌、其次为移行细胞癌和鳞状细胞癌（Thomas 等，2008）。因为存在恶性改变的可能，所以非切除法治疗尿道憩室（如观察、去上皮化或腔内切开等）都需要取活检以除外恶性。目前对于这部分患者的治疗尚未达成一致，仅做局部治疗复发率较高（Rajan 等，1993）。检查手段方面，超声和 MRI 都无法分辨出较小的恶变病灶。目前 IUPU 实际情况是诊疗的 40 例尿道憩室患者中无明确恶性肿瘤者，仅有 1 名患者病理标本具有上皮非典型增生，后续将进一步随访。

# 第三节 临床表现

尿道憩室多发现于中老年女性，30～70岁多见。临床表现和体征极不典型，因而很容易被误诊为其他疾病。英语文献报道在获得尿道憩室的正确诊断之前，患者平均已经于6～9位医生处就诊过，平均获得正确诊断的时间为5.2年（Romanzi 等，2000）。早期文献曾报道尿道憩室的经典表现为 3D［dysuria（尿痛）、dyspareunia（性交痛）、dribbling（尿后滴沥）］，但后续越来越多的文献报道中发现这些只是尿道憩室的不罕见的表现，并非特异性表现。后续也有文献陆续报道，尿道憩室患者完全可以不具备 3D 中的任何一种表现。尽管尿道憩室的表现多种多样，但下面这些表现较常见：尿路刺激症状（包括尿频、尿急）、下尿路症状、疼痛和感染。性交痛发生在 12%～24% 的患者中（Davis 等，1958），5%～32% 的患者存在尿后滴沥（Ganabathi 等，1994），压力性尿失禁出现在约 1/3 的患者中。此外尿道憩室患者常见反复发作性膀胱炎或泌尿系感染，因此在反复发作的泌尿系感染的女性患者中，需要筛查尿道憩室。一些发现阴道前壁有囊性肿物的患者，在向腹侧挤压囊性肿物时，可能出现从尿道口流出憩室内潴留的尿液或脓液的情况。需要注意的是，大约 1/5 的尿道憩室患者无任何临床症状。

尿道憩室的大小与临床症状无相关性。即使非常大的尿道憩室也可以不具有任何临床症状，即使体积很小的尿道憩室也可以引发明显的临床症状。此外也有孕期尿道憩室的报道。

IUPU 回顾性研究发现尿道憩室好发症状包括：泌尿系感染、尿频、尿急、阴道异物感、排尿困难、阴道漏液、尿潴留、压力性尿失禁、血尿。而具有典型 3D 症状的患者仅占 1/40。

# 第四节 评 估

尿道憩室的诊断需要结合病史、体检、尿常规及尿培养、膀胱尿道镜检查以及选择性的影像学检查来综合判断。尿动力学检查对于评估患者排尿功能也有意义。

详细的病史采集对诊断至关重要。尽管尿道憩室没有特异性临床表现，但通过了解患者的下尿路症状、体征、既往诊断资料和治疗的效果都对后续的诊断有帮助。既往手术史、生育史、有无尿道旁操作史都需要详细采集。

体检时阴道前壁肿物需要仔细探查，包括大小、质感、张力、位置、按压有无尿液或脓液流出等与尿道憩室相关的表现都需要详细记录。大部分尿道憩室位于尿道中远段侧方，距离阴道外口内侧 1～3 cm 处。出现于尿道远端的病变会像 Skene 腺囊肿或脓肿一样将尿道口挤压向一侧。尿道憩室也可以位于近端尿道或向腹侧部分或全部包绕尿道或膀胱颈。这类尿道憩室可能导致膀胱出口梗阻。对于这类包绕膀胱颈部的尿道憩室，在手术过程中需要注意保护膀胱颈和输尿管，以避免术后压力性尿失禁或输尿管损伤。部分位于尿道远端的憩室与Skene腺囊肿或脓肿查体表现相仿，需要其他检查来辅助鉴别。大约1/3的患者可以从阴道前壁触及质软的阴道前壁肿物。若可触及质地坚硬的阴道前壁肿物则暗示尿道憩室具有钙化或可能存在恶性成分，此时需要进一步检查。在查体中可能发现尿道口有脓性液体或潴留于憩室腔腔内的尿液流出，尽管类似表现常有描述，但并不是一个特征性的表现，大部分患者并不存在这种临床表现。

　　阴道壁的条件需要仔细评估，注意是否明显萎缩、退变、失去弹性，若有相应的特殊表现需要记录，因为阴道前壁组织可能在后续手术切除和重建过程中作为转移瓣使用。若萎缩很明显，术前可以考虑局部应用雌激素改善阴道条件。此外，阴道腔隙是否足够宽敞以实施经阴道手术也是很重要的需要术前评估的内容。

　　其他常用的临床检查包括尿常规和尿培养、膀胱尿道镜检查、尿动力学检查等。影像学检查中目前尚无金标准检查，而是多种影像学检查的综合应用。历史上曾经应用双球囊尿管造影。双球囊一个球囊位于膀胱颈部，另一个位于尿道外口。当球囊充盈起来，在尿道中获得密闭状态，再向两个球囊之间的腔隙注入造影剂，因为具有一定压力，在密闭腔隙里的造影剂更容易灌入憩室中。在X线下可出现尿道憩室的显影。这种检查方法可以获得良好的尿道和憩室的形态图像。但这种特殊的球囊应用并不广泛。排尿期的尿道造影也可以提供良好的憩室形态资料，而且该检查简便易行，应用相对广泛，对尿道憩室的诊断敏感性文献报道为44%～95%（Ganabathi等，1994）。对需要同期评估上尿路的患者而言，增强CT（图33-2）或静脉肾盂造影是可选择的检查，可以同期评估是否具有上尿路发育异常。随着核磁检查精度的不断提高，盆腔核磁，尤其是排尿后增强MRI对尿道憩室的诊断敏感性很高，目前是广泛应用的检查之一。此外，还有腔内核磁等特殊检查手段，敏感性和特异性都非常高，远高于尿道造影和双腔尿管造影。对于有经验的超声医师，尿道B超可以获得同盆腔核磁相仿的诊断率，而且简单无创，目前在IUPU应用普遍，在后续寻找尿道憩室开口的操作中也有很大的意义。

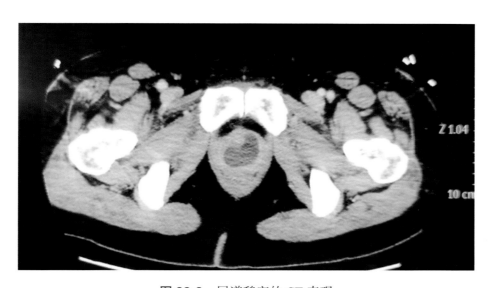

**图33-2**　尿道憩室的CT表现

根据影像学的检查，可以获得尿道憩室的形态学特征，根据不同的形态，可以进行尿道憩室的分类。经典的分类方式为 Leach 等于1993 年报道的 L/N/S/C3 分类系统（Leach 等，1993）。评判指标包括位置、数目、大小、形态特点、与尿道连通的位置、患者控尿功能等指标。虽然这一分类系统尚存在争议，但通过标准的分类，对患者的尿道憩室可以获得相对全面的评估。还有其他根据憩室位置的分类系统，尿道远端憩室采用去上皮化方法治疗，近心端远端憩室采用切除和尿道重建的方法进行治疗（Ginsburg 等，1983）。Leng 等于1998 年将尿道憩室按照是否存在尿道周围筋膜层分成两类。对于一些先前接受过妇产科或盆腔手术的患者，可能并不具有尿道周围筋膜层，这部分尿道憩室若常规进行切除和重建，更容易出现尿道重建的并发症，因而需要进行其他组织瓣的转移将尿道和阴道间进行阻隔。

# 第五节　治　疗

尽管尿道憩室往往有临床症状，但并不是所有的尿道憩室都需要手术切除。无临床症状、在做其他检查时偶然发现的尿道憩室可能并不需要手术治疗。但是目前缺乏不进行手术处理而只是长期随访的患者资料，因而并不清楚不进行治疗，经过长期随访，这部分患者的尿道憩室究竟会如何变化。既往文献中也有关于尿道憩室合并恶性成分的报道，因而尿道憩室即使不手术也需要进行细致的随访。不手术的患者可应用小剂量的抗生素，结合排尿后按压阴道前壁以挤出憩室内残留的尿液，避免感染。

对于存在临床症状的尿道憩室患者，目前仍主张手术治疗。合并压力性尿失禁者有切除尿道憩室同期进行压力性尿失禁手术治疗的报道。

尿道憩室的手术方式多种多样，大体可以分成憩室完全切除和非完全切除两大类别。憩室完全切除主要为将尿道憩室完全切除和尿道重建。目前尿道憩室完全切除和重建虽然是国际上主流应用的手术方式，但非完全切除法的手术时间、手术创伤、失血量、术后恢复和术后并发症等方面都较完全切除法具有明显优势。所以手术方式的选择需要结合具体病例和术者习惯进行综合决策。因完全切除法为目前主要被采用的方式，下文将首先进行阐述。

非完全切除手术方式包括经阴道行憩室去顶术、内镜下经尿道去顶术、电灼法（Saito 等，2000）、切开后以氧化纤维素或聚四氟乙烯硬化治疗（Mizrahi 等，1988）、电凝法（Saito 等，2000）。IUPU 积累了 20 年非完全切除法手术治疗尿道憩室的经验，下文将进行详细阐述。

## 一、完全切除法

### （一）术前检查及评估

术前通过应用抗生素使患者尿液无菌，处于急性期的尿道感染患者无法接受手术治疗。术前可嘱患者排尿后按压阴道前壁，排空憩室腔内的尿液。但非连通的尿道憩室和疼痛明显的尿道憩室患者可不必应用此方法。对于一些老年患者，阴道壁萎缩明显，可在术前局部应用雌激素软膏改善阴道条件。尿道憩室手术过程往往具有挑战性，手术过程复杂。术前需要注意与患者充分沟通，告知某些困扰患者的症状，并不一定在术后消失，如疼痛、性交困难、排尿障碍、反复泌尿系感染、尿失禁等。患者不能对术后改善临床症状抱有过高期待。

## （二）手术准备及操作要点

患者采取截石位，阴道充分消毒、阴道重锤和拉钩牵开阴道。尽管尿道憩室多位于尿道中远段，但部分无经阴道生产史的患者可能需要会阴侧切来实现更好的显露。留置导尿管。倒 U 形切开阴道前壁，U 形皮瓣近心端需要到达膀胱颈或更远处，近端位于尿道远端。U 形基底需要宽于顶端以确保良好的血供。圈层游离阴道皮瓣，可以通过注射盐水垫来辅助分离阴道壁。注意保持层次清晰，尽量保护尿道周围筋膜，避免非预期地进入憩室腔隙内。"一"字形切开尿道周围筋膜，分离尿道周围筋膜和憩室间的层次，以 Allis 钳将憩室完全切除。切除憩室囊后首先以可吸收线吻合尿道破损处，再"一"字缝合关闭尿道周围筋膜，最后连续缝合关闭阴道壁。三层式缝合互相不重叠，降

低了尿道阴道瘘出现的风险（Alan 等，2016；Reeves 等，2014）。完全切除法往往术中会出现较大的尿道缺损、薄弱处，容易形成尿道阴道瘘，针对这种情况，有转移会阴 Martius 瓣进行重建的报道（Reeves 等，2014）。本术式具有挑战性，难度较高，学习曲线较长。

## 二、非完全切除法

### （一）术前检查及评估

术前准备无特殊，预防感染，创造良好的阴道条件。术前 1 天傍晚及手术当天晨起常规应用生理盐水行会阴区冲洗。术前半小时常规输注抗生素以预防感染。

### （二）手术准备及操作要点

手术体位取平卧截石位，头低脚高 25°~30°，便于显露阴道前壁。手术具体步骤可分为"六步法"（图 33-3）。

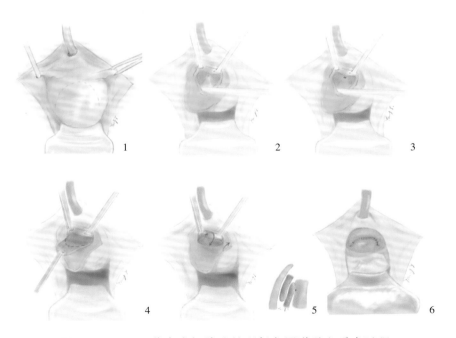

**图 33-3　IUPU 非完全切除法处理复杂尿道憩室手术过程**

第一步：阴道及膀胱尿道探查，确定开口位置（图33-4）

首先以阴道重锤向下牵开阴道后壁，便于更好地显露前壁，因前壁是主要手术操作部位。以特制小S形拉钩向上牵开阴道前壁两侧，便于显露阴道前壁正中与尿道走行区相对应的部位。充盈膀胱后，按压膀胱。使憩室充盈。一般采用肾镜或短输尿管镜进行尿道镜检查，镜检过程中需要保证盐水冲开尿道，便于清晰地观察。通过观察，我们发现女性尿道存在固有的解剖标志，尿道6点位置往往存在尿道正中嵴样结构，在正中嵴两侧存在对称的尿道旁沟。尿道内瘘口往往位于两侧的尿道旁沟中，即5点或7点位置。水平位置位于尿道中远段。

第二步：倒U形切开阴道前壁，分离阴道皮瓣

平尿道中段水平倒U形切开阴道前壁全层，U形皮瓣的头端需要越过瘘口，因为阴道内瘘口周围无论憩室壁还是阴道壁都很薄弱，因而需要通过后续的裁剪，使最终缝合关闭的

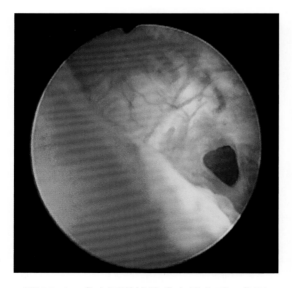

图33-4　术中尿道镜检确定憩室开口位置

阴道皮瓣具有一定厚度，便于组织愈合，降低阴道瘘的发生风险。

第三步："一"字切开尿道周围筋膜及憩室壁

阴道壁与尿道之间存在尿道周围筋膜组织，尿道憩室主体位于其中。因尿道憩室的囊性压迫，在一部分患者中尿道周围筋膜与憩室壁难以被大范围地分离开，在这一部分患者中，可以将尿道周围筋膜和憩室壁一起切开。在压迫效应不太强的患者中，可以将尿道周围筋膜和憩室壁分离开，这样有助于裁剪成更多的组织瓣，便于后续加固尿道、隔离尿道和阴道。一般采用"一"字切开憩室壁，便于后续叠瓦状缝合。

第四步：直视下确认尿道憩室开口位置，烧灼并严密关闭憩室开口

确定尿道内瘘口位置（见"第一步"）。确定后以电刀烧灼窦道和窦道周围憩室壁。以4-0微乔线间断缝合关闭尿道开口。

第五步：处理憩室腔内壁

以电刀喷洒模式烧灼憩室内壁，实现去上皮化。保留憩室壁主要目的是为后续关闭切口实现更好的阻隔。邻近尿道部位的憩室壁予以保留，而阴道内瘘口周围的憩室壁则常规切除。主要原因有以下几点：贴近尿道部位的憩室壁与尿道关系密切，完整切除憩室壁后往往需要进行尿道的修补甚至重建，对术后控尿功能影响很大。

第六步：三层法关闭切口

尿道周围筋膜和电灼后的憩室壁，以上下两部分进行叠瓦式缝合。最后将阴道组织瓣进行裁剪后缝合。裁剪阴道前壁的目的是缝合后

可以提供一定的阴道张力，便于止血，减少液体在术区的积聚。

## （三）术后处理

术后阴道常规填塞碘仿纱条，保留 24～48 小时后拔除。常规行阴道冲洗。术后输注抗生素 3～5 天。保留导尿管 2～3 周。

IUPU 总结了 39 例有症状的女性复杂尿道憩室的手术治疗经验：手术创伤小，围术期恢复迅速，术后并发症极低。通过术中打开憩室腔进行仔细探查及留取病理活检，避免了漏诊恶性病变。女性复杂性尿道憩室的诊断和治疗具有挑战性，需要结合临床症状、特定检查及严密查体才能提高本病确诊率。非完全切除法治疗尿道憩室的手术过程确切可行，术后疗效良好，并发症少，学习曲线短，值得推广应用。

综上，女性尿道憩室临床表现不典型，容易与多种泌尿系统及妇产科疾病相混淆，在遇到反复泌尿系感染、下尿路症状、阴道异物感等表现的成年女性患者时，需要考虑本病存在的可能，以避免漏诊。另外，对女性尿道憩室的认知提升和诊治经验的积累有助于提高尿道憩室的发现率和治愈率。手术适应证和手术方式的选择需要结合患者的预期、术者经验和习惯等综合确定。

（杨　洋　吴士良）

## 扩展阅读

[1] WEIN A J, KAVOUSSI L R, PARTIN A W, et al. Campbell Walsh Urology[M]. 11th ed. Philadelphia: Elsevier, 2016.

[2] CASTILLO-VICO M T, CHECA-VIZCAÍNO M A, PAYÀ-PANADÉS A, et al. Periurethral granuloma following injection with dextranomer/hyaluronic acid copolymer for stress urinary incontinence[J]. Int Urogynecol J Pelvic Floor Dysfunct, 2007, 18(1): 95-97.

[3] DAVIS H J, TELINDE R W. Urethral diverticula: an assay of 121 cases[J]. J Urol, 1958, 80(1): 34-39.

[4] GINSBURG D, GENADRY R. Suburethral diverticulum: classification and therapeutic considerations[J]. Obstet Gynecol, 1983, 61(6): 685-688.

[5] GANABATHI K, LEACH G E, ZIMMERN P E, et al. Experience with the management of urethral diverticulum in 63 women[J]. J Urol, 1994, 152: 1445-1452.

[6] HUFFMAN J W. The detailed anatomy of the para-urethral ducts in the adult human female[J]. Am J Obstet Gynecol, 1948, 55(1): 86-101.

[7] LEACH G E, SIRLS L T, GANABATHI K, et al. LNSC3: a proposed classification system for female urethral diverticula[J]. Neurourol Urodyn, 1993, 12(6): 523-531.

[8] MIZRAHI S, BITTERMAN W. Transvaginal, periurethral injection of polytetrafluoroethylene (polytef) in the treatment of urethral diverticula[J]. Br J Urol, 1988, 62(3): 280.

[9] RAJAN N, TUCCI P, MALLOUH C, et al. Carcinoma in female urethral diverticulum: case reports and review of management[J]. J Urol, 1993, 150(6): 1911-1914.

[10] ROMANZI L J, GROUTZ A, BLAIVAS J G. Urethral diverticulum in women: diverse presentations resulting in diagnostic delay and mismanagement[J]. J Urol, 2000, 164(2): 428-433.

[11] ROVNER E S, WEIN A J. Diagnosis and reconstruction of the dorsal or circumferential urethral diverticulum[J]. J Urol, 2003, 170(1): 82-86.

[12] REEVES F A, INMAN R D, CHAPPLE C R. Management of symptomatic urethral diverticula in women: a single-centre experience[J]. Eur Urol, 2014, 66(1): 164-172.

[13] SAITO S. Usefulness of diagnosis by the urethroscopy under anesthesia and effect of transurethral electrocoagulation in symptomatic female urethral diverticula[J]. J Endourol, 2000, 14(5): 455-457.

[14] THOMAS A A, RACKLEY R R, LEE U, et al. Urethral diverticula in 90 female patients: a study with emphasis on neoplastic alterations[J]. J Urol, 2008, 180(6): 2463-2467.

[15] YANG Y, ZHANG M, CHEN Y, et al. Transvaginal management of symptomatic complex urethral diverticula by definite closure of diverticula and robust reconstruction of the urethra[J]. Transl Androl Urol, 2020, 9(3): 1028-1036.

# 第三十四章

# 肾肿瘤射频消融术

## 一、概述

肾细胞癌（简称肾癌）是肾最常见的实质性病变，约占全部肾恶性肿瘤的 90%，占全球所有癌症诊断和死亡人数的 2% 左右。肾细胞癌早期无明显症状，经典的"腰痛、肉眼血尿、腹部肿块"一般仅在晚期出现，预后较差。近年来，随着影像学技术的进步和健康意识的提升，肾细胞癌的检出率逐年升高。目前用于肾细胞癌治疗的主要技术包括开腹和腹腔镜下肾癌根治术、保留肾单位的肾部分切除术及消融治疗。研究表明，在 T1a 期肾细胞癌的治疗中，射频消融可以达到和肾部分切除同等的肿瘤学治疗效果。同时，作为继腹腔镜手术后微创治疗的又一进展，消融治疗具有可保留较多正常肾单位、操作简便、患者易耐受、住院时间短、恢复快、并发症少等优点。

中国临床肿瘤学会（Chinese Society of Clinical Oncology，CSCO）肾癌管理指南、美国国立综合癌症网络（National Comprehensive Cancer Network，NCCN）指南、美国泌尿学会（America Urological Association，AUA）指南、欧洲泌尿学会（European Association of Urology，EAU）指南、欧洲肿瘤内科学会（European Society For Medical Oncology，ESMO）指南等国际权威指南均已推荐消融治疗用于临床 T1a 期肾细胞癌治疗。近年

来，影像引导经皮消融技术［射频消融术（radiofrequency ablation，RFA）］、微波消融术（microwave ablation，MWA）及冷冻消融术（cryoablation，LA）在小肾癌治疗中得到了广泛的应用，并且取得了良好的临床效果。

RFA 的原理基于向肿瘤输送高频（400～600 kHz）交流电，引起离子振荡而摩擦产热。RFA 的最佳温度范围为 60～90 ℃。在此温度下，细胞内蛋白质结构发生不可逆变性和凝固性坏死。射频的效果强烈依赖于电极周围的电阻、最高温度、持续时间以及传递给组织的加热能量速率。过度加热会导致组织蒸发和碳化，并减少向电极周围组织的能量传输。

RFA 治疗肾细胞癌的肿瘤学效果评估结果多来自回顾性研究。其中最大规模的研究来自 Psutka 等报道的 CT 引导下对经活检证实的单个肾细胞癌（T1a 和 T1b）进行射频消融方面的单中心研究，其结果显示，RFA 在长期随访中对 T1a 期肿瘤的治疗非常有效，5 年和 10 年无复发生存率分别高达 96% 和 93%，5 年疾病无进展率和肿瘤特异性生存率分别为 91% 和 100%。T1b 期肿瘤患者的 RFA 结果则不太显著，5 年无病生存率仅为 74%。Olweny 等报道了相似的发现，在 T1a 肿瘤中进行 RFA 获得的 5 年无复发生存率为 92%。重要的是，该研究表明，RFA 和肾部分切除术的 5 年总生存率和肿瘤特异性生存率在统计学上相似，均

超过 95%。此外，Pantelidou 等对 RFA 和机器人辅助肾部分切除术进行了配对分析，结果显示 RFA 的围术期并发症更少，肾功能保存更好，而二者的局部复发率无显著差异（1/63 *vs.* 6/63，*P*=0.11）。

## 二、手术适应证及禁忌证

### （一）手术适应证

1.T1a 期（最好为小于 3 cm）的肾肿瘤。

2.高龄、并发症多、新发心脑血管意外事件等具有全麻手术禁忌证的患者。

3.解剖或功能性孤立肾，或慢性肾病，需尽可能保留肾功能的患者。

4.多发性遗传性肾癌。

### （二）手术禁忌证

1.凝血功能严重障碍者。

2.位置不佳的肾肿物（如紧邻肾门大血管或完全内生型且凸入肾窦内的肾肿物）。

3.一般状况极差，难以难受麻醉或保持手术体位者。

4.T1a 分期以上的肾肿瘤。

## 三、术前检查及评估

1.血常规、尿常规、肝肾功能、凝血功能检查，感染筛查。

2.胸部 X 线片、心电图。

3.泌尿系超声。

4.泌尿系增强 CT 或增强 MRI，若肾功能不全可考虑超声造影。

5.术前 6 小时禁食、禁水。

6.肿瘤毗邻肠管者可进行肠道准备，毗邻输尿管者术前留置 D-J 管。

## 四、手术准备及操作要点

### （一）患者体位

侧卧位或俯卧位，腰部适当垫高。

### （二）必要的手术器械

引导用超声诊断仪或 CT 诊断仪；射频消融能量平台；一次性射频消融针。

### （三）手术步骤

1.消毒铺巾，局部浸润麻醉：常规消毒铺巾。以利多卡因或奥布卡因稀释后依次注射皮丘、浸润针道。穿刺针穿刺至肾被膜，充分浸润肿瘤周围肾被膜。

2.行肾肿瘤穿刺活检：以 18 G 粗针行肾肿瘤穿刺活检，取活检组织 2～3 条送病理。

3.视肿瘤位置可选择是否行水隔离：若肿瘤毗邻结肠、肝、脾、胰尾等重要脏器，将穿刺针穿刺入肿瘤及重要脏器间的间隙内，注入生理盐水 100～150 ml 行水隔离（图 34-1、图 34-2），并在术中间隔 30 分钟及时补充生理盐水。CT 引导下操作可注入无菌气体行气隔离。

4.影像学引导下置入射频消融针，行肾肿瘤射频消融治疗：于影像学引导下将射频消融针置入肾肿瘤内，若应用单针，应尽量沿肿瘤长径留置于肿瘤中心。若应用多根多极消融针，可沿肿瘤较大径线均匀排布消融针。若应用单极射频消融针，应妥善粘贴负极板，并注意排除患者体内留置金属、心脏起搏器等因素。消融针穿刺满意后行射频消融治疗，术程监测消融变性区域范围（图 34-3）。结合消融能量、消融变性区域影像学表现、局部组织阻抗等因素综合判断消融范围，覆盖肿瘤区域及安全边界后碳化针道并出针，观察肾周有无新发血肿，必要时局部注射止血药物。

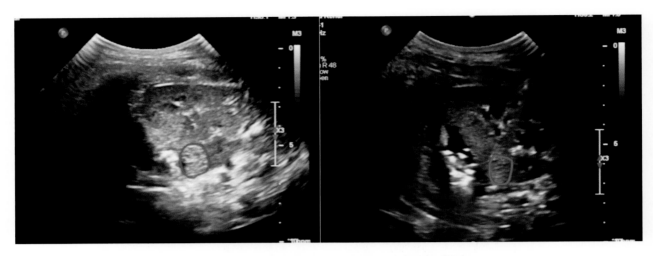

**图 34-1    水隔离后肿瘤与胰尾间形成液性分隔**

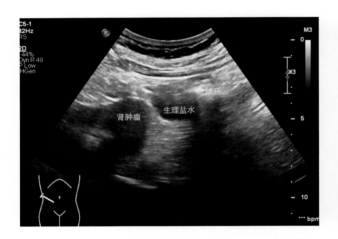

**图 34-2    水隔离后肿瘤与结肠间被生理盐水隔离**

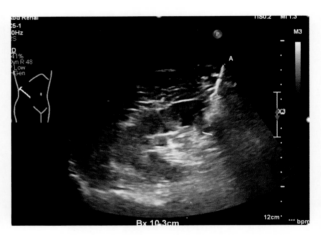

**图 34-3    射频消融治疗过程中肿瘤呈高回声变性坏死**

5. 复查超声造影或增强 CT，评估肿瘤消融范围，必要时继续行消融治疗：若超声引导，消融结束后可观察 10 ~ 20 分钟以待射频消融区域气化变性消失，后可行超声造影评估原肿瘤区域有无异常强化。若 CT 引导且肾功能允许，可即时注射对比剂后行 CT 扫查，评估肿瘤局部有无异常强化（图 34-4）。若肿瘤区域存在异常强化，可针对强化区域再次行射频消融治疗。

6. 粘贴伤口：无菌敷料粘贴伤口。

## 五、术后处理及注意事项

1. 术后可饮水，进半流食，排气后恢复正常饮食。

2. 对于完全内生型肿瘤术后 48 小时可预防性应用抗生素。

3. 对症解痉止痛。

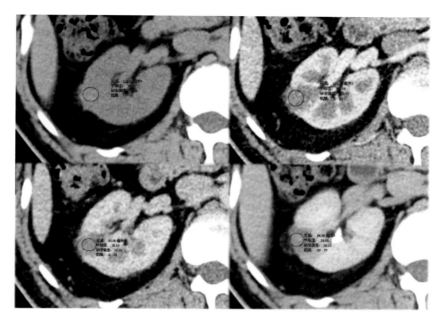

图 34-4　射频消融术后复查增强 CT，原肿瘤区域无明显强化

4.若术前留置 D-J 管，可于术后 1 个月拔除。

5.术后 1~3 个月复查泌尿系增强 CT/MRI 或超声造影，评估肿瘤有无残余，必要时行 2 期射频消融治疗。

6.高龄、并发症多者可予心电监护。

## 六、术后并发症及处理策略

1.术后出血

对于术前凝血功能障碍、肿瘤较大、术前影像学提示肿瘤周围有丰富血供者术后需警惕出血事件。术后血尿多表现为一过性轻微肉眼血尿，多无须特殊处理，可嘱患者适当多饮水，必要时予抗生素预防感染。严重的出血事件多表现为肾周血肿，尤其是体型偏瘦的患者。少量血肿可通过制动、静脉应用止血药物、补液纠正。若出血症状持续存在或进行性加重，应及时完善床旁超声、血常规等检查，若血红蛋白浓度呈进行性下降趋势应及时进行介入造影，必要时栓塞止血，同时做好补液、输血、吸氧等一般支持治疗。除肾来源的血管外，还需警惕肌肉出血、穿刺路径中血管损伤（如腰动脉）（图 34-5），术前应仔细阅片，对存在异位血管的患者术中应提高警惕。

2.腰部及腹部疼痛不适

较为常见，但程度多较轻，一般予以非甾体止痛药物即可得到较满意控制，必要时可升级镇痛药物。相应不适多于术后第 2 天显著缓解。

3.恶心、呕吐等胃肠道反应

多由于消融术后局部炎症反应刺激肾被膜所致，可对症予以止吐药物。相应症状多于术后第 2 天消失。

4.肠瘘

为肾肿瘤射频消融术后最棘手的并发症之一。因手术通常在无肠道准备的条件下进行，肠道多为污染状态，若发现肠瘘应尽早行肠道造口，后续再行造口还纳。射频消融术的应用人群多为难以耐受全麻风险的患者，多次肠道

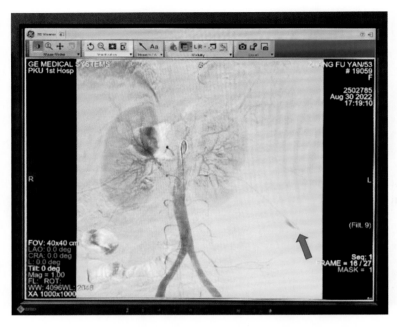

**图 34-5**　射频消融术后出血，出血血管为腰动脉

手术的麻醉风险较高，故应尽量避免造成肠道损伤。可通过使用针状电极而非伞状电极（图34-6）、充分水隔离等技术预防肠道损伤。

## 七、技术特色及评价

IUPU 肾肿瘤射频消融术多数在局麻下，由超声引导完成经皮穿刺活检及消融治疗。该治疗手段是机器人或腹腔镜辅助下肾部分切除术的一种有效补充。在具备上述手术条件时应优先考虑行保留肾单位的肾部分切除术，因有高等级证据证实其疗效及安全性。仅当存在手术绝对或相对禁忌证时才应考虑将射频消融术作为一种可选的肿瘤控制手段，因相关研究证据等级偏低。

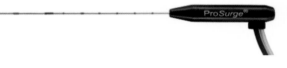

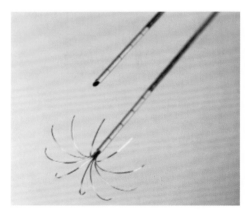

**图 34-6**　针状电极及伞状电极对比图

（李志华　李德润）

# 扩展阅读

[1] OLWENY E O, PARK S K, TAN Y K, et al. Radiofrequency ablation versus partial nephrectomy in patients with solitary clinical T1a renal cell carcinoma: comparable oncologic outcomes at a minimum of 5 years of follow-up[J]. Eur Urol, 2012, 61(6): 1156-1161.

[2] PANTELIDOU M, CHALLACOMBE B, MCGRATH A, et al. Percutaneous radiofrequency ablation versus robotic-assisted partial nephrectomy for the treatment of small renal cell carcinoma[J]. Cardiovasc Intervent Radiol, 2016, 39(11): 1595-1603.

[3] 中华医学会超声医学分会, 中国研究型医院学会肿瘤介入专业委员会. 影像引导肾癌经皮消融指南 (2022版)[J]. 中华超声影像学杂志, 2022, 31(6): 461-477.

[4] LJUNGBERG B, ALBIGES L, ABU-GHANEM Y, et al. European Association of Urology Guidelines on Renal Cell Carcinoma: The 2022 Update [J]. Eur Urol, 2022, 82(4): 399-410.

[5] MOTZER R J, JONASCH E, BOYLE S, et al. NCCN guidelines insights: kidney cancer, version 1.2021 [J]. J Natl Compr Canc Netw, 2020, 18(9): 1160-1170.

[6] KROKIDIS M E, ORSI F, KATSANOS K, et al. CIRSE guidelines on percutaneous ablation of small renal cell carcinoma[J]. Cardiovasc Intervent Radiol, 2017, 40(2): 177-191.

[7] HIGGINS L J, HONG K. Renal ablation techniques: state of the art[J]. AJR Am J Roentgenol, 2015, 205(4): 735-741.

[8] GINZBURG S, TOMASZEWSKI J J, KUTIKOV A. Focal ablation therapy for renal cancer in the era of active surveillance and minimally invasive partial nephrectomy [J]. Nat Rev Urol, 2017, 14(11): 669-682.

[9] PSUTKA S P, FELDMAN A S, MCDOUGAL W S, et al. Long-term oncologic outcomes after radiofrequency ablation for T1 renal cell carcinoma[J]. Eur Urol, 2013, 63(3): 486-492.

# 第三十五章

# 郭氏单针法输精管附睾端侧吻合术

## 一、概述

梗阻性无精子症（obstructive azoospermia，OA）是指由于精道梗阻导致离心精液样本沉积物中没有精子。

梗阻性无精子症在男性无精子中占20%～40%。患有 OA 的男性通常卵泡刺激素正常，睾丸大小正常，附睾增大。原发性梗阻性无精子症患者梗阻常见于附睾水平，附睾梗阻是 OA 最常见的病因，在梗阻性无精子症占30%～67%，其中一部分患者可通过显微外科手术实现精道通畅，精液中可出现精子，达到自然授孕的目的。

当无精子症患者出现以下情况时需要考虑附睾梗阻的可能且具备输精管附睾探查吻合手术指征：精液中无精子且精液量＞1.5 ml，pH＞7.2；性激素中促卵泡激素正常；查体时于阴囊内可触及体积、质地正常的睾丸，质地、粗细正常的输精管且其无串珠样改变，饱满的附睾。

输精管附睾吻合手术主要分为三种技术：①输精管附睾侧侧吻合技术，②输精管附睾端端吻合技术，③输精管附睾端侧吻合技术。其中，第三种技术中的输精管附睾端侧套叠吻合术，目前应用最广，预后最好。在输精管附睾端侧套叠吻合术中，以纵向双针套叠缝合技术应用最为广泛且术后精道通畅率及自然授孕率最高，该术式过程合理，操作简单实用。但是，该术式手术过程中需要用到 9-0、10-0 或 11-0

双针显微尼龙缝合线，并非所有的医院都能轻易获得此种显微缝合线，于是 2007 年出现了单针纵向套叠缝合技术，很好地解决了这一问题，即利用两根 9-0、10-0 或 11-0 单针显微尼龙缝合线完成一侧输精管附睾的端侧套叠缝合过程。此技术的缺点在于术中需先行切断输精管，输精管两侧以单针显微缝线由输精管断端肌层入针，进入输精管管腔并引出，将两侧显微缝合针置入饱满的附睾管管壁并切开，检测附睾管切口处自行流出的附睾液中是否存在精子，如明确存在精子，将两侧显微缝针由附睾管管腔内牵出，将两侧显微缝合针由输精管断端管腔内入针，由输精管肌层穿出，拉紧输精管两侧显微缝线并打结，以使柔软的附睾管管壁套入输精管断端管腔内；如附睾管切开后获得的附睾液中没有看到精子，需由附睾管管壁处拔出缝针，向附睾近端继续多点逐步切开，寻找含有精子的附睾管，以便完成输精管附睾端侧套叠缝合；如至附睾头部仍未发现存在精子的附睾管，需放弃输精管附睾端侧吻合，但被切断的输精管将被保留，不再进行输精管的端端吻合以恢复输精管的连续性，将造成新位置的医源性精道梗阻（输精管），由此可见该种术式的附睾输精管吻合术操作过程并不合理。

郭氏单针法输精管附睾端侧吻合术以郭应禄院士姓氏命名，以纵向双针输精管附睾端侧套叠缝合手术过程为基础，术中利用缝线线尾打结，巧妙地解决了单针变双针的问题，使缝合过程更简便且高效。

## 二、手术适应证及禁忌证

### （一）手术适应证

睾丸生精功能正常＋附睾饱满且含有精子＋输精管存在且通液试验提示远端通畅。

上述 3 点必须同时具备，输精管附睾端侧吻合手术才可实施。

### （二）手术禁忌证

1.非梗阻性无精子症。

2.附睾各处未见精子。

3.输精管远端梗阻，或输精管有串珠样改变。

上述 3 个条件，符合其中一项，即为输精管附睾吻合禁忌证。

## 三、术前检查及评估

专科查体：阴囊内可触及体积、质地正常的睾丸，质地、粗细正常的输精管且其无串珠样改变，饱满的附睾。

精液常规检查：精液量 ＞1.5 ml，pH＞7.2。

性激素检查：卵泡刺激素正常（＜7.6 IU/L ）。

## 四、手术准备及操作要点

1.麻醉满意后，患者取平卧位，常规消毒铺单，留置导尿管接无菌尿袋。于阴囊中缝右侧做纵行切口，长约 3 cm，逐层切开至鞘膜层，将右侧睾丸挤出切口外。切开鞘膜，挤出睾丸及附睾。小刀切开睾丸白膜，钳取少量睾丸组织，涂片检查可见精子，留取少量睾丸组织送病理，缝合关闭白膜切口。鞘膜腔内近附睾尾处游离约 2 cm 长的输精管，仔细分辨输

精管血管神经束，用 24 G 穿刺针穿刺输精管，向远端推注亚甲蓝生理盐水稀释液，液体可通过，可见尿管内尿液蓝染，提示输精管远端通畅。于附睾体部剪开直径约0.3 cm的附睾包膜，寻找并游离一根合适大小的附睾管。用两根单针 11-0 尼龙线垂直缝过附睾管壁，将针留置于附睾管壁上作为标记，于两针之间切开附睾管壁，可见浑浊附睾液持续涌出，用载玻片蘸取少量附睾液，光学显微镜下检查可见精子，遂将此附睾管留作吻合用。在接近附睾尾部处切断输精管，近端结扎。用 8-0 尼龙线将输精管近切缘的浆膜与附睾包膜的切缘缝合固定 1 针，减少吻合口的张力。

2.采用郭氏单针法纵向套叠法行输精管附睾管端侧吻合术（图 35-1、图 35-2、图 35-3）。

拉紧缝线，输精管断端两侧分别打结，使附睾管套入输精管管腔内。8-0 尼龙线间断缝合输精管和附睾包膜的对侧切缘，进一步减少吻合口张力。还纳睾丸于鞘膜腔内，缝合关闭鞘膜并还纳睾丸于左侧阴囊内。严密止血，逐

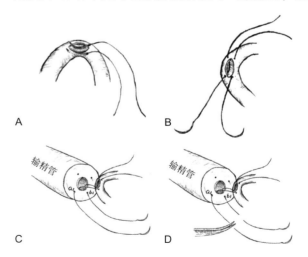

图 35-1　A. 两根单针显微缝合线针头分别纵向穿过附睾管管壁，于两针之间纵向切开附睾管管壁，确认附睾液中有精子；B. 于附睾管切口两侧拔出针头，在输精管断端管腔外保留超过 2 cm 长的缝线；C. 显微缝合针针头以由内而外的方式在 a1/b1 处穿过输精管管腔，在出口点外留下超过 2 cm 长的缝线；D. 于针头侧剪断缝线，缝合针后缝合线长度超过 1.5 cm

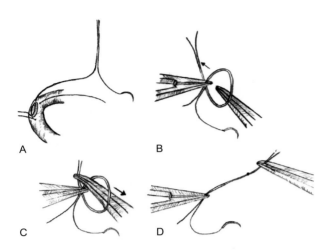

图 35-2 A. 剪下的带缝针的缝合线沿缝合线的另一端纵向放置，距离超过 1.5 cm；B. 使用微型平台钳制作一个环，其固定点从约 1.5 cm 到两条缝合线的末端；C. 使用微针固定器使缝合端穿过环；D. 扁平的上手弯结被拉紧了

层缝合关闭阴囊切口。

## 五、术后处理及注意事项

1. 穿紧身裤 4 周。

2. 3～4 周内禁止性交或重体力工作。

3. 4 周后恢复排精，保持频率，很重要。

4. 术后 12 周、24 周、36 周和 52 周时分别进行一次精液分析。

## 六、术后并发症及处理策略

输精管附睾纵向双针套叠缝合术并发症主要是附睾梗阻并未解决，术后 1 年内数次精液复查仍未发现精子；术后 1 年或以上，可根据患者意愿，再次行输精管附睾纵向双针套叠缝合术。

## 七、技术特色及评价

郭氏单针法输精管附睾端侧吻合术以郭应

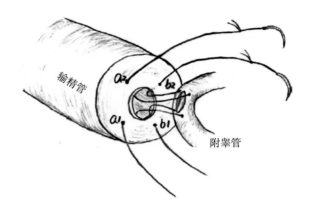

图 35-3 两个带结的缝合针都以由内而外的方式在 a2/b2 由输精管管腔内穿过输精管，由输精管断端肌层穿出，使得所有 4 根针（首先在 a1/b1 处，然后在 a2/b2 处）以由内向外的方式穿过输精管管腔

禄院士姓氏命名，属于中国人自己发明的手术技术，以纵向双针输精管附睾端侧套叠缝合手术过程为基础，术中利用缝线线尾打结，巧妙地使"单针变双针"，使输精管附睾端侧套叠缝合术的术程更合理、更简便、更经济。

（袁亦铭 张志超）

## 扩展阅读

[1] YUAN Y, FANG D, LEI H, et al. Rat model and validation of a modified single-armed suture technique for microsurgical vasoepididymostomy: Guo's SA-LIVE[J]. Andrology, 2021, 9(1): 361-367.

[2] PENG J, YUAN Y, ZHANG Z, et al. Microsurgical vasoepididymostomy is an effective treatment for azoospermic patients with epididymal obstruction and prior failure to achieve pregnancy by sperm retrieval with intracytoplasmic sperm injection[J]. Hum Reprod, 2014, 29(1): 1-7.

[3] PENG J, ZHANG Z, YUAN Y, et al. Pregnancy and live birth rates after microsurgical vasoepididymostomy for azoospermic patients with epididymal obstruction[J]. Hum Reprod, 2017, 32(2): 284-289.

# 第三十六章

# 显微镜下输精管附睾吻合术

## 一、概述

无精子症占男性不育症的 10%～15%，其中约 40% 是由于输精管管道梗阻导致的。附睾梗阻是梗阻性无精子症中最常见的原因，输精管附睾吻合术就是专门针对附睾梗阻的手术。自从 1978 年 Silber 首先报道输精管附睾吻合术治疗梗阻性无精子症以来，这种显微重建手术逐渐成为辅助生殖技术外不育症患者的又一个重要选择。显微手术可以使女性避免药物对卵巢的刺激，使男性避免反复取精的痛苦，使女性能够自然受孕，从而成为附睾梗阻的首选治疗方法。

## 二、手术适应证及禁忌证

### (一)手术适应证

1. 先天性或获得性附睾梗阻。
2. 输精管结扎后的附睾梗阻。
3. 阴囊手术所致的医源性附睾梗阻。

### (二)手术禁忌证

1. 急性附睾炎。
2. 附睾结核。

## 三、术前检查及评估

1. 常规项目：完善血常规、尿常规、血生化、凝血功能检查及传染病筛查，术前拍胸部 X 线片及做心电图。

2. 精液常规检查和精浆生化检查，帮助鉴别射精管梗阻。

3. 阴囊彩超：了解附睾是否有网格样改变，初步了解梗阻的平面。

4. 做好患者的心理护理及术前沟通，讲解麻醉、手术相关知识及术后康复过程。

## 四、手术准备及操作要点

### (一)体位

采用平卧位。

### (二)麻醉方式

可采用多种麻醉方式如腰麻联合硬膜外麻醉、全麻、基础麻醉加局部麻醉。

### (三)切口

可取阴囊正中切口、阴囊中隔旁正中纵切口或横切口。

### (四)操作要点

逐层切开，将睾丸挤出切口外，切开睾丸鞘膜，观察附睾饱满情况。游离 3～5 cm 输精管，用 24 G 套管针穿刺输精管或做输精管半环形切口，注入亚甲蓝溶液，留置导尿管观察尿色变蓝，证实输精管通畅。切断输精管，近附睾端结扎。将手术显微镜移入术野，在附睾管饱满处剪开附睾被膜，分离附睾管，选取饱满的附睾管袢，标记输精管断面的吻合点（图36-1）。在附睾管壁上留置11-0双针（图36-2），在两针之间剪开附睾管壁（图36-3），流出的附睾液送检可见大量精子，拔出留置的缝针（图36-4）。将输精管断端拖至附睾管处，

用8-0尼龙线固定输精管鞘膜与附睾被膜。采用2针纵向套入吻合法（图36-5），将附睾管切口套入输精管腔内，吻合线自身打结（图36-6）。用8-0尼龙线缝合输精管和附睾被膜，共8～10针（图36-7）。缝合睾丸鞘膜（或翻转鞘膜），还纳睾丸，逐层缝合。

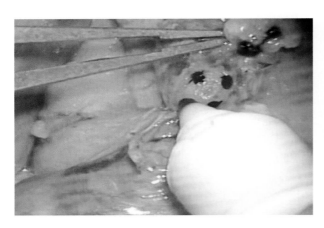

图36-1　标记输精管吻合点

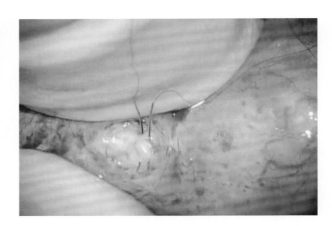

图36-2　附睾管壁上留置双针

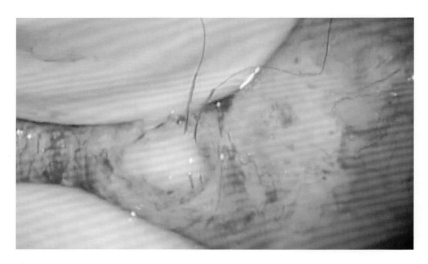

图36-3　双针之间切开附睾管，流出大量附睾液

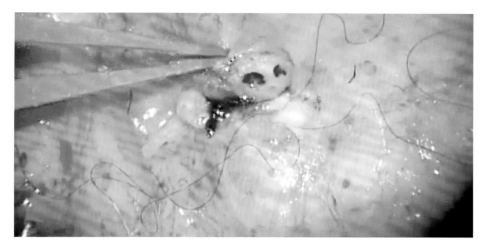

图 36-4　拔出双针

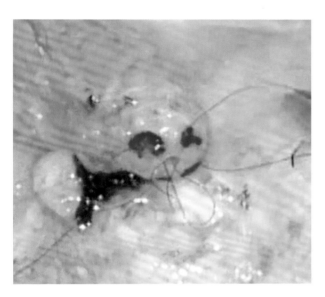

图 36-5　套入吻合

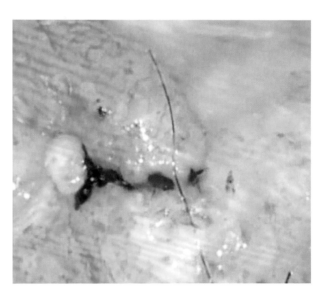

图 36-6　缝合线打结

## 五、术后处理及注意事项

1. 术后第 1 天可拔除导尿管，患者下地活动，正常饮食。

2. 术后 4 周内减少活动，避免性生活。

3. 术后 4 周开始性生活，每月检查精液。

4. 术后复通成功者要随访至怀孕。

5. 术后检查精液未见精子者至少需随访 1 年。

## 六、术后并发症及处理策略

1. 术后附睾炎

术后使用抗感染治疗。

2. 术后鞘膜腔积液或积血

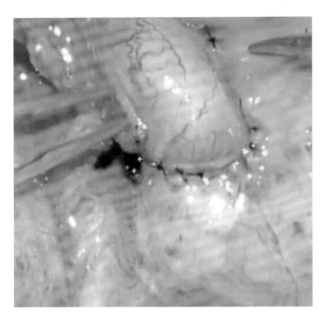

图 36-7　包埋吻合口

清除积液或积血，行睾丸鞘膜翻转并留置引流。

## 七、技术特色及评价

随着显微手术技术的提高，输精管附睾吻合技术也在不断改良。Berger 在 1998 年报道了 3 针输精管附睾端侧套入吻合法，极大简化了手术过程并提高了术后复通率。Marmar 又将 3 针法改良为 2 针横向套入吻合法，进一步有效地简化了手术。Chan 等提出 2 针纵向套入吻合法，并通过动物实验证实这种术式的术后复通率高于前两种术式，而精液漏的发生率却低于前两种术式。在双针获取困难的情况下还可采用单针吻合法，近年也有学者探索保留输精管血管的输精管附睾吻合术。术前曾行精索静脉高位结扎或者腹腔镜结扎者可采用保留输精管血管的输精管附睾吻合技术，以防止睾丸萎缩的发生。

多种因素可能影响术后的复通率，如吻合方法、术者的手术技巧和经验、随访时间、术中情况等。不同部位附睾管的管径不同，附睾体和附睾尾的管径明显大于头部，因此，体部或尾部的吻合比头部吻合相对容易。附睾液中找到活动精子可预示手术的成功。在我们的观察中，活动精子组的复通率为 79.1%，而不动精子组的复通率仅为 40%。术中吻合数量、吻合部位和附睾液的情况对术后复通有明显影响，双侧吻合、附睾远端吻合和活动精子伴流动附睾液可提高手术成功率。复通率直接影响配偶的怀孕率。此外，怀孕率还与精液质量、配偶年龄等因素有关。

与辅助生殖技术相比，显微镜下输精管附睾吻合术是一种效价比更高的治疗方法，应该成为一部分梗阻性无精子症患者的首选治疗。我们对部分曾经行卵细胞胞浆内单精子注射但治疗失败的附睾梗阻患者进行显微镜下输精管附睾吻合术取得了较好的效果，因此建议生殖中心的男科医生对梗阻性无精子症进行病因诊断，对于附睾梗阻的患者建议首选显微重建手术。

（彭　靖　张志超）

## 扩展阅读

[1] JAROW JP, ESPELAND MA, LIPSHULTZ LI. Evaluation of the azoospermic patient[J]. J Urol, 1989, 142(1): 62-65.

[2] PENG J, YUAN YM, CUI WS, et al. Causes of suspected epididymal obstruction in Chinese men[J]. Urology, 2012, 80: 1258-1261.

[3] SILBER SJ. Microscopic vasoepididymostomy: Specific microanastomosis to the epididymal tubule[J]. Fertil Steril, 1978, 30(5): 565-571.

[4] BERGER RE. Triangulation end to side vasoepididymostomy. J Urol, 1998, 159(6): 1951-1953.

[5] MARMAR JL. Modified vasoepididymostomy with simultaneous double-needle placement, tubulotomy and tubular invagination[J]. J Urol, 2000, 163(2): 483-486.

[6] CHAN PT, LI PS, GOLDSTEIN M. Microsurgical vasoepididymostomy. A prospective randomized study of 3 intussusception techniques in rats[J]. J Urol, 2003, 169(5): 1924-1929.

[7] ZHAO L, DENG CH, SUN XZ, et al. A modified single-armed technique for microsurgical vasoepididymostomy[J]. Asian J Androl, 2013, 15(1): 79-82.

[8] LYU KL, ZHUANG JT, LI PS, et al. A novel experience of deferential vessel-sparing microsurgical vasoepididymostomy[J]. Asian J Androl, 2018, 20(6): 576-580.

[9] PENG J, ZHANG Z, CUI W, et al. Pregnancy and live birth rates after microsurgical vasoepididymostomy for azoospermic patients with epididymal obstruction[J]. Hum Reprod, 2017, 32(2): 284-289.

[10] PENG J, YUAN Y, ZHANG Z, et al. Microsurgical vasoepididymostomy is an effective treatment for azoospermic patients with epididymal obstruction and prior failure to achieve pregnancy by sperm retrieval with intracytoplasmic sperm injection[J]. Hum Reprod, 2014, 29 (1): 1-7.

# 索　引